世界を
ファーマーから
次世代へのメッセージ

To Repair the World
Paul Farmer Speaks to the Next Generation

治療する

ポール・ファーマー　ジョナサン・ウェイゲル編
光橋翠訳

序文：
第42代アメリカ大統領
ビル・クリントン

新評論

ジェニー・ブロック（Jennie Block）へ
長年にわたる「付き添い《アカンパニー》」への深い感謝の気持ちを込めて
ポール・ファーマー

序文

（第四二代アメリカ大統領ビル・クリントン）

いかなる国にとって、そして世界にとって、もっとも緊急の課題に取り組むにあたっては、ほとんどの場合、競争の原理が効果を発揮することを私は学んできた。もちろん、このこと自体は驚くべきことではない。ビジネス界では、競争力の必要性についてはこれまでにどれほど言われてきたことだろうか。また、秀でたジャズミュージシャンやスポーツ選手の実力をどのように評価してきたかといったことを考えても、このことは明らかである。つまり、優れた政策は、競争によって生じる緊張関係を活用するものと言える。

その一方で、気候変動や感染爆発《パンデミック》といった大きな社会問題を解決しようとするときには、「競争」から「協力」と「パートナーシップ」への切り替えが必要であることは言うまでもない。このことは、とくに貧困者や社会から疎外された人々が苦しめられる場合にあてはまる。なぜなら、このような人々は、そのような問題によって不当に苦しみを受けやすい立場にあるからだ。

そして、世界の苦悩が不平等に分配されているという現状こそ、ポール・ファーマーが医師として、教師として、そして日増しに影響力を強める政策提言者として、三〇年もの間にわたって休むことなく取り組んできたことである。

国籍、階級、言語、人種といった枠を超えた協力関係のもつ力に対する揺るぎない信念こそが、ハーバード医学校［Harvard Medical School］でまだ医学生だったポールを「パートナーズ・イン・ヘルス（ＰＩＨ）[1]」の創立へと導いたわけだが、彼のこの不屈の信念と、アメリカの若者に新たな決意をもってこの運動に参加してもらいたいという呼び掛けが、本書『世界を治療する』に収められたスピーチの中心的なメッセージとなる。

実のところ、家族のなかでポールを知らなかったのは私だけであった。当時、大統領夫人であったヒラリーが、世界のいくつかの地域で新たに出現したもっとも深刻な病気の一つについて話し合うために、ポールをホワイトハウスに連れてきたのだ。その病気とは、強い薬剤耐性をもつ結核だった。

ハイチ、ペルー、ロシアにおいてこの病気の治療に取り組んでいたポールは、患者の治療に従事するだけにとどまらず、この問題が一過性のものではなく、放っておけば拡大の一途を辿ることであろうと警笛を鳴らしていた。

不幸なことにこの予言は、ポールが一九九〇年代に口にした数多くの予言と同じく的中した。二〇〇〇年、〈ザ・ニューヨーカー（The New Yorker）〉誌に掲載されたポールの経歴を目にした私は、すぐにチェルシー［長女］に彼の動向に注目するよう伝えたが、すでに彼女はポールの存在を知っていた。このときチェルシーから聞いた言葉は、忘れることのできないものとなった。

「ポールは、私たちの世代にとってのアルベルト・シュバイツァー[2]なのよ」

それ以来、一〇年以上もの間、ハイチから、はるか遠くのアフリカのルワンダやマラウィにかけてまでポールと活動をともにする幸運に恵まれた。ポールは、私にとってグローバル・ヘルス[3]の分野においてもっとも信頼を寄せるアドバイザーであるだけでなく、ＰＩＨのチームとともに、現場で医療活動を実践し続けるという稀有《けう》な人物でもあった。

彼は、ただ問題を指摘して嘆くだけでは飽き足らず、同志と力を合わせて、その解決のために行動を起こしている。ＰＩＨが、南米からシベリアにわたるまでの広範囲で、結核・エイズ・その他の貧困に伴う病気に苦しんでいる、もっとも疎外された人々に治療を施す活動を今日まで実践しているのも、そのためである。

当時、エイズ問題は、大統領という地位にいた私だけでなく、ポールのように貧困、不平等、

（1）（Partners In Health）一九八七年にハイチで設立されたＮＰＯで、貧困地域の医療支援を主な活動とする。

（2）（Albert Schweitzer,1875～1965）ドイツ系のフランス人哲学者、神学者、医師で、アフリカでの献身的な医療奉仕活動により、一九五二年にノーベル平和賞を受賞している。

（3）グローバルレベルで人々の健康課題を考えることで、学問領域としては、公衆衛生、疫学、医学、看護学、人類学、開発経済学、政治学、社会学などが複合的に含まれる。従来は「インターナショナル・ヘルス（International Health）」と呼ばれてきたが、近年の急速なグローバル化により、国境の概念を超える地球全体の課題となってきたために使用されるようになった。

混乱といった状況のなかで活動する医師にとっても難題として立ちはだかっていた。そこで私は、任期中、エイズ研究に充てる資金を倍増させて、基礎科学レベルから臨床試験レベルにまで引き上げ、治療薬の種類を増やすことに注力した。一九九二年には有効な製薬がわずか二種類しかなかったが、二〇〇〇年に二ダース以上にもなったとき、私たちはみな、この投資がようやく報われたと感じた。

ところが、この医学的な発見と進歩を世界各地に普及させる段階になると、それが途方もなく困難な任務であることが分かった。そして、この状況は今日においてもあまり変わっていない。それがゆえにポールは、もう一度さらに重要な使命をもってホワイトハウスに足を運ぶことになったが、この課題は次期政権に委ねられることとなった。

ジョージ・W・ブッシュ政権を振り返ったとき、彼のもっとも大きな貢献は「大統領エイズ救済緊急計画（President's Emergency Plan for AIDS Relief：ＰＥＰＦＡＲ）」であったという見解に歴史家たちは賛同してくれることであろう。ところが、当初、空想物語にしか聞こえなかったこの計画のコンセプトを実現するために、ポールが果たした役割についてはあまり知られていない。

ブッシュ政権が先の計画の法案について調査を開始した際、専門の医師たちが呼ばれることになったが、そのなかに、ハイチのカンジュ（Cange）という集落で抗レトロウィルス薬を使ったエイズ治療で目覚ましい成果を収めていたポールとＰＩＨが含まれていた。そこで、カンジュがＰＥＰＦＡＲの政策拠点として選ばれ、長年にわたって感染病と闘ってきたという歴史的経緯からは想像もつかないような地位がこのスラム街に与えられることになった。それだけでなく、カンジュはＰＥＰＦＡＲが成功する舞台を提供することにもなった。

ＰＥＰＦＡＲは何百万人もの命を救うことになったわけだが、その成果こそが、ＰＩＨの共同創立者の一人であるジム・ヨン・キム博士[5]が世界保健機関（ＷＨＯ）へと移籍し、「二〇〇五年までに三〇〇万人のエイズ患者を治療する」という目標を達成するための「スリー・バイ・ファイブ・イニシアティブ（3 by 5 Initiative）」の責任者となった所以でもある。

私がホワイトハウスを去るときは、アフリカで暮らす何百万人のエイズ患者に治療を届けたいという希望は夢物語でしかなかった。そこで、二〇〇二年にまず着手したのが、アイラ・マガジナー[6]をトップとする「クリントンＨＩＶ・エイズ・イニシアティブ（ＣＨＡＩ）」を立ち上げる

（4）(George Walker Bush, 1946〜）二〇〇一年〜二〇〇九年、第四三代アメリカ合衆国大統領。

（5）(Jim Yong Kim, 1959〜）韓国系アメリカ人の医師、人類学者。貧困地域のエイズや結核に取り組む公衆衛生専門家。二〇一二年より第一二代世界銀行総裁。

（6）(Ira Magaziner, 1947〜）クリントン政権の大統領上級顧問。現在、クリントン財団のヘルス・アクセス・イニシアティブの責任者。

ことであったが、その際、真っ先に相談した相手は、ハイチで熱心に活動を続けていたポールであった。

数年後、資金を増やす、製薬の価格が下がるといった条件だけでは、いわゆるポールとキム博士が呼ぶところの「分配のギャップ（delivery gap）」という問題については解決できないことを痛感した私たちは、ＰＩＨと現地政府の保健省と一緒に「アフリカ農村イニシアティブ（Rural Africa Initiative）」を立ち上げた。このイニシアティブは、ルワンダ、マラウィ、レソト、そしてハイチの保健医療の全般的な能力向上を目的としていた。というのも、これらの地域では、エイズ問題は数多く存在する健康問題の一つにすぎなかったからである。

とくに、美しき国ルワンダでは、国民の大部分に基礎医療を提供するために、ＰＩＨは保健省と私自身の財団とともに密接な活動を展開することになった。このことは、昨年［二〇一二年］ルワンダがサハラ以南のアフリカ地域において、エイズ治療がほぼ全国民に行きわたるようになった最初の二国のうちの一国となったことを物語っている。

もう一つの国は、より裕福なボツワナであった。ちなみにルワンダは、この地域で唯一、ミレニアム開発目標[7]を達成する見込みのある国にまでなっている。ところが、エイズ・マラリア・結核によって命を落とす人々が徐々に減るにつれて、また人々の寿命が延びてゆくにつれて新たな問題が浮上してきた。

昨年［二〇一二年］、私はルワンダにて、アフリカの農村地域ではおそらく初めての試みとなるであろう「がん治療センター」の開設式典でテープカットを行った。このセンターは、ＰＩＨやポールのアメリカ国内の勤務先であるハーバード医学校の提携病院などをはじめとして、多くのパートナーからの支援によってルワンダの保健省が設立したものである。

間違いなく、このセンターは私が見たことのあるなかでもっとも素晴らしい病院の一つであるが、先進国と途上国から、公共部門と民間部門から、そしてアメリカやハイチをはじめとする多くの国々からのスキルやリソースを集大成したものであり、最高の協力体制が実現できれば、かなりのことが成し遂げられるであろうことを実証してくれるものであった。

しかし、二〇〇四年、ハイチの政局はクーデターによって再び混乱に陥った。ＣＨＡＩは活動の効果を最大限に発揮するために政府との連携が可能な国においてのみ活動を展開するという方針をとっていたので、このクーデターによって私が当地で活動することが困難になってしまった。にもかかわらずＰＩＨのチームは、ポールが家族とともにルワンダで活動しているときであっても、ドミニカ共和国との国境から海岸地域に至るまで、ハイチ全土にわたって政府とのパートナーシップを広げる活動を継続したのである。

（7）二〇〇〇年九月の国連ミレニアム・サミットで採択された国連ミレニアム宣言を基にした国際社会共通の目標で、極度の貧困と飢餓の撲滅など、二〇一五年までに達成すべき八つの目標を掲げている。

数年後、ハイチは一か月のうちに四つもの台風が襲うという惨事に見舞われたが、その際、洪水に浸かったゴナイヴ市［Gonaïves・ハイチ北部の都市］にいるポールから「助けてもらえないか」という連絡が入った。

その数か月後、国連事務総長潘基文《パン・ギムン》(8)により、私は国連のハイチ担当特別大使の任命を受けている。この任命は、ハイチの産業界と企業家を支援するために新たなパートナーをもたらすことを目的としていた。なぜなら、ポールが何十年も見てきたような健康問題を引き起こしてしまう環境が常態化し、さらには自然災害の影響に対してことさら脆弱であるという状態から抜け出せないでいるのは、ハイチ経済が停滞していることが原因であるという、党派を超えての一致した見解があったからである。

二〇〇九年の秋にはポールがボランティアで私の代理を引き受けてくれることとなり、ハイチの海外援助に関する政策を改善するために、彼の才能と時間を割いてくれることになった。そして、二〇一〇年一月一二日、あの大地震がハイチを襲った。

ポールは家族とともにハイチを後にしたばかりであったが、その夜に私たちは電話で話した。国連総会で演説を行うことになっていた私は、ポールに国連まですぐに駆け付けるようにお願いした。言うまでもなく、ハイチは一刻も早い世界の支援を必要としており、救援と復興のための堅実な計画の立ち上げが急務であった。

ヒラリー［当時、アメリカ国務長官］の助けを借りて、翌日、ポールはハイチへと戻った。最初、彼は驚異的な数に上る被災者を手当てする医師として活動していたが、のちにハイチを「より良く復興する」手助けをするための政策専門家として活動することとなった。このときの経験を彼は『Haiti after the Earthquake』(9)という本にまとめており、震災後、恐怖のどん底にあったときの話が生々しく語られている。

実は、地震による被害に続いて、ハイチではコレラが大流行した。コレラの流行はハイチ史上初めての出来事であり、このときＰＩＨは、必要な医学的な専門知識を結集して医療ケアにあたるほか、経口

（８）（1944〜）二〇〇七年より第八代国際連合事務総長。
（９）『復興するハイチ』岩田健太郎訳、みすず書房、二〇一四年、として邦訳出版されている。

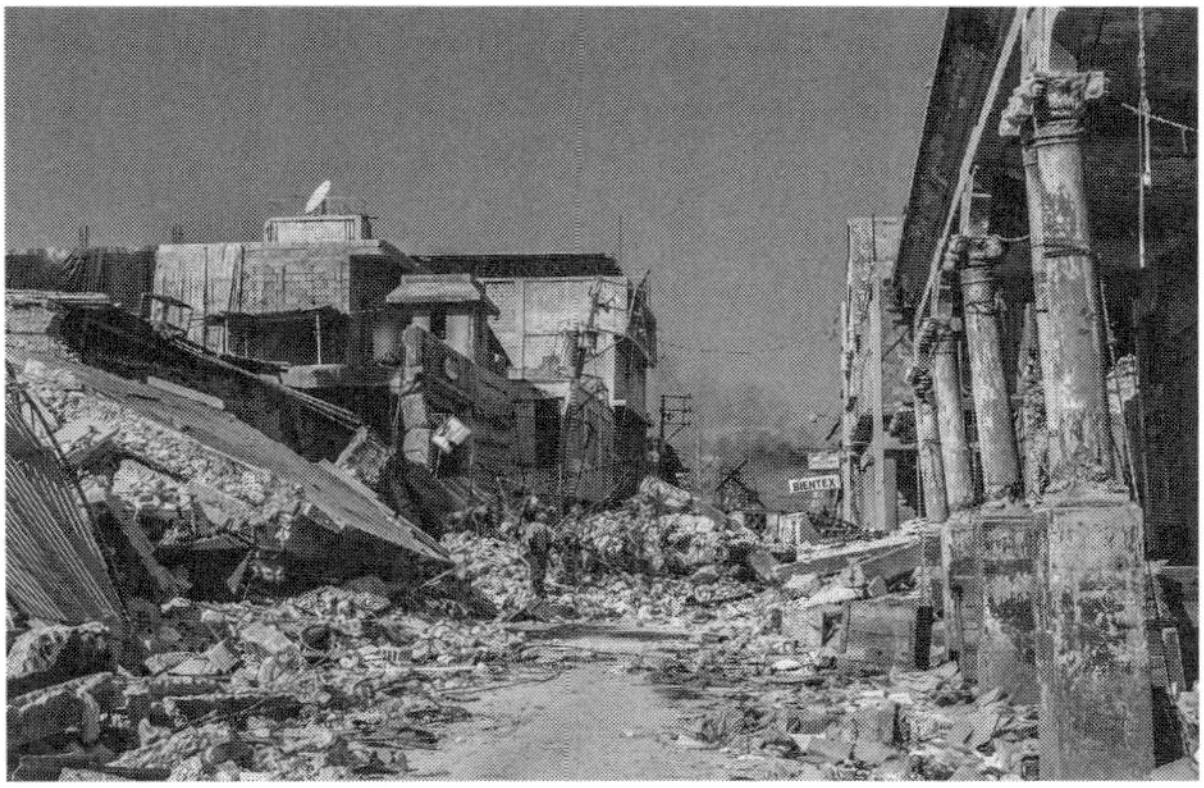

被害が大きかったハイチ中心部（写真提供：川畑嘉文『フォトジャーナリストが見た世界』新評論、2014年より）

ワクチンへの投資を行うという対策を断行している。

本書に収録されたスピーチは、これらの話題のすべて、そしてそれを超える多くのテーマを網羅したものである。そのなかには、アメリカの若者たち、とくに全米トップクラスの大学および医学校で教育を受けるという特権に恵まれ、のちにポールが開拓したような道に進んでゆこうとする若者たちに向けて、「機会を分かち合う世界、責任を分かち合う世界」というビジョンを抱いてほしいという彼の主張が映し出されている。

私はこれまで、公共財（public goods）《パブリック・グッズ》のために尽くす市民が増加しているという傾向はこの時代でもっとも意義のある潮流であると、執筆活動や演説において繰り返し訴え続けてきた。ポールの努力に対してノーベル賞が贈られるべきであると強く信じているのはそのためであるが、もし授賞が実現すれば、優秀な若者たちが彼の足跡に続こうという意欲を掻き立てることになるだろう。

正義へのコミットメント、貧困者のために闘うという固い決意、患者やその家族に対するきめの細かいフォローアップ、優れた政策をつくりたい、またそれが実施されるまで見届けたいという不屈の執念、そして底知れぬ度量の楽観主義といったポールの個性に見られる強みがゆえに、彼は世界の見方を変えてくれる理想的な教師と言える。そんなポールが、地元のコミュニティーや世界の裏側で行っているような活動について、私たち一人ひとりがどのように実践したらいいのかについて本書に掲載されたスピーチは教えてくれる。

まさに、本書の各ページには、ポールのインスピレーションのエッセンスが込められていると言える。それは、彼のこれまでの人生の各章に込められてきたものであり、これから先の人生の各章にも込められていくものである。

もくじ

第2部 医療の未来と大きな展望《ビッグ・ピクチャー》 137

第3部　健康、人権、そして「非・自然災害」　

第4部　奉仕、連帯、社会正義　325

凡例

1　本書は、Paul Farmer（Author）, Jonathan L. Weigel（Editor）, Bill Clinton（Foreword）, *To Repair the World: Paul Farmer Speaks to the Next Generation*, University of California Press, 2013 の完訳である。

2　原註は、行間に（原注＋アラビア数字）と示したうえで巻末（四八八ページから）に付した。

3　訳注は、行間に（アラビア数字）で示したうえで、原則として左ページに付したほか、本文中に［　］で示した。

4　原書において強調を意味する斜体の文には、傍点を付した。

5　各スピーチの会場となった大学および施設については、巻末に「スピーチを行った大学および会場の説明」を掲載し、解説を付した。

6　掲載した写真は原書にあるものを基本として、一部追加もしている。

世界を治療する——ファーマーから次世代へのメッセージ

Paul Farmer,ed.by Jonathan L.Weigel
TO REPAIR THE WORLD

まえがき

（ジョナサン・ウェイゲル）[1]

ポール・ファーマーのスピーチを聞いたことがある人なら、その物語のもつ魅力、気転の速さ、ビジョンの力強さについてはご存じであろう。ハイチ、ルワンダ、ロシアでのパートナーズ・イン・ヘルス（ＰＩＨ）の活動についてポールが語る話を聞くと、正しい行いをすること、つまり世界をより良くしようとすることとはどういうことなのかについて解き明かしてくれた、という感動を味わうことになる。それは、インスピレーションを与えてくれるものにほかならない。

同時に、「正しい行い」というものは日常生活からあまりにもかけ離れていることが多いため、ある種の居心地の悪さを感じるのも事実である。彼は、普段は甘んじて看過してしまいがちな貧困と不公正という現状に私たちを向き合わせてくれる。そして、街角の薬局で簡単に入手できる薬がないために病気で苦しみ、時には死に至る人々がいることを喚起してくれる。その結果、深まる不平等を食い止めるために何ができるのかと、一人ひとりに自問させることになる。

本書は、公のイベントや大学の卒業式などで行われた、ポールのもっとも印象に残るスピーチ

（1）（Jonathan Weigel）当時はＰＩＨの調査員。現在、ハーバード大学ケネディ行政大学院博士課程。

を集めたものである。ここに収録されたスピーチは、彼がこれまでに執筆した臨床医学、グローバルな公衆衛生、人類学についての多くの書籍とは異なり、主に一般聴衆、とくに数年先の進路を考えている若者たちに向けて書かれたものである。（原注1）本書の出版によって、社会正義の実現と世界の貧困層との徹底した連帯というポールのビジョンを、あらゆる分野の人々が知られることを願っている。

「君たちこそがヒーロー」

私がポールと初めて出会ったのは、二〇〇五年、高校の卒業式にスピーカーとして来てくれたときのことである。私たちは、彼ほどの有名人が来てくれることをとても楽しみにしていたし、スピーチに感激し、インスピレーションを受けるだけの心の準備はできていた。

ところが、彼がこれほどにもユーモアにあふれる人物であったこと、強烈な個性をもって一人ひとりの目を真っすぐに見つめてくれたこと、誠実さや熱意をここまで維持してきたということ、複雑な思想であっても身近なものとして面白く伝えてくれたこと、これほどまでに私たちを仲間であり、パートナーであり、同志だと感じさせてくれたということについては、受け止めるだけの準備がまったくできていなかった。

その日、彼は、ハイチの農村にある貧しいスラム街でエイズ治療を提供しているＰＩＨの活動について話してくれた。私は感動し、大いにインスピレーションを受けたわけだが、同時に居心地の悪さを感じてしまった。なぜなら、自分のスケジュール帳には、生物学の授業、ピアノのレッスン、クロスカントリーの練習といったことしか書かれておらず、ポールが語ったような苦労ばかりの生活とはあまりにもかけ離れていたからである。

自分にとっての目標は、大学に入ることでしかなかった。恵まれた環境で育った自らの幸運を、何千キロも離れた恵まれない境遇の人々のために使うべきなのだろうか？

「ヒーローでいるってどういう気持ちですか？」

講演中、恐らくぶしつけとも言える、答えにくい質問を誰かがした。ためらうことなく、ポールは次のように答えた。

「そうだね、君たちこそ私のヒーローなのさ」

そして、講堂に入りきれず廊下にまであふれ出していた全員を指して、こう言ったのである。

「実のところ君たちは、私にとっては年金積立ってところだね」

今となっては陳腐な台詞《せりふ》のように聞こえるかもしれないが、彼が本心からそう言っていることは十分に理解できた。というのも、国内外でひっぱりだこの講演者であるポール・ファーマーが、もしグローバル・ヘルスの平等を希求する運動において、学生こそが重要な役割を果たすということを心から信じていなければ、わざわざ高校にまで来て講演をするはずがないからである。

より人道的な世界というポール自らのビジョンのなかで、学生こそが主役であると考えていることを実感したのは、一年後、私がハーバード大学に入学したときである。ハーバード医学校(Harvard Medical School)の一学科、ブリガム・アンド・ウィメンズ病院(Brigham and Women's Hospital)の一科、そしてハーバード公衆衛生大学院(Harvard School of Public Health)のセンターをかけもちしたうえに、当然のことながらパートナーズ・イン・ヘルス(PIH)の活動の維持・拡大を手掛けていたポールとジム・ヨン・キム博士は、忙しい合間を縫って、私が参加したグローバル・ヘルスの学生グループに助言をするために時間を割いてくれた。時に彼らは、イベントの企画を依頼してくることもあったし、開講しようとしていた新しいコースへの助言を求めてくることもあった。常に彼らは、どうしたらグローバル・ヘルスについてより多くの学生が関心をもつのかを熱心に考えていた。つまり、私たちに対して真剣に向き合ってくれていたのである。

私たちのほうも、よい成績を取りたい、よい推薦状を書いてもらいたいといったことだけを期待するような煩わしい学生ではなかった(もちろん、それも重要であったが)。つまり私たちは、何か大きくて重要なものを成し遂げるためのパートナーという存在であったのだ。

四年生のとき、ポールとジム、そして彼ら二人の博士課程の指導教官であったアーサー・クラインマン博士が新しい授業を開講した(原注2)。それは「グローバル・ヘルス総合入門」というものであり、まさに私たちが求めていたものであった。

この講座を受けもった教授たちの研究室には、毎週のオフィス・アワーに質問をするために訪れる学生の行列ができたのだが、そのすべてに答えるまで彼らは研究室を出ることができなかった。あとで知ったことだが、ポールは学生が満足するまで研究室に残って対応していたため、いつも「本物の」会議に遅刻したり、飛行機に乗り遅れたりしていたということであった。さすがにこれに対しては、スタッフが慌てたり、あたふたしたりしていたそうだ。

翌年、私はＰＩＨで働きはじめることになった。その際のオリエンテーションと言えば、ポールからブラックベリー[2]で直接送られてきた一行だけのメッセージであった。

「これから厳しい試練が待ち受けている」

これ以上に適切な表現はないであろう。いつでも、ポールは疲れ果てるまで働き尽くす。そして、彼と活動をともにする誰もが、彼と同じく働くように意欲を掻き立てられた。いや、むしろ強要されたと言えよう。私はすぐに、ポールの講演や著書の編集・執筆の準備を手伝うほか、社会の不公正との闘いに挑む若き義勇軍を組織すべく、世界中を駆け回るポールに付き添うようになってしまった。

（2）（BlackBerry）欧米のビジネスマンがよく使っている多機能型の携帯端末で、スマートフォンの先駆け。

想像力の欠如に立ち向かう

この仕事に就いてから六週間後のことであった。少なくとも一〇〇年ぶりに、ハイチでコレラが発生したのである。この一九世紀の病気は、二〇世紀から二一世紀初期の現在においても貧困地域の多くの所に残っているが、どうしたことか、「西半球でもっとも貧しい国」というレッテルを貼られているハイチだけはその脅威から免れていた。しかし、それも、首都ポルトープランス（Port-au-Prince）の大部分を壊滅させたマグニチュード7.0の大地震が襲ってから九か月後の二〇一〇年一〇月までのことであった。

コレラの発生後、数日も経たないうちに、多数のコレラ患者や死者を食い止めるだけの国際的な援助が得られる見通しが立たなくなった。当地で三〇年にもわたる活動経験をもつポールは、窮地に立たされたハイチが辿るであろう過酷な運命に立ち向うためにすぐさま立ち上がった。

ポールによる大学での講義から、「想像力の欠如」によってエイズ・結核・がん・その他の現代伝染病(原注3)への国際社会の取り組みが、いかに弱体化させられてきたかを私は学んでいた。とくに「費用対効果」の分析は、優先順位を付けるための有効なツールではあるが、数あるツールのうちの一つでしかないはずである。

ところが実際には、公衆衛生の政策立案者は、貧困層の医療問題に対応するにあたって、多くの場合「費用対効果」の原則にあまりにも忠実であったため、グローバル・ヘルスという大きな課題への取り組みを不活性化させてしまうという結果を招いてしまっていた。つまり、貧しい地域では安価な医療ケアだけを提供するのが妥当だと考えられるようになったわけである。

ポールはこの歪んだ考え方を、「貧乏人には安物のクソを」という痛烈な言葉で批判している（実際、彼は授業中にこの言葉を使っている）。費用対効果の分析は、それだけを単独で行った場合には非倫理的かつ誤った主張を生むことがある。その一例を挙げておこう。

二〇〇二年に行われた研究によると、アフリカでは新たなＨＩＶ感染を予防するほうが、すでにエイズにかかった人々を治療するよりも費用対効果が二八倍も高いという結論が出た。（原注4）そのため、この調査を行った研究者らは、当時アフリカでエイズとともに暮らしている全人口二五〇〇万人の命を救うことはあまりにも高くつくという理由から、すべての人を見殺しにするということを推奨していたのである。

善意ある人々が、なにゆえこのような極悪非道で誤った根拠に基づいた提案ができるのだろうか。これほどまでにも多くの命を犠牲にしてまで、いったい誰に、費用対効果分析のようなツールを確信もって利用する権限が与えられているというのか。本書のなかでポールは、まさにこのような疑問を取り上げている。

この疑問に対して端的に答えれば、これらの主張は「想像力の欠如」によるものであると言える。先述した二〇〇二年の論文をまとめた研究者たちは、「費用」と「効果」を不変的なものとして扱っているためにこのような結論に至っている。しかし、実際には、双方とも大きく変化するものなのだ。

まず、費用について考えてみよう。一〇年のうちに、エイズ治療における費用は一人当たり年間一万ドルから一〇〇ドル以下まで下がっている。さらにその間に、エイズ治療薬は当初考えられていたよりも効果があることが明らかになっている。多薬剤投与はエイズウィルスを永久的に抑制できるだけでなく、伝染を九六パーセントも減らすことができるのだ[原注5]。つまり、治療によって予防ができるということである。

今日、八〇〇万人以上の人々が世界中でエイズの治療を受けているが、そのうちの約六〇〇万人がアフリカに住んでいる[原注6]。どの分野の専門家も、二〇〇二年の時点では、エイズ治療が実際にこれほどまで費用対効果の高いものであるということを想像していた人はいなかった。

このような例が示すように、時としてグローバル・ヘルスの専門家は、ソロー[3]の言葉を借りれば「自らつくり出した道具の道具」に陥ってしまっている[原注7]。まさしくそのことが、国境を越えて貧困層に拡大する致命的な伝染病に対処する際の障害となっている。本当に難しい病気を食い止めようとする場合や、そのような病気に対してもっとも脆弱な人々を守ろうとするときには、その場しのぎの解決法だけでは決して十分ではない。

同じ教訓を、私たちはもう一度ハイチで学ぶことになった。二〇一〇年の後半、世界保健機関

（ＷＨＯ）をはじめとする公衆衛生の主要機関は、ハイチにおけるコレラ対策について政策勧告の作成に取り組まなければならない事態となった。アメリカなどの裕福な国でコレラが発生したのであれば兵器庫にあるあらゆる武器が動員されたであろうが、震災対応の援助機関らは、特定の援助項目を奨励することを選んだために難色を示した。とくに経口コレラワクチンは、ハイチでは「高価すぎる」とか「実施が煩雑だ」という理由から除外されてしまった。

ポールの学生であればすぐ分かるように、これこそまさに、マラリア・薬剤耐性結核・エイズ・心臓病・精神病やその他多くの貧困層がかかりやすい病気に対する地球規模の対応を減速させる考え方である。もちろん、これは誤った考え方である。というのも、ワクチンは経口であり、必要とされる二回の投与にかかる費用はわずか三・七ドルでしかないからだ。さらに、より多くワクチンが生産されれば価格はもっと下がるであろう。つまり、医療ケアを提供するのであれば、これほど簡単なものはないということである。

ニューヨークでの政策会議からハイチのコレラ治療センターまで移動するポールに同行した私は、グローバル・ヘルスの哀れな歴史の最新章の成り行きをリングサイドから眺めているような心地がした。

（3）（Henry David Thoreau,1817～1862）アメリカの作家・思想家・博物学者。

予想通り、これより安価なアプローチでは、コレラの拡大を防ぐことはできなかった。数週間のうちにこの伝染病は全土に広がり、安全な飲み水と近代的な衛生設備へのアクセスが欠如した地帯が不気味な地図となって浮かび上がった。多くの場合、単純な水分補給だけで快復できたであろう病気によって何千人もの人が命を落とし、感染の勢いについても警戒レベルが続いてしまった。今となっては、ハイチでの感染拡大は、この半世紀における世界でもっとも深刻なものとなったわけである。

では、より強力で、真に包括的な対策、つまりコレラのワクチン投与とその他の援助を組み合わせた統合的な対策が実施されていれば、コレラの感染拡大を食い止めることができたのであろうか。想像の域を出ないが、少なくとも拡大のペースを抑制できたことは確かであるし、数千人の命を救うこともできたかもしれない。

コレラがハイチを襲ってから一年半後、ＰＩＨはようやく、現地の姉妹機関、ハイチ保健省、そして現地にいる別の医療ＮＰＯとの連携で、小規模ながらワクチン接種の活動許可を得ることができた。それによって、二〇一二年四月から六月、農村部と都市部において一〇万人のハイチ人が二回のワクチン投与を受けることができた。

この活動が成功したと言い切るには時期尚早だが、これまでに届いているのはよい知らせばかりである。ワクチンを求める国民の声が高まったため、ハイチ保健省は国連やその他の多くの機関とともに活動拡大の計画を立てているとのことである。また、世界保健機関も、最近になってこの活動を支援するようになっている。

長期的には、コレラの抑制にはハイチ国内の水道と衛生システムの普及をしっかりと行うことが必要となるが、それまでには相当の時間がかかるだろう。（原注8）であるならば、その間、ここ最近の記憶では世界最悪とも言えるコレラ感染を食い止めるために、あらゆる武器を使わないでいることはあまりにも馬鹿げたこととなる。アフリカでエイズ治療はできない、ハイチでコレラのワクチン接種はできない、といった例に見られるような「想像力の欠如」について、そして、それを覆すために何ができるかについて、本書に掲載されたスピーチは語っている。

「付き添う《アカンパニー》」とは

貧しい人々の医療問題について考えるとなると、決まって水準を下げることが許されてしまうのはなぜであろうか。グローバル・ヘルス史の大胆な一章を、自ら先導してゆくにはどうしたらよいのであろうか。本書の第1部に紹介したポールのスピーチは、この問題について、読者に真剣に考えてもらうことを訴えている。とくにポールは、平等を再び思い描くこと、つまり「再・想像」することを呼び掛けている。

- 私たちが暮らしたいと思う世界はどのようなものであろうか?

- もし、次世代が貧困や不平等の問題に真剣に向き合ったとしたら、どのような世界になっているのであろうか?
- このビジョンを実現するためには、どのような運動が必要であろうか?

グローバル・ヘルスの平等を希求する運動において不可欠となる要素の一つが、貧困層を対象とする活動に従事する医療の専門家集団である。そこでポールは、医学校での卒業スピーチにおいて、新米の医師たちに最先端の研究所や診療施設という枠を超えて存在する「大きな展望(big picture)《ビッグ・ピクチャー》」というものを常に意識するようにと訴えている。実際、本書の第2部では、主にこのテーマに関するスピーチが収録されている。

確かに、先進国における高いレベルの研究や臨床は近代医学が約束するものを実現してくれるであろうが、その成果を平等に分配する計画がなければ、世界中の何十億もの人々が取り残されてしまうことになる。そして、そのような人々が病気によって過大な負担を背負うことになる。

だからといってポールは、今行っていることを中断して、グローバル・ヘルスの最前線で働きはじめることを求めているわけではない。常に彼は、技術革新に対する熱心なチアリーダーであり、未研究分野の研究を推し進めることに生涯を捧げるすべての人々を称賛してきた。彼はただ、治療法や診断法でどれほど大きな進歩を遂げたとしても、それが救おうとしていた人々に届かなければ意味がないということを、広義において医療従事者と呼ばれる一人ひとりに「忘れないでほしい」と訴えているだけである。

またポールは、新米の医師たちに、本来あるべきケアの姿を実践することの重要性を忘れてはならないとも呼びかけている。(原注9) とくに、患者のために家庭訪問を行い、薬を飲ませ、お皿を洗うといった単純な介護作業をある一言で表現しているが、彼は本書を通してこの言葉を繰り返し述べている。その言葉とは、「付き添い(accompaniment《アカンパニメント》)」である。(4)

医師、看護師、コミュニティー・ヘルスワーカーは、患者にとって「付き添い人(accompagnateurs)」(ハイチのクレオール語を由来とする)であるべきだと彼は主張している。この「付き添い」の実践こそが、世界最貧の国々において、がん・薬剤耐性結核・エイズ・うつ病といった複雑な病気を治療する分野において、PIHが目覚ましい臨床成果を上げている理由である。(原注10)

何十億もの人々の基本的な人権を踏みにじる社会的・経済的な欠陥という課題に向き合うにあたって(これは第3部のテーマである)PIHのチームは、貧困、雇用問題、ホームレス、飢餓、貧弱な学校や病院、自治体による水・衛生システムの欠如といった病気の根源ともいうべき問題にも取り組んでいる。ポールは医学生に向けて、付き添うことは単に人道的な理由からの診療《プラクティス》

(4) 著者の意図するところをそのまま伝えるために原文通りすべて「付き添い」と訳しているが、著者が医療や介護について使用するときには、日本の医療現場における「寄り添い」に近い概念であると言える。

とは異なると訴えている。むしろそれは、「ベスト・プラクティス」[5]なのである。

しかし、第4部のスピーチでは、「付き添う」という概念は医療分野の枠を超えるものであるということを明らかにしている。ポールは、すべての「援助」活動における新しいモデルを「付き添い」のなかに見いだしているのである。

では、「付き添い」とは実際にどのようなことを意味しているのであろうか。それは一見簡単なことのように思えるが、ここに収められたスピーチのなかにおいて、理解することがもっとも難しい概念の一つとなる。しかし、ポールの活動とビジョンに命を吹き込んでいる基本理念として、これ以上に重要なものはないとも言える。彼は、自らの言葉で次のように語っている。


「付き添う（accompany《アカンパニー》）」とは、幅広い意味をもつ言葉であります。そもそもこの言葉には、日常的に使用される基本的な意味があります。たとえば、誰かに付き添うと言えば、誰かと一緒にどこかに行ったり、食事をともにしたり、最初から最後まで旅についていくことなどを意味するわけであります。

付き添うという行為には、先が見えない、心を開いている、そして信頼しきっているといった要素が含まれています。連れ、つまり「付き添い人（accompagnateur《アカンパニメント》）」は次のように言うでしょう。

「どこへ行こうと、あなたの旅にお供し、あなたの支えになります。しばらくの間、あなたと運命をともにします」

ちなみに、「しばらくの間」というのは「少しの間」という意味ではありません。付き添うということは、任務が完了したことを、付き添う人ではなく、付き添われる人が納得するまで、しっかりと取り組むことなのです。（原注11）

「付き添い」は、いわゆる「援助」とは定義を異にするものである。「援助」は、ある人が助け、ある人が助けられるという短期間で終了する一方通行の行為であるが、付き添いは、援助がもつ一時的で一方向の性質を放棄しようとするものである。それは他者への制限なき献身であり、言葉のもつ、もっとも深い意味でのパートナーシップのことである。

この「付き添い」という理念に基づいて設立されたのがパートナーズ・イン・ヘルス（ＰＩＨ）である。そして、ポールをはじめとするＰＩＨのスタッフは、全員が貧しい人々に仕えるという長く予測不可能な道のりを選択すると誓っている。

彼らは医療的・人道的・経済的なリソースを提供するが、それは意図した利益を得るために自

（5）　患者にとって、もっとも効果の期待できる診療。

らの政策を押し付けるためではない。リーダーシップではなく、パートナーシップを築き上げ、付き添うことを徹底的に貫いている。従来の海外援助の傲慢さを謙虚さ・信頼・忍耐・継続性といったものに置き換える。さらには、「援助」を「付き添い」に置き換えることをPIHは模索していると言える。

むろん、これは簡単なアプローチではない。私たちは、人々のそばから片時も離れてはならないのである。現にポールは、休暇を取らせようという友人や家族の再三にわたる誘いにもかかわらず、滅多に仕事を休むことがない。このアプローチをとるということは、影響評価を気にする多くの援助国が求めるように、成果が数値データとしてすぐに現れることがないうえに、終了するまでにかなりの年数を要する野心的なプロジェクトへ投資することを意味している。(原注12) このことはまた、プロジェクトが失敗する

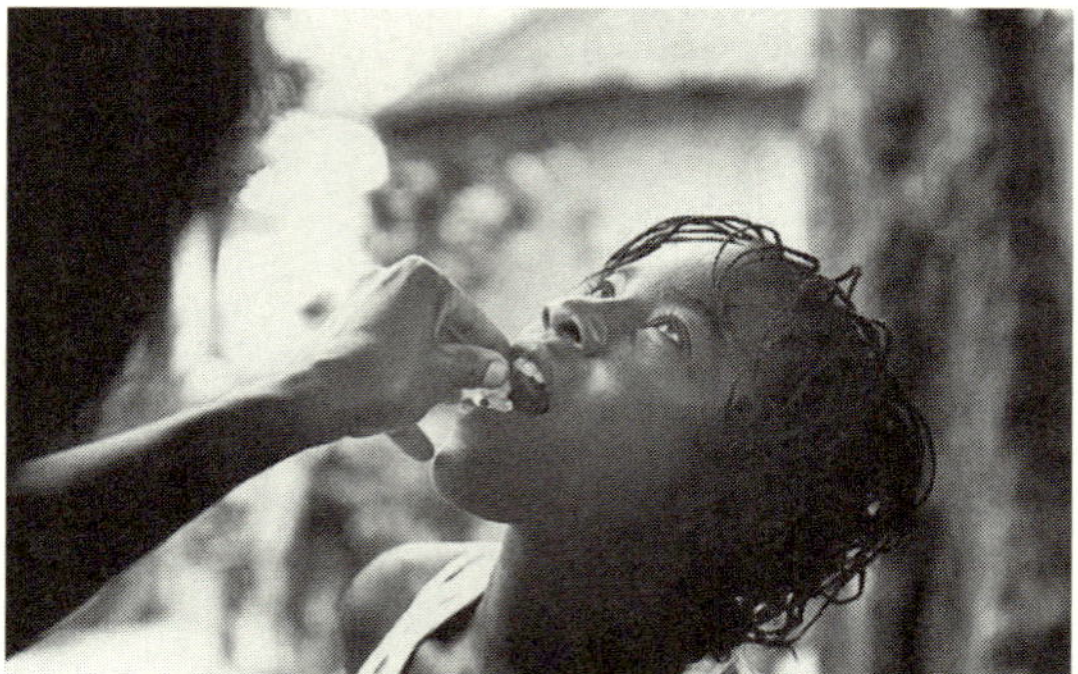

「付き添い」は、治療・緩和・快復を人々に行きわたらせるためのアプローチである。予防が必要な時にも効果を発揮する。西半球初のコレラ・ワクチンを受けるハイチ・ボコゼル（Bocozel）の少女。（写真：Jonathan Lascher、2012 年 6 月）

たびに常に再試行が求められるということでもある。本書のスピーチのなかで、ポールは次のように語っている。

「認めたくはないのですが、今日においてさえ私たちは試行錯誤を繰り返し、多くの場合で失敗を経験しています……標準以下の実践をよしとする慣例がつきまとうなかで、私たちは医療水準を引き上げるという任務にひたすら戻り続けるのです(原注13)」

　貧しい人々が公平に扱われるようになるためには、いかなる努力も惜しまないという、この執拗なまでのコミットメントこそが「付き添い」の本質である。

＊　＊　＊

　この二年間、「付き添い人」になるということがどういうことかを、ほんの少しだが学んだような気がする。ポールは非の打ちどころのない「付き添い人」であるが、彼は自分自身を含めるすべての人にとって付き添い人が必要である、と口にした最初の人物でもある。彼の傑出したユーモアの裏側には計り知れないほどの大きな配慮が隠されており、スピーチのなかでも語っているように、同時に疑念や恐怖心までもが混在しているのである。

　むろん、彼の言う付き添い人になることは、チームの誰にとっても容易なことではない。いくら毎晩のように徹夜しても、土壇場で必死にあがいても、不公平との闘いに対する絶え間ない、燃えるようなポールの献身ぶりには到底かなわない。そのため私たちは、力不足、苛立ち、無力感といった感情と闘うことを余儀なくされる。時には、夜までには仕事を終えたいと思うことだってあるのだ。

「人々から片時も離れない」ということは、物理的・精神的・感情的な挑戦にほかならない。しかしながら、時が経つにつれて私は、より包括的で人道的なビジョンに近づくどんなに小さな一歩でも、また「付き添い」につながるいかなる一歩であろうとも、踏み出しさえすれば救世軍の一員としてポールが迎え入れてくれるということに気付いた。

歴史の描く弧を正義の実現という方向に向けていくために、誰一人としてポールほどのことはできないであろう。しかし、本書を通してポールは、どのような形でも、そしてそれがささやかなものであっても、私たち一人ひとりが健康や幸運に恵まれない人々のための「付き添い人」となることができると述べている。そして、そうすることによって私たちは、たとえ赤ん坊のような小さな一歩であっても、世界を治療するための一助となれるのだ。

もし、私の世代、そして次に続く世代の若者たちが、ポールの切なる願いを真剣に受け止めてくれるのであれば、近代社会の約束、つまり貧困や早死に、そして不必要な苦痛といったものから解放された人生を送る機会を、間違いなくより多くの人々にもたらすことができるであろう。そして、平等、平和、繁栄の方向に世界を動かすこともできるはずである。

第1部

平等を「再・想像」する

多くの人々は、「現代医学」という言葉を聞けば、二〇世紀半ば以降に見られた急速な医療技術の進歩や、それによってもたらされた世界各地の死亡率の劇的な減少といったことを思い描くことであろう。実際、そうであるべきだ。

過去六〇年間において見られた医学や公衆衛生の進歩は、まさしく驚異的なものであった。ところが、医療の進歩だけがもてはやされたことによって、保健医療へアクセスできない人々が数多くいるという事実がないがしろにされてしまっている。まさにこのことが、本書の最初のスピーチとなる「若き医師の魂にかけられた全身麻酔」で伝えたいことである。教え子の医学生たちの言葉を借りれば、「テイク・ホーム・メッセージ（take-home message）(1)」ということである。「麻酔」という言葉は、ここでは比喩を超えた意味をもっている。出産や外科手術のときに痛みを軽減することが麻酔の目的であるが、本来は、苦痛を少なくすることこそが近代化の目標であり、文明の象徴であるとも考えられてきた（原注1）。

歴史家であるドリュー・ファウスト(2)はアメリカの南北戦争［一八六一～一八六五年］を「医学にとっての中世後期時代」と表現しているが、彼女は戦争の機械化について、負傷による苦痛を軽減する、もしくは戦場での過密状態や手術による感染症の拡大を抑制するためのいかなる処置をもしのぐものであった、と指摘している（原注2）。

同戦争の死者は約七五万人と推定されているが、そのうちのほとんどが「軍隊キャンプ地での伝染病」であった。そのトップであった腸チフス、もしくは傷口や切断箇所からの細菌感染症によって多くの命が奪われている。これこそ、まさしく医療や公衆衛生にとっては暗黒時代であったという証しである。

医療の急速な発展が見られたのは一八六五年以降のことであるが、この時期における目覚ましい生物医学の技術革新によって多くの命を奪ってきた疫病が今日では治療可能となり、なかには予防可能となったものもある。

今日の医療が一八六五年頃と異なる点と言えば、ある一つの考え方が存在するか否かである。その考え方というのが「トリアージュ（triage・選別）」である。かつては絶望的と思われた症例でも、回復の見込みが高まるにつれて、生存の可能性の高い者とやむをえず死亡させるしかない者の間に線引きがなされるようになった。とはいえ、現代医学の恩恵は、もっとも必要としている人々のところ、つまり貧しい人々あるいは脆弱な人々のところにはごく緩慢なペースでしか届いていない。

言ってみれば、貧困というものが、一般市民に対するトリアージュの役割を自ずと果たしてしまっていることになる。「ニーズ」よりも「支払い能力」を優先させる医療制度によって、貧し

（1）家に持ち帰るべき重要なメッセージという意味。
（2）（Catherine Drew Gilpin Faust, 1947～）二〇〇七年より、ハーバード大学初の女性学長。

い人々は医療ケアの対象として軽んじられるだけでなく、障がいや病気という重い負担を背負わされている。

必需品が欠乏している状況では、医療従事者は「不足」や「不履行」という状態に適応せざるを得なくなるわけだが、それが理由で、ずっと時代をさかのぼった戦場の医療現場にいる医療従事者を彷彿させるような状況がつくりだされてしまっている。つまり、著しい改善が見込めない患者のグループに対するリソースの「無駄づかい」を回避するという行動が現れるのである。このような逼迫した状況に直面したとき、貧困という環境で活動する医師や看護師には、大志がなえていくという心境に打ち勝つだけの精神力が求められることになる。(原注3)

このように、貧しい病人に対する希望が薄れてゆくという状況は、「医療分野をはじめとする地球の膨大なリソースの公正な取り分を、貧しい病人も享受できる世界を実現する」というグローバル・ヘルス活動の本来の志に真っ向から反するものとなる。ところが、医療の専門家の間では、公平性の問題は他人事だと思っている人があまりにも多いというのが現状である。(原注4)

公平性の問題について考えが及ばないのは、私たちが麻酔にかかっているからにほかならない。そして、このような悪いタイプの麻酔にかかってしまう主な理由として、私たちがあまりにもひどい不平等な世界に住んでいるという事実が挙げられる。

本書に収められたスピーチにおいて私は、戦争やジェノサイド(3)などの「出来事としての暴力」

と、貧困やあらゆる種類の不平等に付随して生じる潜行性の「構造的暴力」との間に明確な線引きを行っている。心理上、倫理上、経済上の麻酔は、この構造的暴力に対してもっとも効果を発揮するものと言える。この麻酔によって、健康・所得・財産の格差を「ありのままの現状」として解釈してしまうのだ。構造的暴力などは誰のせいでもない、といったようにである。

リスクや結果の不平等、そしてその不平等に甘んじてしまうという現状は、この種の麻酔が効いている何よりの証拠である。とくに卒業スピーチをする際には、全米トップクラスの大学を卒業する学生とその家族という、成功してきた人々を聴衆として話をすることになるわけだが、当然のことながら、そのほとんどの人が戦場などを見たこともなければ、どの国でも見受けられる貧しくて不安定な環境での生活経験もない。

とはいうものの、多くの学生はそのような場所を短期的にではあるが訪れたり、そこで活動をしたという経験があったりする。その際、経済的に恵まれた境遇にいることを自覚しはじめた裕福な学生のなかには、疎外感に苛まれる者も出てくることであろう。その疎外感がもたらす痛みがゆえに、「世界を治療する」ための活動から目をそむけてしまう者もいれば、社会正義の活動に付きものの過重な不快感（すべての不快感が精神的なものであるとはかぎらない）に耐えかね

（3）ある人種や民族を絶滅させるようとする集団殺戮。

て目をそらしてしまう者もいる。

私自身、ハイチの農村で過ごした最初の一年間は、同じような感覚や疑念に侵されたものである。そして、二五年以上が経った現在、もっとも偉大なる教師ともいうべき存在であったハイチに大地震が発生した。二五万人もの命を奪った地震によって、私は再び同じ気持ちを味わうことになった。

どうしたら、このような公平性や麻酔といった問題に焦点を絞って、考えを伝えることができるのであろうか。おそらく、実際に起きたエピソードを紹介することが一番いいだろう。そのため、本章に収められている「若き医師の魂にかけられた全身麻酔？」（二〇〇一年）から「想像力の欠如との闘い」（二〇一二年）までのスピーチの多くは、私自身やほかの人々の個人的な体験によるものとなっている。

人々に痛みを引き起こすようなこと、つまり麻酔から覚醒させることを望んでいるわけではなかったが、ある程度は誰もが知っている醜い現実を意識してほしいと思ったのは事実である。

貧困と不平等は、人口過密ではあるが、我らの美しき惑星が直面しているもっとも重大な問題であると言えよう。むろん、これだけが問題というわけでないが、おそらくこの二つの問題がもっとも深刻なものであり、本気で立ち向かうことさえできれば、その他の問題についても解決に向けての糸口に近づくことができると確信している。

若き医師の魂にかけられた全身麻酔？

（ブラウン医学校の卒業式・二〇〇一年五月二八日）

先週の月曜日、ハイチのある農村の診療所に座っていたのですが、そのとき汗をかいていることに気付きました。それには二つの理由がありました。一つは、ただ単にこの時期は暑いからで、診療所ではみんな汗をかいていました。二つ目は、今日、このスピーチを行うことに恐怖感を覚えたからです。

ちなみに、この恐怖感には二つの原因があります。一つ目は、あなた方が宣誓を行い、変身を遂げるというこの日にご招待いただいたという光栄のためです。もう一つは、多くの卒業スピーチは退屈なものであり、すぐに忘れ去られてしまうからです。なかには、あまりの退屈さゆえに記憶に残ってしまうというスピーチがあるくらいです。

とくに、後者が私の恐怖心をあおっていました。診療所に座り、外から群衆のざわめきが聞こえるなか、高校、大学、医学校、大学院の卒業式で私が聞いてきたスピーチの断片、言葉、アイデアを一つでも思い出そうと懸命に努力したのですが、何一つ記憶に残っていなかったのです。

もちろん、スピーチの内容は素晴らしいものだったはずなので、今、このことを申し訳ない気持ちで告白しているわけです……。おそらく、集中力を欠いていたか、スピーチのあとに予定されていた祝賀会のことが気になって、上の空になっていたのでしょう。

その当時、私の身にいったい何が起きたのかは定かではありませんが、スピーチの内容が消去されてしまった原因は、間違いなく神経や血管の異常というものではなかったでしょう。それから、感染症マンとして、塞栓症《そくせんしょう》でなかったことも付け加えておきます。というわけで、一つとしてスピーチに「ログイン」することができなかったのです！

同じ月曜日、いわゆる「ごきぶりホイホイ」方式のスピーチ、つまり入ることはできても出ることができないスピーチを考えるのに、わずか一週間しか残されていないことに気付きました。あなた方の頭に入り込んでとどまる方法など、どうやって見つければよいというのでしょうか。

とりあえず、火曜日に文献にあたってみることにしました。ハイチの田舎には「メッドライン（MEDLINE）（1）」などはないので、書斎にこもりました（原注5）。ハイチに長く住んでいるので、とりあえず豊富な蔵書があるとだけ言っておきましょう。むろん、その内容に偏りがあることは否めないのですが。

さて、卒業式、卒業式……。イギリスの作家P・G・ウッドハウス（2）が、忘れられない卒業スピーチについて書いていたことを思い出しました。それは、ある堅物《かたぶつ》のイモリ愛好家のオーガスタス・フィンク＝ノトル[3]（愛称ガッシー）が、ある男子校の卒業式でスピーチをする羽目になるという話です。このガッシーも、ちょうどあなた方の目の前にいるスピーカーと同じように恐怖感に襲われて、記憶に残るスピーチをしようとしてあることをやらかしてしまったのですが、具体的に何をやらかしたかまでは覚えていませんでした。

そこで、診療を終えてから、その本を引っ張り出してみました。この本を読み直せば気持ちが落ち着くと思ったのですが、かつて笑っていた箇所ですら、今は汗をかきながら震えおののいているのです。

日頃からお酒を節制してきたガッシーが、なんと檀上に上がる前に大酒を飲んでしまったのです。聴衆のなかでも格式高い来賓者を彼は侮辱しはじめただけでなく、聖書の知識に秀でた学生に与えられる賞を受賞した少年に向かって、「何とか言った男の父親の名前はなんでしょうか？」という問いを投げ掛け、答えられなかった少年に「不正を働いたのではないか」と詰め寄ってし

（1）アメリカ国立生物工学情報センターが運営する医学関連文献を専門とするオンラインデータベース。
（2）（Pelham Grenville Wodehouse, 1881～1975）ユーモア小説の大家として知られている。代表作は「ジーヴスシリーズ」。
（3）（Augustus Fink-Nottle）「ジーヴスシリーズ」の一つ『Right Ho, Jeeves』（『よしきた、ジーヴス』森村たまき訳、国書刊行会、二〇〇五年）に登場する架空の人物。主人公の幼なじみで、内気ながらも奇行からしばしば騒動を巻き起こす。

まったのです。著者のウッドハウスは、このスピーチに対して次のような教訓を述べています。「これでわかることは、いかなる国会議員も言うであろうこと、すなわち真の雄弁家たらんと欲するならはじめに一杯飲んでおくのが肝心だ、ということである。酔っ払っていない限り、聴衆の関心を惹くことは望むべくもない」(原注6)（『よしきた、ジーヴス』森村たまき訳、国書刊行会、二〇〇五年、二四一ページより）

というわけで、この話はまったく役に立たなかったのです。第一、朝からベロンベロンに酔っ払っていたら、ボストンからプロヴィデンスまで運転してくる必要がなかったとしても、十分に聴衆をギョッとさせてしまうことでしょう。さて、そうなると、そのほかに印象的なポイントを一つでも二つでも残すための得策を考えなければなりません。ちなみに、火曜日の夜は、あなた方の学長を中傷したために時々中断するような、めちゃくちゃなスピーチをしてしまうという悪夢にうなされて、ろくに眠ることができませんでした。

そして水曜日、このブラウン大学へ介入するために、裏付けとなるデータ収集を試みました。これについては、もっと多くのリサーチを必要としていることが明らかでした。つまり、ハーバードの教員たる者が、データに当たらずして、ほかにどんな方法で結論を導き出すことができようか、ということです。

そこで、中央ハイチの全人口を対象に、ダブルブラインドの臨床試験(4)を実施することにしました。そして、ハーバード公衆衛生大学院の大がかりな研究チームと高給取りのコンサルタントたちのなかに飛び込んだのです。

この調査によると、記憶喪失と卒業スピーチの間には、統計上、強い相関関係があることが明らかになりました。むろん、標本サイズ（N）はとても小さいものです。なぜなら、対象が中央ハイチだからです。ほとんどの人々が高校に行く機会にすら恵まれていないのですから、大学院となればなおさらというわけです。しかし、カイ二乗検定(5)に間違いはなく、手順通り計算しているかぎり相関図は動かし難い現実だったのです。

この結果を見た途端、身震いがしました。もちろん、マラリアによる悪寒ではなく、恐怖心から来る震えです。ということは、小説の登場人物であるオーガスタス・フィンク＝ノトルと同じことをしなければならないのか……。すぐれた卒業スピーチをするために、運転手を手配しておかなければならないのか……。

木曜日になると、断食《だんじき》して祈ることにしました。お香に火をともし、両足の神経が麻痺《まひ》するまで座禅を組んで念仏を唱えました。普段は診療所のスタッフや患者から頼りがいがあると思われていただけに、彼らは私の身に何が起きたのかといぶかしがっていました。しかし、それでもま

（4）薬や治療法などの性質を、医師からも患者からも分からないようにして行う試験方法。
（5）観測されたデータ分布が、理論値の分布とほぼ同じと見なせるかどうかを判断するための統計学的な手法。

だインスピレーションが湧いてこなかったのです。

　金曜日、ついに勇気を奮い起こし、いわゆる内科で行われる行動に出ることにしました。つまり、専門の医師に相談することにしたのです。

　ハイチの山奥に、一人の賢い女性が住んでいました。彼女は「マンボ」と呼ばれていますが、ハリウッド流に言えば「ヴードゥー教の女祈禱師《きとうし》」と訳すことができるでしょう。長年にわたって彼女とは知り合いでしたが、どんなことにでも答えられる女性と噂されていたのです。映画『マトリックス』[6]に登場する、クッキーを焼いている女性に似ているところがあるのですが、その日、彼女が低い椅子に腰かけて黒こげの鍋の中身をかき回している姿を見ると、いつも以上に似ていると感じました。

　私が悩みを打ち明けてもマンボは鍋から顔を上げることはなく、意味深長な沈黙だけがしばらくの間続きました。

「そもそも、なぜ大学は『あなたに』スピーチを頼んだんだい？　学生たちは、結核の専門医にでもなるのかい？　それとも、熱病の追っかけかい？」

「いいえ。学生たちの専攻はさまざまです。精神科医から外科医まで、そのほかに科学者もいます」

「そうか、それはちょうどいい。あなたの国では、どんなに偽善的であっても、すべてのタイプの人が必要なんだとよく言われているからね。とはいえ、それがなぜ『あなた』をスピーカーとして招いたかの説明にはなっていないね」

このときの雰囲気が、『マトリックス』のなかで、クッキーを焼く女性が主人公のネオに向かって「あなたは選ばれし者ではない」と告げるシーンに酷似していたのです。私は、すっかり意気消沈したように見えたことでしょう。ちょっと優しい口調になって、マンボは続けました。

「ほかに、誰がそこにいるのかね？」

「学生の両親、先生方や学長たち。それから、その他もろもろの親戚たち」

「ああ、なるほどね。あなたの国で言うところの、『重要な他者（significant others)《シグニフィカント・アザース》(7)』ってやつかね？」

「そうです。何か役に立つことを言いたいんですが、なにせもち時間が少ないのでとても緊張しているんです」

鍋をかき混ぜながらマンボは言いました。

「あなたの悩みは分かった。今、思い出してきたよ。繰り返し見る夢なんだがね。ところで、なんていう大学だったたっけ？」

---

(6)　(The Matrix)　一九九九年のアメリカのＳＦ映画。

(7)　親や友人など個人の思想や社会化に強い影響を与える人、もしくは配偶者や恋人など大切な人のこと。

「ブラウンだよ」

ようやく鍋から顔を上げると、彼女は満面の笑みを浮かべていました。少なくとも、彼女の「肉体」はハイチから出たことがないということを知っていたので、いったい何を思いついたのかと不思議に感じました。

「茶色《ブラウン》だって！　なるほど、夢の意味が今やっと分かったよ！」

これをよき前兆ととらえたものの、私はいささか動揺しました。

「坊や、向こうを見てごらん。何が見えるかね？」

彼女は顔も上げずに、左の方向を身振りで示したのですが、そこには真っ赤な花を咲かせた茂みがあり、その上をハチドリが飛んでいました。

「ハチドリですね」と、私は答えました。

クレオール語では「wanga neges」と言うのですが、「女性の魅力」と訳すことができます。ハチドリを煎じて飲むことで力が得られるということなのですが、それは有意義なスピーチをする能力というよりは、むしろ女性を誘惑する能力のことです。私は自分の悩みとの関連性を見いだせなかっただけでなく、このような男女同権の時代に逆行するような原始的な手管《てくだ》など、ブラウン大学では反感を買うだけだろうと思いました。そもそもは、聴衆全体の注目を引きつけることが目標なのに……。私はわざとらしく尋ねてみました。

「そう、まさしくこれは『wanga neges』だ。ラテン語で『archilochus colubris』だね。で、それがどこにいるって？」

「あなたのこめかみの近くに生えているハイビスカスの木の上を、ブンブンと羽ばたいているよ」

　ちなみに、ハイビスカスはクレオール語で「choublak」と言うのですが、二〇世紀初期のアメリカ軍のハイチ占領時代からそう呼ばれるようになったそうです。当時、ハイビスカスの花はアメリカ軍人のブーツを磨くために使われていました。つまり、「靴磨き（Shoe Black《シューブラック》）」という意味なのですが、かわいらしい花にもかかわらず、なんと醜い名前でありましょうか。

「ハチドリの喉《のど》の部分は何色だい？」と、彼女が尋ねました。

「赤色だね」

「そんなばかな。ハチドリの喉は茶色《ブラウン》さ。茶色は、白、黒、黄、赤を混ぜてつくる色ってことさ。それと、エサを食べているときのハチドリの心拍数は一分間に一二〇〇回だけど、これはどの生き物よりも早いってことも覚えておくんだよ。で、そのスピーチはどこでするんだね？」

「プロヴィデンス（Providence）(8)だよ。ロードアイランド（Rhode Island）のね」

（8）　アメリカ北東部に位置するロードアイランド州最大の都市であり、州都。

「神意（providence《プロヴィデンス》）だって！　島（island《アイランド》）に住んでいる？　まったく驚いたもんだね。これで辻褄《つじつま》が合うってものよ！」

「そうじゃなくって、ええーっと、本当の島ではないんだよ」

「あら、今そう言わなかったかね？　それから、『神意（providence）』ってのも偶然ってことかい？　夢には関係ないって言うのかい？」

眉毛を上げてそう言う彼女は、ちゃめっけたっぷりだと感じました。

「さあ、何が分かった（getting at《ゲッティング・アット》）んですか？」

私は、多少なりと自尊心を奮い立たせて尋ねてみました。

「前置詞で文を終わらせるんじゃないよ！　今、すべてが明らかになったんだよ。要するにあなたは、茶色い（Brown《ブラウン》）大学に神意（providence）についてのスピーチをしに行くってこと。それから、彼らは本当は島になんか住んでやしないってことを教えに行くってことね。そうね、あなたは、美しくもあるけれど醜くもある『Choublak』という言葉のように、手厳しいことを言ってやることだね。けれど、愛想よく言うんだよ。どうせあなたは、そこにボートを漕いで行くんじゃなくて、鳥みたいに飛んで行くんだろう。ほとんどの島はボートでしか辿りつけないって言うのにさ」

「なるほど、ハチドリが意味するのはそういうことか！」

「バカ言っちゃいけない。ハチドリが意味するのは、心臓がバクバク打つなかで、彼らの注目を引かなきゃいけないってことさ」

　驚きのあまり言葉を失いました。見事にすべてがつながったような気がしたのです。しかし、それが私のスピーチに、どのように役立つというのでしょうか。

「あなたに、四つのアドバイスをあげることにしよう」と、彼女は重々しい口調で、とうとうまとめにかかりはじめました。

「もちろん、前置詞についてのアドバイスは数に入れないからね。さて最初に、このような場合には、実体験に基づいたエピソードを交えるとよいと覚えておきなさい。あなた自身が診ている、もっとも貧しい患者たちについて話すんだよ。二つ目は、ディケンズもしくはシェイクスピアの格言をもち出すのはダメ。ラテン語なんてもってのほかだよ。スピーチは、重い内容ながら軽いトーンでね。三つ目は、それだけ多様な聴衆の全員を満足させることなんかできやしないんだから、学位をもらう卒業生だけに集中することだね。だけど、気取ったりなんかするんじゃないよ。間違っても、最初に『オッス！　最近どう？（Yo,《ヨー、》 what up?《ワッツアップ》）』なんて言うのはダメ。四つ目は、ブラウン大学なだけに、一人として怒らせるようなことを言っちゃいけないよ。(9)あそこはそういうことに関しちゃうるさいって聞くからね。ポリティカリー・コレクトでありながらも、ズバズバとものを言うことはできるもんだよ」

私は注意深くメモを取り、彼女にお礼を述べて、新たな決意を胸にその場を後にしました。準備のために、週末は丸ごとまだ残っているではありませんか。

私が今日のスピーチをどのようにしてまとめ上げたかをすでに聞いたわけですから、あなた方はスピーチの半分まで来たことになります！　今から小文字の「p」ではじまる「プロヴィデンス（神意）」について語る前に、そして友人のマンボのように四つのアドバイスをする前に、一つだけ前置きをさせてもらいたいことがあります。

医療の領域で、ある専門分野が別の専門分野より優れていると考えている方々がいるようですが、私はそのように考えていないことを先に述べておきます。確かに、ブリガム・アンド・ウィメンズ病院の心臓病の専門医に対して、診断ではさぞかしワクワクするでしょうとからかったりすることもあります。なぜなら、彼らの患者はすべて同じ病気なのですから。さらに、整形外科医から隠し物をする最良の方法についてのジョークも気に入っています。

「隠したいものを、本の間に挟んでおけばよい」

しかし私は、将来の病理学の専門医から駆け出しの内分泌学の専門医（無礼をお許しいただきたい）まで、あなた方すべてにこのスピーチを捧げたいと思っています。典型的なブラウン大学流のやり方で、「特異な能力をもつ（differentially abled《ディファレンシャリー・エイブルド》）」(10) 医師であるあなた方に敬意を表したいのです。これからするお話は、すべての分野の臨床医学や医学研究にあてはまることだと思っていただきたいのです。

さてこれは、神意（providence《プロヴィデンス》）であります。また、値するか否かは別として、「幸運」でもありましょう。

あなた方は、折しも医学が劇的な変化を遂げている時代に変身を遂げようとしているのです。「変身」という言葉を使いましたが、それはこの瞬間が、まさしくそう呼ぶのにふさわしい変化を遂げるときだからです。つまり、あなた方はこれから、自分自身のこと以上に他人のことを心配しなければならないのです。そして、そのほとんどが、まったく見ず知らずの他人に対して行われることになります。といっても、誰にでもというわけではなく、病気を患い、弱った人々に対してとなります。

もちろん、これは、ほとんどの親たちが（とりわけ、母親ということを付け加えておきましょう）必要となればいつもしていることです。しかし、あなた方の場合は、患者が自分の子どもだからという理由ではありません。それは、患者があなたの患者であるからです。そして患者が、あなた方が提供する心底からの誠意と最善の治療に値するからなのです。これこそが医療の理想

（9）政治的・社会的に公正・公平・中立的で、なおかつ差別・偏見を含んでいない言葉や用語を使うこと。
（10）差別的な表現を取り除くために、「障がい者（disabled）」という言葉の代わりに使用されている用語。

の姿となり得るものでしょう。また、そうあるべきですし、そうでなければならないものなのです。

この点については、実践するのは難しいとしても誰もが賛同してくれることでしょう(agreed upon《アグリード・アポン》、おっと、文末に前置詞を使ってしまいました)。ところが、もっと難しい問題があります。それは、「誰が患者となるのか」という問題です。つまり、誰しもが最終的には患者となるのですが、「あなたの」患者になるのは誰かということです。

医学が提供し得る最良の治療法、そのほとんどが比較的最近開発されたものですが、それにまるで神意であるがごとく、今すぐこの場でアクセスできる状態にある人とはどのような人でしょうか？　確かなことは、それをもっとも必要としている人々ではないということです。

そして皮肉なことに、この「医学が提供し得る最良の治療法」が、主に今日、ここの大学に代表されるような健康科学のおかげでさらなる進歩を遂げています。一世紀前に物理学が遂げた大きな飛躍が、今は医学の分野で起きています。もちろん、これはよいニュースです。しかし、もし「公平性」という言葉をモットーとして掲げなければ、何十億もの病人を適切な医療ケアなしに置き去りにしたまま、もっとも必要度の低い人々だけのために最良の医療を確保しておくという状況に加担してしまうことになるのです。

さて、これからする話には、四つのポイントのすべてが隠されています。では、ここからは、クイズ番組の司会者さながらに質問形式で進めていくことにしましょう。

1　誰に対してもっとも忠義を尽くすべきでしょうか？

もちろん「病人に対して」ですが、多忙な当直の夜であれば簡単に正解を出すことができるでしょう。というのも、彼らはまさにあなた方の目の前にいるからです。ところが、もし彼らがあなた方の目の前にいなかったらどうでしょうか？　医療の進歩に貢献するために、実験室にこもりっきりになっていたとしたら？

病気による負担が、貧しい人々もしくは社会から疎外された人々の肩に重くのしかかっているにもかかわらず、そのような人々が最良の医療を受けることができないでいることは周知の通りです。これまで医師たちが団結したのは、ほとんどの場合、自分自身のために闘うときでした。しかし、将来的には、私たちの忠義心はお互いに対してよりも病人に対してより強いものにならなければなりません。そうでないと、私たちは下り坂を転げ落ちることになるでしょう。

ここで言っているのは、パーコセットからベルセド、さらにはハロタン(11)への坂道ではありません。私が言っているのは、無意識のうちに魂にかかってしまう全身麻酔への転落のことです。こ

(11)　それぞれ、麻薬系鎮痛剤、麻酔導入薬、全身麻酔薬の名称。

の種の麻酔にかかってしまった場合、多くの場合は通常通り機能するでしょうが、現代医療が直面する大きな倫理問題を見失うというリスクを犯すことになります。そこで第二問です。

2　では、魂にかけられた全身麻酔が恐ろしい理由は、ズバリ何でしょうか？

インターン[12]なら口をそろえて言うでしょうが、オンコールで忙しかった翌朝は多少の物忘れがよくあるということです。ところが、魂にかけられた全身麻酔は、医療そのものの価値を下げてしまうという恐れがあり、すでにその危惧は現実のものとなっているのです。

今なお、天職と生業《なりわい》は区別すべきであると得意げに主張することはできるでしょう。ところが、かつてないほど今日における診療行為は、従来のように報酬を目的とする行為よりも、奉仕のための行為として扱われる必要が出てきています。今日では、治療すること、予防すること、痛みや苦しみを緩和すること、慰めること、これらすべてが「商品」と化してしまっていると同時に報酬の対象となってしまっているのです。

医療の商業化、つまり販売を目的とする医療サービスは、支払い能力をもたない人々に医療を施す方策を欠いたまま猛スピードで突き進んでいます。プラトン[13]の『国家』には、次のような会話が出てきます。

「それにしても、一つ答えてくれたまえ。いま君が言ったような厳密な意味での医師というのは、

金儲けを仕事とする者か、それとも、病人の世話を仕事とする者か？」(原注7)

私たちは、日常会話にすら、このようなやり取りを耳にするようになるというリスクを犯しているのです。ちなみに、友人のマンボの言いつけ通り、ラテン語禁止のルールを守っていることに注目をしていただきたく存じます。プラトンは、ローマ人ではなくギリシャ人であります。

この豊かな国においてさえ、医師はすべての国民を健康保険に加入させることすらできていません。それどころか、ほとんどの医師は、このような議論に積極的に参加しようとすらしないのです。

私が活動している国々をはじめとして世界の多くの地域では、状況はさらに悪いものとなっています。医療アクセスに関する不平等は、ヒルを治療に用いていた時代からの問題ではありますが、現代ではもっと別の問題となって現れています。つまり、現代における問題の最たる特徴は、医療分野にかぎって言えば科学技術分野での重大な変化と関係しているということです。そこで第三問へと移ります。

---

(12)　医学校卒業後の臨床研修最初の一年をインターンシップ、その研修医をインターンと呼ぶ。インターンは通常主要診療科を一通り回る。

(13)　(Plato, BC427～BC347)　古代ギリシャの哲学者。

3　二一世紀の医療は、これまでとどのように違うのでしょうか？　またその変化は、魂の全身麻酔とどのように関係しているでしょうか？

端的に答えましょう。今日の医療は、実際に効き目がある、もしくは効き目があり得るということです。マンボの掟《おきて》を破ることになるので、あの時代はこれが良かったあれが悪かったとぼやいてはいけないのですが、考えてみてください。どの専門分野を選んだとしても、あなた方が現在の医療現場で行っている行為は、わずか一世代前とは完全に異なることばかりなのです。

今や、ヒトゲノムの全配列が解読されています。薬は発見されるというよりは、もはやデザインされるものとなっています。手術の方法もより安全で、健康な組織を損なう危険性も少なくなってきましたし、一〇年前には不治の病と考えられていた病気ですら効果的に管理ができるようになっています。

しかし、そういった輝かしい成果は、どれ一つをとってみても「わずかな人々のためである」と言わざるを得ません。そして、あなた方の世代は、日増しに効果が高まっていく治療法が簡単に入手できる人々と、そうではなく、みじめに取り残される人々とのギャップが徐々に広がっていくという状況に対処しなくてはならないでしょう。さらに悪いことに、本来医療から排除される人々こそが、それらの医療によってもっとも恩恵を受けるはずの人々であるということです。

もっとも最近の阻害要因であるエイズを例にとって説明しましょう。ここ五年間、国内のエイズ死亡者数は激減傾向にあり、私の勤務する病院でもＨＩＶの入院患者数は大幅に減りました。これは主に、エイズウィルスそのものをターゲットとしたより良い治療法が開発されたからです。ところが、この進歩を享受できるのは、その恩恵を受けるべき人々のなかでもごくわずかな人にかぎられています。ＨＩＶとともに生きるほとんどの人は、救命薬を手に入れられないままとなっているのです。

そこには、あらゆる言い訳が存在します。拝金主義があまりにも苛烈に横行しているために、現在は「愚か者」や「無責任者」などと呼ばれることなしに市場原理を非難することができなくなっています。それゆえ、医師としての商売道具は（繰り返しますが、私は感染症の専門医なのです）「費用対効果が低い」と見なされてしまうのです。つまり、保健医療の社会基盤を欠いたハイチの農村などでエイズを治療しようというのは、「持続可能ではない」とか「適正技術でない」とか言われて一蹴されてしまうのです。

この費用対効果や持続可能性といった考え方は、議論をはじめる手段ともなる一方で、議論を終わらせる手段にもなり得ます。国際保健における現場での経験からすると、「この治療は費用対効果が低い」といった話がもちあがるのは、大体において、極貧の病人についての招かざる議論を終わらせるときなのです。

たとえば、二〇〇一年四月二九日付の〈ニューヨークタイムズ〉（New York Times）の六ページには、もっともＨＩＶ治療薬を必要としている大陸で入手が可能となる計画に対して、アメリカ財務省の官僚が反論しているという意見が掲載されていました。そこには、「アフリカ人には『時間の概念』がないため、時間通りきちんと服用すべき薬の効果は得られないであろう」と書かれています。（原注8）このような考えにとらわれている人々の多くは強い麻酔にかかっているため、議論はここで中断してしまうことになるわけです。

このことは第四問へとつながっていくのですが、卒業証書を受け取るとき、次の質問は必ずあなた方の心の中にとどまることになるであろうと確信しています。

4　クレブス回路（原注9）の主要な段階は何でしょうか？

というのは冗談です。マンボが「重いことを軽く」と言ったので……。本当の第四問目は以下の通りです。

「医師という職業の成功を測るとき、どんな尺度を用いるべきでしょうか？」

このような未来についての質問に答えるときには予言者の力を借りたいところですが、あいにくとマンボはここにはいません。そこで、私が信じていることを述べれば、「極貧の病人に対してどれだけ十分に尽くしたか」によって評価されるものである、ということです。

裕福な世界では、寿命を一〇〇歳まで延ばすための戦略が隆盛を極めることになるでしょうが、富裕層の寿命の長さが歴史の裁きの基準となるのは、人類すべての魂が全身麻酔にかかっている場合だけでしょう。そうではなく、仮に優れた評価基準があるとすれば、世界のどこであれ、貧困層の平均余命(14)が短くなっている地域はないかという点に着目することでしょう。

一〇〇〇万人のアフリカの子どもたちがエイズのために孤児となり、ハイチをはじめとする多くの国では平均余命が急落してしまったこの一〇年間に私たちがとった行動について、未来の歴史家たちは何と言うでしょうか？　さらに、貧困層の平均余命がたとえ長くなっている地域であっても、ある集団の平均余命が別の集団より緩慢なペースでしか上がっていないという事実についてはどうでしょうか？

実際、貧困と社会的不平等が、感染症の分布状況と快復経過に影響を及ぼすことは多くの事例によって証明されています。この事実こそが、ハイチ、ペルーのスラム街、ロシアの刑務所といった場所での活動を私たちが最優先としている理由なのです。そうなると、裕福な環境にいた場合はどうなるのでしょうか？　もしくは、感染しない病気となるとどうなるのでしょうか？

---

(14)　ある年齢の人があと何年生きられるかの統計的期待値のことで、〇歳の平均余命が平均寿命になる。

たとえば、〈ニューイングランド・ジャーナル・オブ・メディシン（New England Journal of Medicine）〉は、冠状動脈疾患の治療法を選択する際、人種差別がどれほど影響しているかを立証するだけの調査研究を発表しています。同じ疾患を患っている場合、アフリカ系アメリカ人が白人よりも心臓カテーテルの治療法を提示される機会が少ないという調査結果が明らかになったあとに、エナラプリル［高血圧治療薬］は左心不全の黒人に対してよりも左心不全の白人に対してのほうが効果がより高いという「生物学的」な根拠があるなどと本気で考えることができるでしょうか？

今月初めに発行された同ジャーナルのなかでこの研究に関する鋭い論説が掲載され

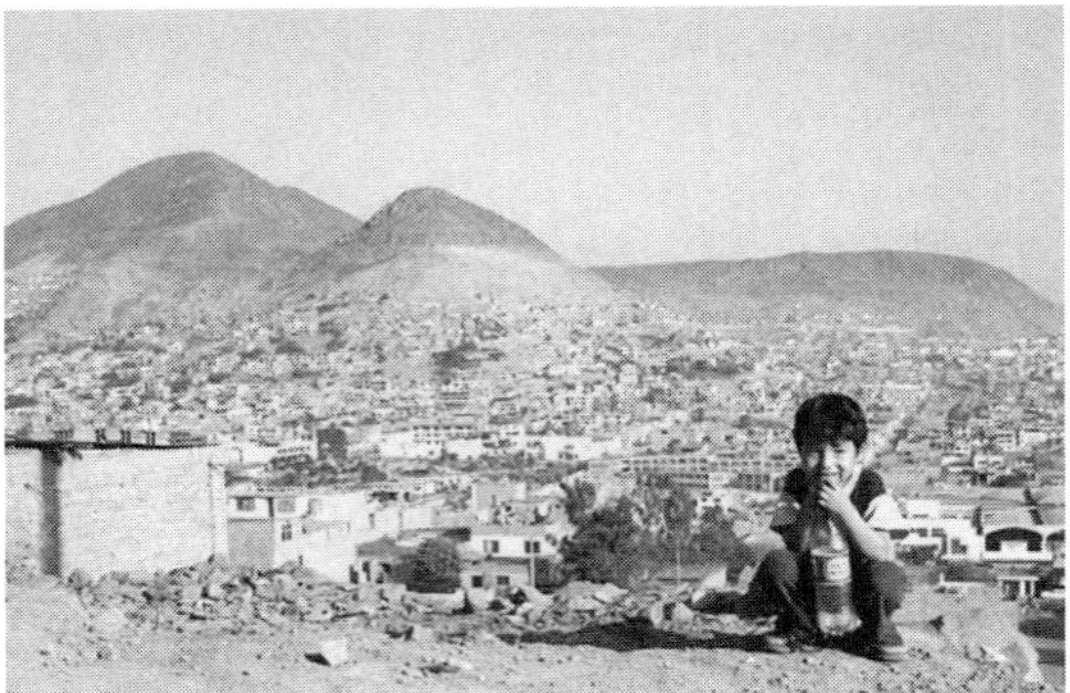

ペルーの首都リマは、多くの超高層ビルや植民地時代の建造物を有する一方で、市内の至る所に「invasiones（侵略）」（現地語）と呼ばれる不法占拠地が見られる。このような貧困地域は、多剤耐性結核の感染が最も深刻な地域となっている。パートナーズ・イン・ヘルスは、感染を食い止めるために1990年代半ばより、ペルー当局と現地の結核専門家らとともに活動している。（写真：Socios En Salud）

ましたが、言うまでもなく結論は異なるものとなっています。

ある人物がどのような特性をもっているのかといった社会的な認識が、医療ケアへのアクセス、実施のあり方、そして結果に影響を与えていることは明白である。また、このような認識が、驚くほど厳密にアメリカ国内の黒人や他のマイノリティーに適用されているかについても議論の余地はない。そして、ライフスタイル、社会経済的な地位、個人的な信条が、健康に多大な影響力をもつことは否定できない。

しかし、これらは倫理や文化の問題であり、特定の人種に対して開発された医薬の生物学的な側面からは明確に区別されるべきである。さらには、ある治療が失敗したときに、本当の原因を探すのではなく、患者の「人種」のせいにしてしまうという危険性とも区別されるべきである。……医療における社会的不公正を根絶するための研究は、これまでと同様に支援を受けて然るべきだが、税金を投じてまで人種による生物学的な違いをデータベースから洗い出すような行為は止めなければならない。(原注10)

医療における社会的不公正、つまり科学は医療に革命をもたらしたわけですが、そこには平等なアクセスを確保するための革命と計画は存在しなかったということです。要するに、「平等な

き美徳」というものが、今あなた方が受け継ごうとしているものなのです。これは二一世紀の医療が抱える最大の人権問題ですが、刻々と時を刻むなかで、すべての人々の魂が全身麻酔にかかっている場合のみ、この現実を無視し続けることができます。

二〇〇一年の卒業生のみなさん、私はあなた方に何を期待しているのでしょうか？　言うまでもなく「平等ある美徳」です。そして、次のメッセージこそが、覚えておいてほしいことなのです。

「広がりつつある格差と向き合いながら、より公正なサービスを実現するためのコミットメントが存在する職業集団を、あなた方につくりあげてもらいたいのです」

必要なのは、謙虚さであり、大胆な技術進歩をもって解決に臨む姿勢です。もしよかったら、キーワードの順序を「サービス、謙虚さ、不平等、技術」というように並べ替えて、語呂合わせをよくして覚えやすくしても構いません。

さて、これで私の卒業スピーチはおしまいです。親愛なる同僚のみなさん、私は重いメッセージでありながら軽いトーンで伝えたつもりです。ハチドリの粉末がなくても、何とかあなた方を魅了することができたと思っています。

あなた方が学生から医師へと大変身を遂げるまさにこの日に、お招きいただいたことを心から感謝します。これから外の世界へと飛び出し、自らの手で、頭で、そして心で医学をつかみ取り、科学技術を病人のために駆使してくださることを期待しています。なぜなら、科学技術は現代医療の核心であり続けるでしょうし、またそうあるべきですが、あなた方はそこに魂を込めなければならないからです。

そして、神意によると、あなた方は世界で最高水準の医学教育を受けた人たちなのです。特権に甘んじて、陥りがちな安易な麻酔を断固拒否することが、あなた方にとっては次の大きな挑戦となることでしょう。

ありがとう！　おめでとう！　幸運をお祈りします。

悟り、回心、実践——苦悩の道から希望、そして実践の道へ

（ボストン・カレッジの卒業式・二〇〇五年五月二三日）

レディース・アンド・ジェントルメン、神父さま、シスターの方々、保護者やご家族の方々、卒業生のみなさま、私が緊張していることをどうか責めないでください。あなた方の席に私が座っていたのはずいぶん昔のことになりますが、みなさまがこのスピーチが退屈で、自分には関係ないものと思われないことを切に願います。

実は、一週間前に友人からメールをもらったのですが、そこには〈ボストン・グローブ（Boston Globe）〉(1)に掲載された卒業式のスピーカーの選考方法が書かれていました。その記事を読んで、背筋がぞくっとする思いがしました。

「大学事務の関係者によると、卒業生たちは学生生活を晴れやかに締めくくってくれるスピーチを期待しているため、たいていは有名人、なかでも芸能タレントを希望している」(原注11)

この記事は、ボストン・カレッジと私自身についても言及しているのですが、学生たちはアリ・G(2)やジョン・スチュワート(3)といったスピーカーに来てほしいと口をそろえて言っている、と

書いていました。私の母親なら、「まあ、なんてこと！」と声を張り上げたことでしょう。

というわけで、どうしようもなくダサいと思われることを承知のうえで、今日は私が一番よく知っているハイチ、ルワンダ、保健、人権といったことについて話をします。ボストン・カレッジのコスモポリタンな校風や、非宗教的な成功に対して誇りを感じているみなさまへのさらなる警告として言えば、カトリック文化のなかで育った私が、そこで学んだ概念に当てはめて今日のお話をしたいと思っています。その概念とは、「悟り（epiphany）、回心（metanoia）、そして実践（praxis）」です。といっても、心配はご無用です。神学についての話をするつもりはありませんし、ましてや哲学や特定の宗教の伝統について話をするわけでもありません。

今、ここで告白をいたしましょう。実のところ私は、「epiphany《エピファニー》」のことを人気の若手スターかラテンアメリカの祝日だと思っていましたし、「metanoia《メタノイア》」のことをホテルの部屋をぶっ壊して厚生施設に入る羽目になったへビメタバンドのことだと思い込んでいました。また、「praxis《プラクシス》」

（1）ボストンでもっとも発行部数の多い日刊新聞。

（2）（Ali G）イギリスのコメディ番組『Da Ali G Show』に登場するキャラクター。二〇〇二年に映画化され、アリ・Gを演じるサシャ・バロン・コーエンは、英国アカデミー賞の最優秀コメディアン賞を受賞している。

（3）（Jon Stewart, 1962～）アメリカのコメディアン、俳優。風刺ニュース番組『ザ・デイリー・ショー（The Daily Show）』の司会として知られ、アカデミー賞の司会なども務めている。

に至っては、ブラジル、ペルー、ベネズエラにまたがるアマゾン流域原産の、病気を媒介する昆虫か何かの名前だと思っていたぐらいです。「悟り《エピファニー》、回心《メタノイア》、実践《プラクシス》」、この三つの概念がいかに重要かを、かつて神父たちはぼんやりとしていた私に説いてくれました。とはいえ、もし私がこのマニアックな三つのギリシャ語を覚えて帰ってほしいなどと言って今日という記念すべき日を無駄にしたとすれば、あなた方はさぞ不満に思うことでしょう。至極当然のことながら、みなさんは卒業式のスピーカーから、「突き進んで征服するのだ！　世界は思いのままだ！（The world is your oyster!《ザ・ワールド・イズ・ユア・オイスター》）(4)地獄に突き落とせ！（Give'em hell!）」なんていう言葉を聞きたいのでしょうから。

確かに、「地獄に突き落とせ！」なんていう言葉でスピーチをはじめることはイエズス会系の大学では一般的とは言い難いことですが、リーヒ神父(原注12)におうかがいを立ててみることにしました。すると、彼は極めて厳粛な物言いで、「地獄」という言葉は神学の議論においては完全に許容され得るものであるとお墨付きをくださったのです。ただ、「'em」という下品な短縮形にはいささかご不満があったようですが……。

では、地獄についてお話ししましょう。いったい全体、「地獄」とは何でしょうか？（What on earth is "hell"?）。いや、今日の質問は、「地球上の『地獄』というものは何でしょうか？（What is "hell" on earth?）」と言ったほうが適切かもしれません。

それに対する答えこそ、自らの能力の絶頂期にあり、多くをもつ者と何ももたない者が混在する世界に飛び込もうとしているあなた方が、これから見つけていかなければならないものなのです。今日、卒業する同期生の数人と知り合う機会がありましたが、あなた方がいかに熱意と才能にあふれているかを感じました。ゆえに、あなた方は世界が負っている傷に気付くことになるでしょうし、また気付かなければならないのです。

私の思うところによると、貧困であること、弱者であること、そして病に侵されながらも治療を受けられないという状況こそがこの地球上の「地獄」であり、それは決して神から与えられたものではなく、人の手によってつくり出されたものなのです。そして、もしこの地獄が、神や自然だけが成し得る不可抗力によってつくり出されたものでないというならば、私たち人間はそれを救済する役割を果たさなくてはならないのです。

大したものではないのですが、私自身の「権威」の拠り所となっているものをあえて言うとすれば、極貧のなかの極貧といった状態で生活している人々のために活動している医師であるという事実です。このような極貧の人々は、自分たちが地獄で生活していると即座に認めるでしょうし、実際、いつもそのように口にしています。今日は主にハイチの話をするわけですが、ハイチ

（4）「世界はあなたの牡蠣だ」という言葉が転じた英語の慣用句。

の場合、人の手によってつくり出された地獄というのは奴隷制度のことであり、その後遺症のこととなります。

一〇〇年以上もの間にわたって宗主国に高い利益をもたらしていた奴隷植民地のハイチは、「特異な制度」を法的に廃止した最初の国となりました。(原注13) 奴隷による激しい反乱の末、ハイチは私たちのもっとも古い隣国となったのです。ハイチに対してはたくさんの負い目があるにもかかわらず、私たちは必ずしも隣人らしく親切に振る舞ってきたわけではありません。この点については、のちほど話すことにしましょう。

それではまず、「悟り《エピファニー》、回心《メタノイア》、そして実践《プラクシス》」についてのおしゃべりに、ほんの少しだけお付き合い願います。いくつかの例を挙げることによって、このさえない三つのギリシャ語がどれほど重要で、どれほど人生を変える力をもっているかを示すことができればと思っています。

1　悟り《エピファニー》

ほかの二つよりは耳にする機会が多い「epiphany《エピファニー》」という言葉は、(5) 一般的な語彙の仲間入りをしたと言えるでしょう。たとえば、ブリトニー・スピアーズのバラード曲のいくつかにも出てくるし、「50 Cent《フィフティ・セント》」(6)の最新アルバムのタイトルになるとまで噂されています。

「悟りを得る」とは、過去に忘れ去った事柄について、突如としてひらめきが訪れることを意味します。それは、アルキメデス(7)が浴槽に落としてしまった石けんやリンスインシャンプーを見つけたときのように、「エウレカ!」(8)と叫びたくなる瞬間のことです。

私たちは誰しも、悟りを経験しているはずです。とくにあなた方は、ここボストン・カレッジで、運がよければ少なからずの悟りを得ているのではないでしょうか。もし、あなた方が在学中にまったく経験していなかったとしたら、保護者の方々は学費のことを考えると不満に思うはずです。そんな場合のあなた方へのアドバイスとして言えることは、学費やその他の仕送りを勘定して、約二五万ドルにつき少なくとも一つの「エウレカ」があったようにでっちあげることです。

さて、これからする悟りの話は、奴隷制度に関するものです。むろん、ある孤独な奴隷が、奴隷制は悪だということに突然気付いたという話ではありません。奴隷たちには、そんなことは初めから分かっていました。ここでする話は、私やあなた方のような人物がそのことに気付いたと

（5）(Britney Jean Spears, 1981～) アメリカの人気ポップ歌手。
（6）アメリカの人気ラッパー兼俳優の愛称で、本名はカーティス・ジェームズ・ジャクソン三世（Curtis James Jackson III, 1975～）。
（7）(Archimedes, BC287?～BC212) 古代ギリシャの数学者・発明家。
（8）古代ギリシャ語で、「見つけたぞ!」という意味。この言葉は、アルキメデスが発したと言われている。風呂の浴槽に入ったとき、水位が上昇したわけだが、その上昇した分の体積が水に浸かった自分の体の体積と等しいことに気付いた瞬間、「エウレカ!」と叫んだと伝えられている。

いうものです。とはいうものの、その人物は学業を終えたばかりの二五歳という若さであったので、私よりもあなた方にずっと近いと言えます。物語の舞台は、奴隷制度が隆盛を極めていた一八世紀後半のイギリスです。

あなた方の多くと同じようにトマス・クラークソン[9]は野心にあふれ、聡明であり、世の中のためになることを志すだけの準備ができていました。具体的には、イギリス国教会の牧師としてのキャリアを待ち望んでいたのです。彼についての多くのことが知られています。たとえば、アダム・ホックシールド[10]の素晴らしい新刊『Bury the Chains（鎖を葬りて）』には、クラークソンは「身長が六フィート以上もあった」とか、「ふさふさとした赤毛をしており、情熱的で大きな青い瞳で、話し相手であれば誰でも真っ直ぐに顔を見つめた」などといった記述があります[原注14]。

今日、ここにいるあなた方のなかにもそうした人はいるでしょうが、クラークソンもまた、卒業前に研究論文を提出していました。そのテーマは、当時のイギリスが膨大な投資をしていた事業、すなわち奴隷制度についてでした。ホックシールドは次のように語っています。

「クラークソンの論文は最優秀賞を受賞したため、彼は大学の荘厳な理事会館にてその論文を列席者にラテン語で読んで聴かせた。ちなみに、ケンブリッジ大学では、今日でもこの儀式が続けられている。学業を終えたばかりで、すでにイギリス国教会の執事［牧師の補佐］も務めていた彼は、自らの馬にまたがって、約束されたかのようなキャリアに向かってロンドンに旅立った」

これはすべて、クラークソンがまっとうな道へ進む前のことであり、同時に怒りの道を歩む前のことでもありました。ところが彼は、ロンドンへ向かう道中で「苦悩の道」という名の激しい発作に襲われたのです。

牧師になるために黒い衣装をまとって馬で首都へ向かう途中、驚いたことに彼は、自分が教会での職務に期待を膨らませているわけでもなく、論文で受賞したことの喜びに浸っているわけでもないことに気付いた。

「私の頭をすっかり埋め尽くしていたのは、奴隷制度そのものについてであった。時折、ひどく深刻に考え込んでしまうことが途中であったが、そのたびに馬を降りて、自分の足で歩いた。そのように考え込む間、自分の（奴隷についての）論文の内容は本当であるはずがない、と何度も自分に言い聞かせようとした。ところが、論文の内容について考えれば考えるほど、また論文の根拠について考えれば考えるほど、その内容が事実に基づいたものであることを確信することとなった」

このような感情は、ちょうど旅の半分まで来たとき、丘から続く長い下り坂を馬で進む際

（9）（Thomas Clarkson1760～1846）ケンブリッジ大学卒業後、イギリスの反奴隷制運動の指導者となる。
（10）（Adam Hochschild, 1942～）アメリカの作家・ジャーナリスト。

に激しさを増していった……。

「ハートフォードシャー（Hertfordshire）にあるワズミル（Wades Mill）の村が見えてきた所でひどく憂鬱《ゆううつ》な気分になって、とうとう馬の手綱を持ったまま道端の草地に座り込んでしまった。そこで、ある考えが浮かんだ。もし、あの論文の内容が事実であったとしたら、誰かがこの大きな苦難を終わらせなければならない（原注15）」

「誰かがこの大きな苦難を終わらせなければならない」、イギリスにおける反奴隷制の運動が避けられないものとなった瞬間があったとすれば、それはトマス・クラークソンがワズミルの道端に座り込んだ一七八五年六月のこの日であったと言えます。この瞬間は、彼のその後の六一年間にわたる人生だけでなく、後世にまで影響を及ぼし続けるものとなりました。そして、今日の私たちにとっては、「人権」という近代思想へとつながる、長くて苦痛に満ちた道のりがはじまった歴史的な瞬間ともなります。

さて、ここでいったん話を止めて、クラークソンの「苦悩の道のり」の場面の要点をまとめておきましょう。次のような光景を思い浮かべてください。

――長身で野心にあふれ、名誉ある賞を受賞して卒業したばかりの青年。身にまとっているのはイカした黒装束《くろしょうぞく》。弱冠二五歳で、クールな姿で馬にまたがっている。むろん、その馬が派手に飾り立てられていたといった記録はないのだが……。ラテン語が堪能で、あらゆる話題に精通しており、寝食を惜しんで勉学に励み、ゆがんだ行いを真っすぐに直し、卓越した演説によって母校に一撃を食らわした。

そして、再びロンドンに向かって去っていく。ところが、その途中で「憂鬱な気分」に襲われて、この忌々《いまいま》しい何とかミルという村の前でへたり込んでしまい、なぜ論文のテーマが頭から離れないのだと呆然とする。

くだらない論文ごときに！　課題の一つでしかないくせに！

クラークソンは自らを罵りました。論文のテーマは、エトルリアの壺[11]やソネット[12]、ベオウルフ[13]だってよかったはずです。いったいなぜ、何も知らなかった奴隷制度なんかを選んでしまったんでしょう。

その間、馬はムシャムシャと道端の草をはみながら、頭のおかしな白人の男を見つめています。

---

(11)　紀元前七世紀に中部イタリアで活躍していたエトルリア人による独自の装飾画が施された壺のこと。
(12)　一四行から成るヨーロッパの定型詩。
(13)　英文学最古の伝承の一つで、英雄ベオウルフの冒険物語。

草をはんでは待ち、見つめてはまた草をはんでいます。依然として憂鬱《ゆううつ》な気分に浸りながら、とうとうこの白人は森の中へフラフラと入っていきました。そこで馬は「あいつは頭がイカれちまった」という結論を出して、また草をはみ続けました。

ところが、頭がイカれるよりもはるかに素晴らしいものがトマス・クラークソンを包み込んだのです。辺りに光が射し込んで明るくなり、ベルの音が聞こえてきました。心の奥の琴線《きんせん》が鳴り響いたのです。みなさん、これこそが「悟り《エピファニー》」です。すでに想像されたかもしれませんし、この本を読まれたかもしれませんが、ここからがクライマックスです。ホックシールドは次のように続けます。

道端での啓示の瞬間以来、クラークソンは幾月も懐疑の念に苛まれる日々を過ごした。果たして、人生経験もまだ浅い一人の若造が、「かように大きく重要な任務を引き受けるという出過ぎた判断を下させるものなのだろうか？　いったい、誰を味方につけるべきなのだろうか？」

幾度となく疑念が頭をもたげるのだが、そのたびに彼は同じ結論に至った。「このことについて一人で考えをめぐらし、そこで心の安らぎを見いだせるようにと、よく森の中へと歩いていった。ところが、そこでもまた疑問が再燃する。『これはいったい事実なのか？』――『事実である』という答えがすぐに返ってくる。またもや結論は同じである。つまり、『そうであるならば、間違いなく誰かがなんとかしなければならない』」

徐々にではあったが、自分自身がその「誰か」であるということを彼は理解しはじめた。(原注16)

親愛なる卒業生のみなさん、ここまでの話をまとめると、クラークソンは「これは事実だろうか？」というもっともシンプルな問い掛けを行い、「Yes」というもっともシンプルな答えに至ったわけです。そうであれば、誰かがつくり出した奴隷制度という人間の恥ずべき悪習を阻止すべきではないだろうか、と。

かくして、実際にクラークソンはこれを阻止しました。彼は、友人や同志（そのなかには元奴隷も含まれている）と手を組んで、今日の言葉で「住民組織化(14)」と呼ばれる骨の折れる地道な活動を展開し、その後の数十年間、一大運動を築き上げることに費やしました。この経験は、クラークソン自身も言うように、「一人だけでは世界を動かすほどの大きな力にはなり得ない」ということを教えてくれました。

その通りですが、むしろ奴隷廃止論者たちから学ぶべき教訓は、幅広い社会運動こそが世界を

(14)　住民自身に問題意識をもたせ、解決のために組織化して行動を起こしていくという社会運動の一つ。

動かす大きな力になるということでしょう。というのも、クラークソンやその他大勢の同志は、その多くがクエーカー教徒でしたが(15)、なかには大きな影響力をもつ人物も含まれており、彼らが大々的なキャンペーン運動を始動させたからです。馬に乗って町から町へと何万マイルもの距離を渡り歩きながら陳情書に署名を集め、タウンミーティングを招集し、奴隷貿易の実態を調査したり、鑑定人を招集しながらあらゆる証言をかき集めたのです。

いかにも近代的なことに聞こえるでしょう。その通りです。でも、彼らがどんな状況下で反対運動を展開していたかを想像してほしいのです。当時、イギリスでは君主制が敷かれており、国民には投票権などがないに等しいという状態でした。また、イギリスは奴隷貿易によって膨大な利益をむさぼっていたわけですが、このことは公海を支配していた理由の一つとなっていました。

砂糖、ラム酒、タバコといった熱帯の生産物が、ヨーロッパをはじめとして私たちの住む新興の「新世界」において必需品となったのはこのときです。そして、これらの産品のほとんどが、アフリカで拉致されてモノのように売られていった人々の血と汗と涙にまみれていたのです。

ここで、しばしイエズス会の教えを振り返ることをお許しください。ペドロ・アルペ(16)は、イエズス会の指針となる原則を説くなかで、「自分の利益を生み出す道具として相手を利用することを固く禁じ、万人に対して敬意を抱くという基本姿勢」がもっとも重要であるということを私たちに気付かせてくださいました(原注17)。奴隷貿易をついに終焉させた何百万もの人々は、この第一原則に何度も立ち返ったわけですが、この原則こそ、近代の社会運動を築く第一歩となったのです。

2　回心《メタノイア》

クラークソンにとっての第二のステップが「回心《メタノイア》」です。これは心を改めることですが、言うまでもなく、さまざまな状況で発症することがあります。その症状には、クラークソンの馬が目撃したように、息切れ、赤面、不眠のほか、ある考えに対する執着心や何かを変えなければならないという強迫観念などが含まれます。

クラークソンがケンブリッジからロンドンへ向かう途中のワズミルという村で受けた悟り《エピファニー》は、回心を経たあとに「正しい知識を得たうえでの行動（informed action《インフォームド・アクション》）」へと変化することになりますが、このステップが「実践《プラクシス》」と呼ばれるものなのです。

私にとってのワズミルの村はハイチでした。ハイチでの経験は、ルワンダのような場所についてより良く理解するにはどうしたらよいかを教えてくれましたが、もっと重要なことは、自分自身の国と歴史を理解する視点を教えてくれたことです。初めてハイチを訪れたのは、卒業式で角

（15）一七世紀にイングランドで設立された宗教団体であるキリスト友会の俗称。

（16）（Pedro Arrupe1907～1991）スペイン出身のカトリック司祭で、一九六五年～一九八三年までイエズス会第二八代総長を務めた。

帽を宙に放り投げてからすぐのことです。当時二二歳だった私は、ハイチへ渡航するという漠然とした計画を抱いて大学を卒業したのです。

結果的に、このハイチへの短い「訪問」は、頭から拭い去ることができないものとなりました。ハイチは私の心の中にとどまり続けました。そして、ハイチの記憶を頭から振り払おうとしているうちに、クラークソンが辿った同じ苦悩の道を自分もまた進んでいるという気持ちになってきたのです。気付くと、彼と同じように、シンプルな疑問を投げ掛けていました。

「これは事実なのか？　それとも否か？」

この回心《メタノイア》は私にとっては悲痛なものでした。貧困と病気という残酷なハンマーが、手を差し伸べようとしている人々を次々となぎ倒していくのです。その光景はあまりに辛くて、目も当てられないものでした。しかし、ハイチはある偉大な教訓、すなわち一八〇四年に奴隷制度を打ち破った、革命の支えとなっていた言葉を私に教えてくれたのです。

「人間の命と人間の価値に、値札を付けることなどは決してできない」

本日、この場にて、一九九三年にルワンダで展開していた国連平和維持軍の責任者であったロメオ・ダレール司令官(17)が、ご活躍にふさわしい名誉学位を受賞されました。彼もまた、平和維持軍の規模があまりにも小さすぎることに気付いたとき、同じように悟《エピファニー》りと回心という経験をなさったことでしょう。(原注18)

ダレール司令官は、ルワンダに戦火が広がるなか、ナタなどの日常的な道具によって何十万人にも上る人々が虐殺されていく様子を間近で目撃することになったのです。まさに、地球上の地獄とはこのことです。ところが、ダレール司令官は、それを阻止するだけの軍隊をもつことは許されていませんでした。彼の回顧録から、注目に値するエピソードを紹介しておきましょう。

ワシントンのバランス・シートに書き込まれた八〇万の人びとの生命についていえば、その最後の数週間に、あるアメリカ人職員から衝撃的な電話を受けた。彼の名前はずっと思い出せないのだが。

彼は何かの計画立案にたずさわっていて、どれだけのルワンダ人がこれまでに死んだのか、何人が難民となり、何人が国内で強制移住者となっているのかを知りたがった。彼の計算では、一人のアメリカ兵士の生命を危険にさらすことを正当化するためには八万五〇〇〇人のルワンダ人の命が必要だと私に言った。言うまでもなく、これはおぞましい話だ。(原注19)（『なぜ、世界はルワンダを救えなかったのか——PKO司令官の手記』金田耕一訳、風行社、二〇〇二年、四六一～四六二ページより）

(17)　(Roméo Antonius Dallaire, 1946～)　カナダの元軍人・政治家。一九九四年のルワンダでのジェノサイド当時、駐留していた国連平和維持部隊の司令官。

費用対効果の分析、つまり人命につけられた「値札」は、アフリカの平和維持活動にも適用されていたのです。いみじくも、「おぞましい話」と言えます。そして、これほど多くの人命が失われたなかで自分だけが生き残るという経験が、どれほど恐ろしく感じられるものかを私たちに教えてくれたわけです。

3　実践《プラクシス》

ルワンダで起きた大惨事は、「世界規模ともなる人種差別によって引き起こされたものである」とダレール司令官は繰り返し語ってきました。ある大集団の種族の運命に対して、世界があまりにも無関心であったという事実が彼を苦しめ続けてきたのです。彼は、ジェノサイドを阻止することも、そこから立ち去ることもできませんでした。

そこで彼は、この教訓を忘れてはならないという思いを強くしたのです。そして、この思いが、ルワンダについて、そして亡き人々に対する正義について、絶え間なく声を上げ続けるという道へと彼を歩ませたのです。これこそが「実践」を意味するわけですが、今日、あなた方が彼に対して栄誉を称えるのは、まさにこのためなのです。

しかし、ダレール司令官は最初からこのような栄誉を受けていたわけではありません。事実、彼はカナダ軍の上司から手厳しい叱責を受けて、「ルワンダのビジネス」をあきらめなければならなくなったのです。つまり、除隊を強いられたわけです。

さらに、約二〇〇年前のクラークソンと同じように、ダレール司令官は自分自身の道義を死守したがために、陸軍を「病気退役」させられています。一般市民となった彼は、正義のための運動を広げるという使命に邁進したわけですが、これは決して容易なことではありませんでした。「私の魂はルワンダにある。私の魂は一度たりとも帰国したことがないし、これから帰国するかどうかも分からない」

かつて、彼はこう語りました。誓って言いますが、私はアマチュアの神学者になろうなどとは思っていません。しかし、悟り《エピファニー》と回心《メタノイア》を心のままに受け入れることほど、また他者の苦しみを知ろうとすることほど魂のこもった心情があるでしょうか。苦悩の道から実践の道へと歩み出すことほど、そして過ちを認めてなお踏ん張り続けることほど、魂に満ちあふれていることがあるでしょうか。

とはいえ、地球上の地獄の体験、つまりこの世に実在する貧困と戦争によって荒廃しきった地での体験に付きまとわれるとはいかなることか、ダレール司令官の意味するところは私にはよく分かります。むろん、世界の現状を目の当たりにして失望するだけであれば簡単なことでしょう。しかし、私たちは希望を失ったまま生きてゆくこと、すなわち「前進する」ことができるでしょうか！（学生から賛同の歓声が沸き起こる）

抑えて、抑えて！　あなた方のなかには、今、こんな風に思った人がいるかもしれませんね。
「しまった！　思わず歓声を上げてしまった。信じられないよ！」
しかし、たとえ〈ボストン・グローブ〉が「卒業生たちは学生生活を晴れやかに締めくくってくれるスピーカーを望んでいる」と警告していたとしても、私はここであなた方にあることをお願いして、話を終わりにしたいと思います。

そのお願いとは、あなた方はどのような職業に就こうともきっと偉業を成し遂げるでしょうが、「自らの苦悩の道を、希望と行動の道へと導いてほしい」ということです。私たちのために、お互いのために、そしてあなたの行為あるいは不作為によって影響を受けるかもしれない何百万人ものまだ見ぬ人々のために、是非そうしてほしいのです。

かといって、大司教、平和維持活動の司令官、ましてや孤立した僻地であくせくと働く医師になる必要はありません。教師として、芸術家として、銀行家として、企業のＣＥＯとしての立場から、苦悩の道を希望と行動の道に変えて進んでもらいたいのです。

実に世界は、次世代のアメリカ人がトマス・クラークソンやロメオ・ダレールのような考え方をしてくれるかどうかにかかっていると言えます。このような主張をするのも、ハイチでの活動経験から、私たちがグローバルな舞台でいかに大きな力をもっているかを実感したからです。そう、「世界はあなたの思いのままなのです（The world is your oyster.《ザ・ワールド・イズ・ユア・オイスター》）」。

どうですか、冒頭にこの格言をどこかに使うと約束しましたよね。とはいうものの、この格言がどういう意味なのか、今ひとつ分からないままでいます。そもそも、誰がこの「牡蠣《かき》宣言」なるものをつくり出したのかを知りたいとすら思っています。たとえば、牡蠣を美味しいと思う人もいれば、気持ち悪いと思う人もいるということでしょうか。もしくは、牡蠣は真珠を生み出す一方で、食べる際にこじ開けようとしてひどい怪我を負ったり、肝炎を引き起こしたりするからかもしれません。おそらく、私が考えている以上に世界はもっと牡蠣に近いものなのでしょう。

それはさておき、事実として世界の行く末は、いまだかつてないほどあなた方の肩にかかっていると言えます。あなた方の多くは互いの結び付きが日増しに強くなっていることを実感しているでしょうが、科学技術の進歩はこの惑星をさらに小さなものにしてくれることでしょう。ちなみにこれは、必ず当たる私の二番目の予言です。

つい数日前まで私はハイチにいたのですが、これからすぐにルワンダに向かうことになっています。しかし、それは、トマス・クラークソンの怒りを触発したような過酷な船旅ではありません。とてつもなく大きな志を果たそうとした人物として、クラークソンの「悟り《エピファニー》、回心《メタノイア》、実践《プラクシス》」に対しては深い敬服の念を禁じ得ません。言うまでもなく当時は、マイレージサービスや「より快適なサドル」、もしくは「快速馬」へのアップグレードなどは存在していませんでした。彼とその同志たちは、ただひたすらに汗をかくしかなかったのです。

何よりも、クラークソンとダレール司令官は、何もしないということもまた一つの作為であるという教訓を身をもって学んでいました。だからこそあなた方には、「積極的に行動に移すこと」を期待しているのです。つまり、ただ何かが起こるのを待つだけではなく、自ら進んで事を起こしてほしいのです。アリストテレスの言葉がこのことを一番うまく表現しています。

「実践は可能性を成就させる」

私たちは、あなた方が今日まで蓄えてきた可能性のすべてを携えて突き進み、そして実践《アクト》してくれることを期待しています。アリ・Gのように「演じる《アクト》」のではなくて、あなた自身の信念に従って「実践」してほしいのです。

あなた方の行く先には苦悩の道が待ち構えていることでしょう。しかし、その苦悩の道こそが、あなたの心を覆い尽し、考え方を変えさせ、行動を起こさせるのです。医師、弁護士、銀行家、教師、はたまた神学者、あなた方がいかなる職業に就こうとも、この世界、そう、あなた方が決意をもって変えようとするこの世界を、より良いものにしようとする運動を巻き起こすだけの余地は常に確保しておいてほしいと願っています。

三つの物語、三つのパラダイム、そして社会的起業家に対する一つの批判
（「スコール世界フォーラム」オックスフォード大学・二〇〇八年三月二八日）

三度目のミレニアムを迎えて間もないなか、また一つ新しい年が明けようとしています。エイズ、薬剤耐性結核、病院内で発生したあらゆる種類のスーパー細菌(1)といった新しいタイプの疫病は、またたく間に広範に広がり、国境を越えて拡散していきました。その一方で、すでに歴史となったはずの天然痘《てんねんとう》といった古いタイプの病気もまた、長きにわたって深刻化する不公平な社会経済構造に根強く残ったままとなっています。さらには、マラリア、十二指腸虫症《じゅうにしちょうちゅうしょう》、その他の寄生虫に由来する病気は、人々の命を奪うだけでなく、数億人もの活力を減退させてしまっています。たとえば、三〇歳以下の人間が、疲れて活力がなかったり、一〇回以上も妊娠していたりすれば、働くこと自体が困難となるわけです。

依然として金持ちと貧乏人が存在するという現状のなかで経済学者たちは、地球レベルでも地

（1）ほとんどの抗生物質に耐性をもつ新型耐性菌。

域レベルでも、ここ三〇年間において社会的な不平等は猛スピードで拡大しているという意見でほぼ一致しています。つまり、地球そのものが疲れ切っており、栄養失調に陥っているということです。

人間の手で引き起こされた環境問題によって湖沼は枯渇し、表土は海になだれ込んでサンゴ礁を覆い尽くし、さらには巨大な台風まで発生させていることが分かってきました。それだけでなく、一〇億人もの人々が安全な飲み水へのアクセス方法をもたずして生活しているという一方で、虚偽に基づく戦争(2)の費用は、ノーベル賞を受賞したある経済学者によると三兆ドルにも上るということです(原注20)。

それでもなお、私たちが希望を抱くのはなぜでしょうか。アフリカでの活動を通して、傷ついた地球の抱える問題に向き合い、見つめてきた一人の医師として、犠牲者の数はあまりにも多いと認めざるを得ません。しかし、それでも私たち「社会的起業家」と呼ばれる人々の集団はここに存在しており、それだけでなく「希望に満ちてすらいる」のです(原注21)。その希望は、リスクと隣り合わせのこともあれば、私たちを取り囲む大いなる世界に対する認識の高まりと結び付いていることもあります。

しばしば、商業主義者によって世界経済は広範かつ急速に成長を遂げていると言われることがあります。実際、つい最近まで貧しい農業国であった中国やインドは、今日ではすでに経済大国となり、その経済力は不均衡かつ化石燃料に依存しながらも急成長を続けています。ヨーロッパもまた、半世紀の平和の間にいまだかつてないほどの繁栄を見せていますし、アメリカも貿易収支の悪化、景気後退、無分別な戦争などといった逆境にもかかわらず、依然として金持ちのままでいます。むろん、為替レートだけは別ですが。ニューヨークでエスプレッソ一杯の値段を高いと感じたものですが、ここだったら、一杯二〇ドルもすることだってあると言っておきましょう。

アメリカ国民は世界については無知なことで知られていますが、その一方で慈善に満ちていることも確かです。たとえば、アジアでの津波被害に対しては、全世帯の半数近くが何らかの寄付行為をしており、その割合はどの国よりも高いものでした。また、アメリカ湾岸部を襲った史上最悪のハリケーンへの対応においては、その割合がさらに高いものとなっています。

新旧の問題が入り混じる多くの課題に直面している今ほど、画期的な解決法を必要とするときはないと言えます。つまり、社会的起業家の時代が到来したわけです。

昨年の夏、スコール財団[3]の代表であるサリー・オズバーグ（Sally Osberg）から電話があり、綿密な検査の結果、私がこの特殊なタイプの人間であるという診断[4]が下されたことを知らせてくれ

（2）二〇〇三年のイラク戦争のこと。当時のアメリカ大統領ジョージ・W・ブッシュは、イラクのサダム・フセイン政権が大量破壊兵器を保有している疑惑などを理由に先制攻撃を行ったが、捜索の結果ついに発見されることはなく、のちにブッシュ政権の不適切な情報活動が指摘された。

れました。そのとき、私はちょうどルワンダの南東部で車を走らせていました。すぐに車を止めて、ジェフ[5]に感謝の気持ちを伝えました。この受賞の決定と私たちの活動への支援に対して、深い感謝の念を彼と分かち合いたかったのです。

とは言いながら、実のところ心の中では困惑もしていました。というのも、いったい社会的起業家とは何なのかについて考えていたからです。私は医師であり、人類学者であることは確かです。そんな私が、世界の最貧困層に良質の医療ケアを提供しようとしただけで、革新的な起業家であると賞賛される時代に生きているのです。そう考えたとき、心のどこかで恐怖感を覚えたことも事実です。そういう意味では、この「診断」は、名誉であると同時に不名誉なことでもあると言えます。

ずっと昔に、必要とする人々にこのようなサービスは提供されているべきではなかったでしょうか。世界の「最底辺の一〇億人《ボトム・ビリオン》」[6]が直面している、健康問題を解決するための制度をもっと早くに設計しているべきではなかったでしょうか。

今週は学ぶことの多い一週間でしたが、同じ「診断」を受けた方々と知り合えたことで社会的起業家とは何かが分かってきたような気がします。社会的起業家とは多様なことを意味し、この「診断」を受けた方々も多様な活動に従事しているわけですが、私たち全員に共通するある症状が見られます。しかもその症状は、診断の判断材料となるだけでなく、感染性をもっている可能性を示しています。まもなく、全世界で社会的起業家の感染爆発《パンデミック》が起こると予想されるのです。

ではここで、この病気の典型的な症状を挙げたいと思います。

世界の現状に甘んじること、また人類が今向かっている方向に進むことに対して拒絶反応が見られます。「こんなことはできっこない」と言うことに抵抗感を感じます。強い執着心があり、他者、とくに貧しい人々や社会から疎外された人々が不公平な扱いを受けることに対して一定以上の義憤を感じます。不当なシステムに立ち向かうことに一定以上の意欲を示します。また、希望をもっています。

実は今週、私は採血検査を行いました。もちろん、あなた方の就寝中に密かに行ったのですが、私たちは全員、「希望」の血中濃度が高く、警戒レベルにまで達していることが明らかになりました。そして、あなた方がオックスフォード大学の一室でうたた寝している間に撮らせていただいた脳のＭＲＩによると、諸問題に対してどのように対処するべきかという戦略をもっているこ

(3)　一九九九年に設立された社会起業家を支援する組織で、本拠地は米カリフォルニア州。毎年、社会起業家を称える賞を授与している。

(4)　受賞選考審査を身体検査にたとえたユーモア。

(5)　(Jeffrey Skoll, 1965〜)　カナダの社会起業家。映画プロデューサーで、スコール財団の創立者。

(6)　世界で一〇億人いると言われる、一日一ドル未満の収入で暮らしている途上国の最貧困層の人々のこと。

とが判明しました。同意書なしに検査をさせていただいた失礼をお許しください。

個人的には、「希望」の血中濃度が高い数値を示したことに関しては、決して恥ずべきものではないと思っています。それは、私たちの起業家精神が、真の問題、つまり過去二〇〇年間にわたって奨励されてきた持続不可能な発展から取り残された人々、もっと悪い場合には、それによって「傷つけられた」人々に対する問題解決に根差してさえいれば、という意味においてです。その「傷つけられた」人々のなかには、ほかの人々よりもはるかに深く傷つけられた人々がいることを忘れてはなりません。

そこで、今日は、二つのことをしてみたいと思います。最初に、個人的、制度的、政治的という異なるレベルでの変革について、エピソードを交えながら話したいと思います。具体的には、最近、ルワンダで幸運にもめぐり合ったエピソードを紹介します。ルワンダは地獄の淵から生還したばかりの国ですが、私が見たなかでもっとも社会起業的な国であると言えるでしょう。疫学的な研究からも、当地で社会起業主義の感染爆発が起きていることが明らかになっています。

それから、社会起業家として私たちが生み出したばかりの運動にとっては唯一のアキレス腱ともいうべき点に言及して、スピーチを締めくくりたいと思っています。その際、人類学者として文化についてお話をするつもりですが、恐らくみなさまが期待されるような内容でないことを踏まえておいていただければ幸いです。

1　三つの物語

「ルワンダにおける希望」と聞いて、驚いた方もいるでしょう。経済成長が緩慢である、遅々として進まない、あるいは不均衡な状態である大陸があるとすれば、それはアフリカ大陸です。またアフリカは、冒頭で列挙した疾病の負担がもっとも高く、寿命がもっとも短く、妊婦の死亡率ももっとも高い大陸です。その具体的な数字については、ここにいる方々であればすでにご存じのことでしょう。サハラ以南のアフリカ地域が抱える諸問題に関して言えば、決して診断や処方箋が欠如しているわけではないのですが、その多くは矛盾したものとなっています。

いや、実際のところ、多くの診断や処方箋は矛盾しているわけではありません。たとえば、「貧困と病気の悪循環を食い止めることはできるか？」という古くからの質問に対して私たちは、「はい、できます」という答えをもっています。科学技術、イノベーション、健全な政策、グッドガバナンスに加えて必要なリソースさえあれば、貧困層と富裕層のギャップを縮めることはできるでしょうし、社会正義とさらなる公平性を伴った発展を実現する真の意味での持続可能な発展を遂げることもできるでしょう。そして、私たちのなかには、そのような発展によってこそ、大多数の貧困層を含む何億もの人々を苦しめている暴力を食い止めることができるという信念をもっている人も存在するのです。

私がルワンダの農村で二年前に出会った「フォスタン」という名前の子どもは、そのような暴力の犠牲となった最たる例と言えます。そもそもこの種の暴力は、もともと当地に存在していたわけではなく、彼の文化ともまったく無関係なものでした。

二〇〇六年三月のある水曜日の朝、二人の少年が牛の群れの番をしていたときに地雷を拾い上げてしまったのです。ルワンダでは、地雷を探知して解除するという大規模な活動によって、このような事故は徐々にですが減少しています。ルワンダがジェノサイド再発の危険性を順調に低減させていることを信じていますが、実際に成功しているかどうかは、時が経たなければ分からないでしょう。しかしながら、残念なことに、このような事故は世界各地でいまだに頻発しているのです。

具体的には、過去一〇年の間に世界中で一・一億個もの地雷が地中に埋められ、さらにその二倍以上の地雷が備蓄されていると言われています。今日、一三か国で対人兵器が生産されていますが、一五年ほど前には五〇か国以上でしたし、一〇〇社ほどの民間企業が存在し、そのうちの四七社がアメリカ国内に拠点を置いていました。そして、地雷を誤爆させてしまった人々のうち、八〇パーセントが一般市民であり、五人に一人は子どもです。その半数の人は死亡し、負傷した残りの人々の多くは生涯不具の身となっています。(原注23)

ルワンダの少年は二人とも生き残りましたが、傷が重かったフォスタンとは多くの時間を病院で過ごし、理学療法、往診、社会的支援を行ったこともあって懇意となりました。

フォスタンと初めて会ったのは水曜日の午前一〇時でしたが、ちょうどそのとき、私は病院から二〜三時間ほど離れた診療所へ向かうために出発するところでした。その病院というのは、ありとあらゆるものを採掘し尽くして、一〇年ほど前にルワンダを去っていったベルギーの鉱山会社が建設し、所有していたものでした。一九九四年の内戦とジェノサイドのあと使用されなくなり、事実上廃屋となったものをパートナーズ・イン・ヘルス（ＰＩＨ）、クリントン財団、そしてルワンダ保健省が協同して改装し、二〇〇五年五月、二〇万人以上の人々のための唯一の病院として再びオープンしたものです。

地域住民のほとんどは移住を余儀なくされた難民であり、ほぼ全員が貧困な生活を強いられていました。医師や看護師に関しては、二〇〇六年三月までに、中心となるルワンダ人の専門家集団と数名の外国人ボランティアといったスタッフを大急ぎでかき集めました。その朝、同僚のカメルーン出身の内科医が私を呼び止めました。

「緊急救命室に大至急来てください。二人の子どもが手榴弾のようなものを拾ってしまったのです」

その瞬間、ここでは誰かが手榴弾を拾い上げてピンを抜いてしまうことがあってもおかしくはないという思いが頭をよぎりました。というのも、二人が住んでいる地域は私たちが診療を提供している所なのですが、戦争と大虐殺によって甚大な被害を受けたために、何年間にもわたって兵器が根絶されないままとなっていたのです。

少年らは、「自分たちはただ落ちていたものを拾って、番をしていた牛の群れに向かって投げただけだ」と語ってくれました。爆弾の威力をまともに受けた牛の群れのうち、二頭が死んでしまいました。少年たちを診てから一時間ほどして、彼らが拾ったものとは何であったのであろうか、どこで製造されたものであろうかと考えはじめました。一つだけ確かなことは、ルワンダ製ではないということです。

治療している間、私も同僚たちも子どもたちが負った外傷に対する手当て以外のことは考えてはいません。当然ながら、それこそが負傷者がもっとも必要としていることでした。この場合の手当てとは、骨折した部位を副子で固定し、創面切除《そうめんせつじょ》(7)を行ったうえで包帯を巻くことでしたが、私たちは治療に専念していたためにほとんどしゃべることはありませんでした。

二人の少年のうち一人はそれほど大きな傷を負っていなかったのですが、もう一人、つまりフォスタンは、多発性骨折をしただけでなく爆弾の破片が肌に多数突き刺さっていました。私は彼の外傷部を副子で固定したうえでプラスチックの破片を体から取り出して、移送する準備にとりかかりました。ちょうど手術室を建て替えたばかりでしたが、整形外科医はまだいませんでした。しかしフォスタンは、骨折部をつなぎ合わせるための創外《そうがい》固定器(8)を装着する手術を必要としていました。

創外固定器を付け終えて、帰宅してから行われた面会のとき、彼は自らの体験について語ろうとしませんでした。そして数日後、ようやく口を開いたのです。

「僕が今一番やってみたいことは、学校に通うことなんだ」

彼は孤児ではなかったのですが、母親は大虐殺のあと困窮したうえに喪失感に苦しめられ、何年もの間、精神病と闘い続けていたのです。そして、二〇〇四年、とうとう息子を別の家族に預けなければならなくなったのです。フォスタンは、のちにこう語りました。

「母親はあまりよい状態ではないから、僕の面倒を見ることができないんだ。だから僕は親戚に預けられて、今ここに住んでいる。学校に通いたいけど、（里親の家族には）お金がない。だから僕は、毎日、牛たちが草を食べられるように新しい草地に連れていっているんだ」

私が地雷について尋ねると、彼は驚いて、申し訳なさそうに恐縮していました。

「僕は爆弾なんかを拾うつもりはなかったんだ。あんなことをしてごめんなさい。牛を殺すつもりなんてなかったんだ。ごめんなさい。あれは事故だったんだ。僕たちは自分が何をやっているか分かっていなかったんだ。牛を殺したのはわざとではないんだよ」

（7）感染または壊死した組織を除去し、傷口をきれいにすること。

（8）金属を刺入して骨折部を固定する装置。

神のみぞ知る国で製造された地雷について、子どもが謝っているのを聞くことほど奇妙なことはないでしょう。しかし私にとっては、これは希望の物語でもあったのです。学校に行きたいと望むことは希望に満ちた願いであり、普遍的な願いと言えます。そして今、フォスタンは学校に通っています。(原注24)

日々、私たちはフォスタンより深刻な病人と出会っていますが、そんな彼らもまた希望を抱いています。そうでなければ、私たちに会いに来るはずがありません。もちろん、時にはほとんど希望を失ってしまった人々もいますが、そんな場合には、私たちのほうから会いに行くこともあります。たとえば、ジョンという名前の患者は、結核・エイズ・貧困という今世紀最悪となる三大大病を同時に患っていました。もちろん、私たちは抗生物質によって結核を治療し、同時に飢えに対しても唯一知られている「治療」を施しました。

その治療とは、「食料」と呼ばれているものです。食料が栄養失調の適切な治療法だということを説得するのに、私たちが数えきれないほどの時間を費やさなければならないという事実を信じてもらえるでしょうか。それも、仲間や友人に対してです。それでもなお、私たちは訴え続けているのです。

数か月後、ジョンは大変身を遂げました。私は彼と、「以前は『Skeleton』《スケルター》(9)のようだったのに、今では『Lipitor』《リピター》(10)が必要に見えるくらいまでになった」と冗談を言い合ったものです。(原注25)ちょうど先週、病院で彼とばったり出会ったのですが、「今一番欲しいものは一頭の牛だ」と話してくれました。ここでもまた、ジョンは自分が働けるまでに快復したと感じることによって希望をもつことができたわけです。働くことこそが彼の願いだったのです。

これらの話は個人的なエピソードにすぎませんが、決して看過することのできないものであると同時に、あなた方に紹介することに少しも引け目を感じるものではありません。ところが、社会的起業

(9)　一九八〇年代のアメリカでブームとなった骸骨顔のキャラクター。

(10)　コレステロールを下げる薬で、日本での名称はリピトール。

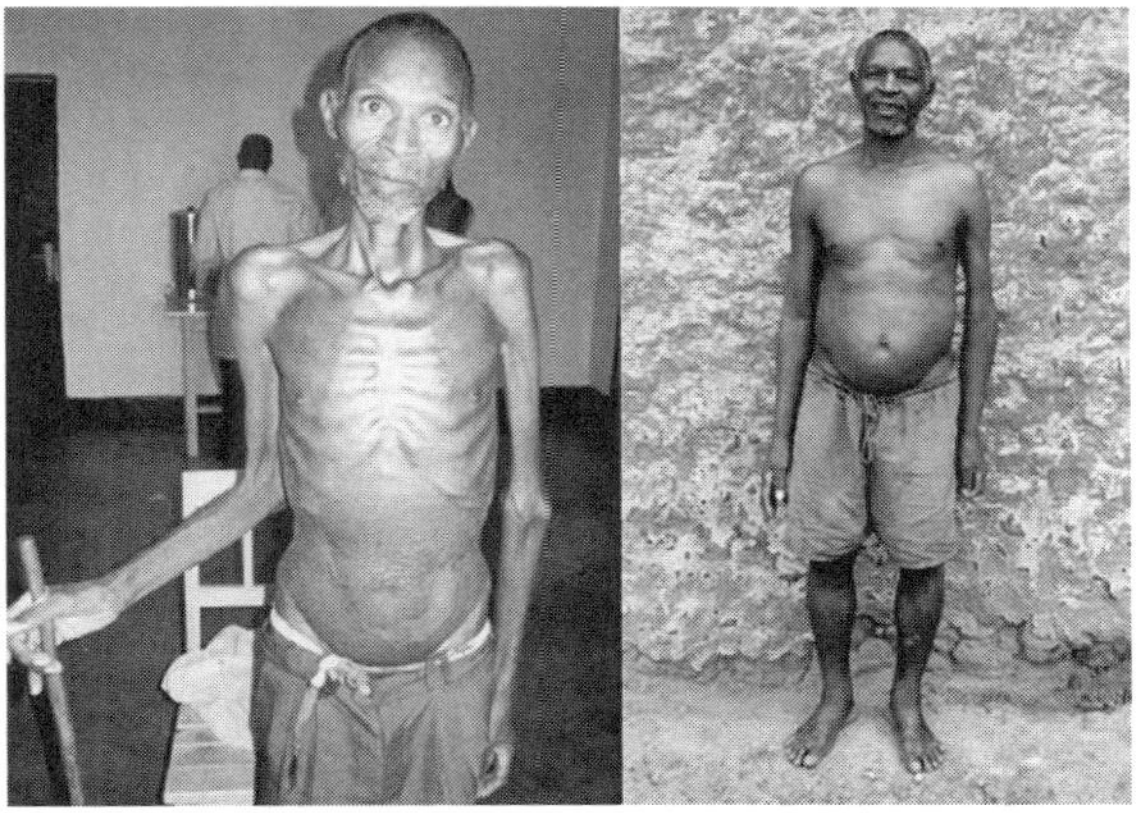

2005年にエイズ末期と診断されたジョンは、実際には初期のHIV疾患、肺外結核、栄養失調の三つを患っていた。そのため、エイズ・結核・飢餓に対する治療がそれぞれ必要であった。彼がどれほど快復したかは写真の通りである。あまりにもよく快復したので、ポール・ファーマーとジョン自身が「スケルターのようだった外見が、今ではリピターを必要とする人に見えるまでに快復した」と、ジョークを交わしたほどである。(写真：Inshuti Mu Buzima)

家や私たちの支持者はみな、「規模」と呼ばれるものに固執しているようです。また、その活動規模の拡大という異常なまでの執着心は、不安と希望の両方の源になっていると言えます。

新しいアイデアを求めて、もがいている地域では、しばしば斬新で革新的なプロジェクトの規模を拡大することが、よい意味での足跡を残す唯一の方法であるかのように見えるときがあります。たとえば、私たちはルワンダ政府とともに、拠点病院が存在しない四つの行政区のうち、三つの行政区で総合的ケアの範囲を拡大するという活動を行いました。ここで一つ自慢をさせていただきたいのですが、ルワンダでのこの事業には、ハイチ人の同僚に最初の段階からかかわってもらっています。

今、私たちが直面しているもっとも大きな問題は、規模の拡大を図るための資金集めです。ここでもまた奇妙な話となりますが、コミュニティー・ヘルスワーカー(11)に対する報酬をめぐっては悪戦苦闘を強いられているのです。というのも、自分自身や仲間に対しては議論らしきものもないまま全員に労働報酬が支払われるのですが、貧困者には無償ボランティアが求められるのです。しかし、無償労働に頼っていては効果を上げることができないので、わずかながらも彼らの給与に充てるための資金を確保するために東奔西走することになります。本日のスコール賞の受賞が、このモデルのより広範な適用を実現するために大きな役割を果たしてくれることを期待しています。

現在、パートナーズ・イン・ヘルス（ＰＩＨ）は世界九か国で活動しており、何百万人もの患者に治療サービスを提供するために何千人ものコミュニティー・ヘルスワーカーをトレーニングして固定給を支払っていますが、これ以上に費用対効果の高い活動はないと考えています。そこで私たちは、ハーバード医学校およびその教育病院[12]の一つで、グローバル・ヘルス分野の研修プログラムを正式に立ち上げたのです。

この研修プログラムは、私たちの知るかぎりこの分野においては初めての試みとなりますが、起業家精神や新しいアイデアが求められるだけでなく、高く評価されるようになった時代だからこそ、今後さらに増加していくことが予想されます。現に、グローバル・ヘルスは今やアメリカの多くの大学でブームになっています。私としては、これが一過性のものでないことを願っています。

2　三つのパラダイムと文化について

さて、医療と公衆衛生は世界の諸問題に対する解決策そのものを提供することはできないわけですが、いくつかの部分的な解決をもたらすことはできます。にもかかわらず、私自身の過去二

(11)　プライマリー・ヘルス・ケアを医療者に代わって提供するために選ばれたコミュニティーのメンバー。
(12)　(teaching hospital)　臨床研修医を受け入れる病院のことで、特定の大学と提携関係にあることが多い。

五年以上の経験においていつも衝撃を受けるのは、実に多くの政策立案者がフォスタンやジョンが直面したリスクからは身を守ったうえで、ハイチやアフリカへの介入を「難しすぎる」とか「費用対効果が低い」、もしくは「持続可能でない」と即座に決めつけてしまうことです。たとえば、私の患者の多くはマイクロファイナンスの用語では「信用リスクが高い」と呼ばれる層に分類されてしまうのですが、そもそも私たちが活動の対象とすべきだと主張しているのは、まさにそのような層の人々なのです。

それゆえに私は、自らの運動に対する批判という意味も込めて、このスピーチを用意してきたわけです。つまり私たちは、自分たちが開発してきた用語、概念、ツールといったものが、本来は商品ではなく権利であるはずの財やサービスに貧困者がアクセスできないようにするために利用される場合があるということを認識しておくべきなのです。

結局のところ、貧困者は魔法のような市場に完全には参加できないのです。にもかかわらず、あるものに対して支払いができた場合にのみ、そのものにより高い価値がつけられるといったような話をこれまでに何度聞いてきたことでしょうか。ワクチン、蚊帳、地雷を誤って拾ってしまったあとの手当てに必要となる創外《そうがい》固定器についても、このことが当てはまるというデータを何度目にしてきたことでしょうか。周産期医療《しゅうさんきいりょう》へのアクセス料金といったようなものを支払えたがゆえに、母親が自分の産んだ子どもに対してより多くの愛情をもつことができたなど、誰が本気で信じるのでしょうか。

むろん、そのような主張はナンセンスなものに聞こえるでしょうが、ある意味これは、社会的起業家運動に潜んだイデオロギーを反映しているものと言えます。実のところ、これこそが社会的起業家にとってのアキレス腱と言えるかもしれません。そして、驚くなかれ、これからする文化の話とは、私たち自身の文化、つまり社会的起業家の文化についてのものとなります。

かつて私は、起業家のなかには、権利についての話を好まない人々がいることを知りました。彼らはその代わりに、「商品」や「ブランド」といったことについて話をするのですが、そこでは、患者と学生、それに子どもたちですら「クライアント」や「カスタマー」と呼ばれています。持続可能性という概念は、貧困層に対抗するために使われる鈍器のようなものです。私はこのことを何度も経験してきましたし、同じような経験をなさった方々がこのなかにもいらっしゃることでしょう。

このような世界観は深く根を張ったものだと言えます。ただ、文化というものは自分たちを包み込んでしまうため、自らの文化は見えにくくなります。とはいえ、私たちの文化は私たち自身がつくり出したものであるがゆえに、私たち自身が形づくらなければなりません。そのためには、すべてのサービスを商品と見なして、そのほとんどを権利としてとらえるようないかなる文化にも限界があるということを認識する必要があります。

ここで断っておきたいのですが、これは「反市場主義」の立場からの主張ではないということです。ここで言いたいのは、市場だけではこの時代における最大の問題を解決することはできないということです。たとえ私たちが公共部門に所属していないとしても、公共部門が衰退したり、消滅したりしないように、力のかぎりありとあらゆる手段を尽くすべきなのです。それはなぜでしょうか？

その理由は、公共部門の保健制度や教育制度を機能させることが画期的なプログラムの規模を拡大させる唯一の方法であるというだけではありません。あるいは、大きな影響力を必要とする昨今の越境型の環境問題の解決において、政府の関与が不可欠であるからでもありません。公共部門の空洞化と闘う理由はもう一つあるのです。それは、政府だけが権利を付与しているということです。

医療ケアを受ける権利や教育を受ける権利は、私たちのような人々によって推進させられることはできるのですが、非政府組織（NGO）、大学、財団、先進的な企業のいずれもが権利を与えることを営業目的とはしていないのです。そして、基本的な権利、つまり水、安全、保健医療、そして飢餓からの解放といった権利なしには、世界中の貧困者が明るい未来を望むことはできないのです。

この名高いホール[13]を見回してください。貧困者が一人も含まれていないことは一目瞭然です。

あらゆるタイプや経歴の人々がいるわけですが、貧しい人だけはいないのです。何も、非難したいわけではありませんし、貧困者をオックスフォードに招待すべきだと言っているわけでもありません。私たちは貧困者の生き残る権利、さらには貧困者自らが社会的起業家になる権利のために闘うべきである、と言っているのです。

貧困者の参加なくしては、私たちが起こそうとしている運動や、育成しようとしている社会的起業家精神が成功することはないでしょう。比喩を乱用していることを承知で言いますが、もし一つの社会運動が二つのアキレス腱をもち得るのならば、これこそが二つ目と言えるでしょう。つまり、貧困層の社会的・経済的権利を中心に考えずして、いかなる環境運動や持続可能な発展のための運動も成功することがないということです。そして、この二つの社会運動が、いまだにその段階に至っていないことは明らかです。たとえば、環境問題はあまりにも長い間、特権階級にかぎられた社会運動にとどまっていました。

では、そのような社会運動を起こすために何ができるのでしょうか。私たち社会的起業家の文化には、引き合いに出される相互補完的な三つのパラダイムが存在します。

一つ目は先ほどお話しした「人権パラダイム」ですが、保健医療、清潔な水、教育の権利とい

(13)　イギリス・オックスフォード市の中心部にある、本スピーチの会場であるシェルドニアン劇場のこと。

う考え方は概して啓蒙思想とも言える一方で、その有効性は非常に高いと言えます。ところが、人権専門家と称する人々のなかには、社会的・経済的権利に対して、まるで継子《けいし》を無視するような態度をとる人がいるのです。

ちょうど昨晩、カーター元大統領（第三九代）が次のようなことを話していました。彼は、アフリカ農村部で活動をはじめた当初、市民権や政治的権利といったことについてはほとんど耳にすることがなく、むしろ水、食料、保健医療の権利といったことについてよく聞いたということでした。

私たちもちょうど同じような経験をしたわけですが、いわゆる「西側諸国」と呼ばれる国々は、権利というと主に市民権や政治的権利に焦点を当てる傾向があるようです。かといって、私たちが権利のパラダイムを断念すべきだと言っているのではありません。むしろ、このパラダイムを「貧困者の権利」までに拡大すべきなのです。彼らにとっての水、食料、保健医療、雇用、教育といった権利へと。

二つ目は、「公衆衛生のための公共財パラダイム」です。このパラダイムはやや消極的なスタンスではありますが、先述のような権利の話に怯えたり、ばつの悪さを感じたりする傾向のある権力者に対しては非常に有効性が高いと言えます。たとえば、結核の有効な治療法が開発された当時、身分にかかわらず罹患者であれば誰でも入手できるようにすることが得策であると考えられました。

つまり、空気感染する病気の場合、その治療法を販売するといったことは賢明な方法ではありません。なぜなら、その治療法を支払うことができる人々は快復するでしょうが、支払うことのできない人々は支払えるだけの薬しか購入できないからです。その結果、薬剤耐性結核が生み出されてしまうわけです。

このような状況はすべて第二次世界大戦後の一〇年間に見られたものですが、それ以来、保健医療の権利という考え方に違和感を覚えていた公衆衛生の専門家たちは、「公衆衛生のための公共財」という議論をはじめました。空気感染性の疫病は、個人の問題にとどまることはなく、まさしく公共の問題です。この教訓は、私たちが痛い思いをして得たものだったのです。

一九八〇年代、文化の変革が訪れました。「すべての人に健康を」と言う代わりに、国際金融機関が吹聴していた「構造調整」と新自由主義の時代が到来したのです。かくして、コスト管理と保健医療拡大の抑制が最優先課題となり、人権や公衆衛生についての議論は自由市場についての説教に取って代わられました。

今でさえ、極めて劣悪な状況で暮らす最貧困層に対して、「使用料」や「費用回収」を主張することが不適切だと訴える声はほとんど聞こえてこないというのが現状です。(14) このような議論をイギリスで聞くのは珍しいことかもしれませんが、私がトレーラーパークでの生活を経験したアメリカにおいてですら、公立学校に通うことが商品ではなく権利であることを一度たりとも疑ったことはありませんし、自分の母親が六人の子どもを抱えてスーパーのレジ打ちをしていても、その思いが揺らいだことなどありませんでした。

実際、自分は学校に、さらには大学へ行けないかもしれないという思いすら浮かんだことは一度たりともありません。確かに、ハーバード大学に行くことになろうとは夢にも思っていませんでしたし、ましてや同大学の教授になるなどもってのほかではありましたが。とはいえ、私が税金や公共部門に関する知識が皆無であったときでも、学校へ通うのは当然のことであると思っていたのは事実です。

このことは、第三のパラダイムである「開発パラダイム」へとつながります。「持続可能性」という概念が乱用されていること、つまり私たちのためにはすべてが持続可能である一方で、貧困者にとっては「持続不可能」といった状況がつくり出されていることについては先述した通りです。

その例として挙げられるのが、ハーバード大学教授にはアフリカ農村部での地域医療の活動に対して高額のコンサルティング料を支払っておきながら、現地のコミュニティー・ヘルスワーカーには「持続可能でない」として報酬を拒否するといった姿勢です。このような考え方は、すぐにでも捨て去るべきです。

そんなことよりも、もっと大きな議論がなされるべきでしょう。つまり、そもそも経済発展というものは、公共部門の医療制度および教育制度に対する投資なしにはあり得ないということです。一生のうち平均で八人の子どもを妊娠し、教育を受けることもなく、一年に三度マラリアを発症する女性が経済発展に貢献することはできません。

実際、このような女性は、私の年齢である四八歳まで生きられる可能性はほとんどないでしょう。私たちには、持続可能な発展の概念を、この惑星に生きるもっとも脆弱な人々の社会経済的権利を守るための実践的な努力に結び付ける必要があるのです。そしてそれは、公共部門に従事する善意あるリーダーとパートナーシップを組むことによってのみスタートできるのです。

アフリカをはじめとする世界の貧困地域において汚職にまみれた官僚の話はどこでも耳にすることですが、そのような主張は往々にして誇張されている場合があります。それこそ、私たち自身の社会的起業家の文化が生み出したものかもしれません。

現に、先ほどお話しした希望の国ルワンダでは、多くの善意あるリーダーと出会うことができました。これほどまでの悲劇と深刻な貧困を背負っている国にしては、ルワンダはよく管理されていると言えます。

(14)　定住を目的とするトレーラー専用の敷地のこと。

一般的に、出生時平均余命が低い国々は貧困国であるはずなのですが、名指しはしませんが、自分の出身国ゆえによく知っているかの国を含めた富裕国であっても、管理がうまくいっていないことがあるのです。多くの最貧国は、発展しようと努力している役人たちが牽引しています。それゆえ、社会的起業家は公共部門を弱体化させることなく、敬意をもって彼らに協力する必要があるのです。恥ずかしながら私自身、このことを学ぶのに一〇年以上の時間を費やしてしまいました。

3　社会正義運動への希望

最後に、「ではどうすれば、社会的起業家は裾野の広い真の社会運動の一部となり得るか」という意見を述べて締めくくりとします。

未来の私たちが次の四半世紀を振り返ったとき、村、スラム街、不法占拠地域といった場所だけでなく、今いるこのキャンパスのような場所にも広がり続けている運動に貢献してきたという事実に勇気づけられることでしょう。そして、この運動は、強欲や戦争、トップダウンによる無責任な政策のために地球そのものが汚染され、痛めつけられている現状に対して、高まりつつある懸念をも包括した運動となっているはずです。そうでありつつも、この運動は環境問題だけでなく、強欲、戦争、不公正な政策によって犠牲となる貧困者に対しても注意を払うものとなっていることでしょう。

常に正しいことを言ってきたベルトルト・ブレヒト(15)の言葉に次のようなものがあります。「被迫害者による被迫害者に寄せられた思いやりは絶対不可欠なものである。それは、世界にとって一つの希望である」(原注26)

最近になって私は、ある種の結束が追加として必要ではないかと感じるようになりました。つまり、豊かな世界と貧しい世界を結び付ける、そして明日、私が向かうルワンダの村とシェルドニアン劇場［九一ページの注参照］を結び付ける社会正義のための運動です。地球への関心事をもっとも貧しい住民との敬意ある連帯に結び付けた運動こそ、苦痛、暴力、早過ぎる死の減少を特徴とする世界を実現するために、私たちが心から望んでいることなのです。それは、将来世代に対して、そして私たち自身の子どもたちに対する望みでもあるのです。このことは、たとえ彼らが恵まれた境遇にいたとしても変わることはありません。

私たちはそのような運動のリーダーとなっているかもしれませんが、同時に謙虚な参加者でなければなりません。今まさに結成されつつあるこの運動は、流動的かつ混沌としたものですが、

(15)　(Bertolt Brecht, 1898～1956)　ドイツの劇作家、詩人。北欧やアメリカで亡命生活を送りながら、詩や劇作の上演を通じて反ナチス運動を展開した反戦思想家。

不平等な世界における苦悩と侮辱の軽減を約束してくれるものでもあります。そして、この運動が成就するために、もう少し多くの闘争心が必要とされています。そこで、ポール・ホーケン[16]の新刊『祝福を受けた不安』から次の引用をして、スピーチを締めくくりたいと思います。

傷つけるものすべてに退場の時がきた。帝国主義の悪夢を追い払い、人と土地に恥辱を負わせる戦争をなくしてしまう、一〇〇万もの人々がここに集結している。私たちは、罪人であると同時に赦す人でもある。ここで「私たち」というのはすべての人を指す。「グリーン」な運動があるのなら、同時に「ブラック」「ブラウン」「銅」の運動が存在していなければならない。私たちの内に住んでいる最も有害なものは、悲しみ、恥、偽り、不名誉によって過去蓄積された傷だ。傷は、すべての文化にあり、さらにはその文化に住むすべての人の中に受け継がれていく。それはまるでＤＮＡであって、暴力と強欲の歴史だ。環境運動家が私たち人類の生き残りのために重要なことは論を俟たない。私たちの住む家は文字通り燃えている。社会公正運動が環境運動のバスに同乗するべきだとの環境保護論者の主張は道理にかなっている。さりながら、現在燃え盛っている火を消すための唯一の方法は社会公正バスに乗り込み、私たちが負っている傷を癒すことであるとの主張もまた成立するのである。結局のところ、バスは同じ一台なのだ。[原注27]（『祝福を受けた不安――サステナビリティ革命の可能性』

——阪本啓一訳、バジリコ、二〇〇九年、三五一～三五二ページより）

あるとき、私たち社会的起業家は、このバスの中で静かな乗客となることを学ばなくてはなりません。またあるときは、運転を交代することもあるでしょう。そして、あるときは、修理工になることもあるかもしれません。

間違いなく言えることとは、私たち全員が社会正義のバスに乗らなくてはならないということです。なぜなら、そのバスによってのみ、真の意味での持続可能でグリーンな運動を続けることができるからです。そして、そのバスの中でのみ、社会的起業家精神という伝染病が存在するのです。間違っても、チャーター便の飛行機などに乗ってはいけないのです。

「希望は計画にあらず」、これは私の友人が好んで口にする言葉ですが、たとえば不当な戦争を終わらせるためには、希望と勇気、そして計画が求められます。数十年前にとっくに撲滅されているはずの病気と闘うために、そしてその感染が瞬く間に拡大することのないように希望とエネルギーが必要なのです。

公共部門の制度を弱体化させ、すべてのボートを持ち上げるという約束を果たすことのできな

---

(16)（Paul Hawken, 1946～）環境活動家、社会起業家、ジャーナリスト、作家で環境をテーマとした講演活動を数多く行っている。

かった数々の政策に立ち向かうための希望が必要なのです。北極の万年雪が解け出している一方で、解ける気配がまったくない心をもった権力者たちと話をするための希望が必要なのです。私たちは希望を必要としており、私たちはお互いを必要としているのです。

ジェフとサリー〔七五～七六ページ参照〕、そして私と、同じ診断を受けたみなさま方すべてに対して、同じ階級に仲間入りをさせていただいたことに感謝の意を表したく思います。それでは、バスでお会いしましょう。

(17)　全員によい結果をもたらすという意味の慣用句。

吸入器をめぐる物語

（ホーリー・クロス大学の卒業式・二〇一二年五月二五日）

まず、ホーリー・クロス大学に再びお招きいただきましたことにお礼を申し上げます。ここに来るのは二〇〇五年にマクファーランド神父にご招待いただいて以来ですが、この演壇において、再び神父とともにあなた方とご家族のみなさまとご一緒する機会をいただきましたことを光栄に思います(原注28)。

あれ以来、私たちは大きな変化を経験してきました。引退から卒業、地震から復興まで、あらゆることを乗り越えてきたわけですが、ホーリー・クロス大学だけは八年前と何ら変わらぬままであります。そして今、世界へと羽ばたこうとしている二〇一二年の卒業生であるあなた方は、この大学の変わらぬ姿と同時に、変化に対応する適応能力のなかに安らぎを見いだしていることでしょう。

実に変化というものは、時として心が痛むこともあるのですが、「汝この印のもとに勝利せよ(1)」というイグナチオ(2)の理想を追求するのであれば、不可避かつ必要なものだと言えます。ちょっと待って！　間違ったほうのモットーを言ってしまいました。「与えられた自らの才能を他者のために役立てよ」と、言おうとしたのです[原注29]。

医学校の教授として、数回ほどホーリー・クロス大学の卒業生と出会う機会に恵まれたのですが、その一人が二〇〇九年に卒業したジョン・ニコンチャック[3]でした。彼は、あなた方が一年生のときの集会でスピーチをしていますが、彼こそ他者のために、とくに今日お話しする貧困と病気という二重苦を背負った人々のために生涯を捧げようとしている人物の代表例と言えるでしょう。

さて今日は、話を短く切り上げることをお約束します。まず、実話のエピソードを紹介したうえで、三つの簡単なポイントを述べたいと思います。それでは、「吸入器をめぐる物語」のはじまりです。

このホグワーツ魔法学校風のマントの下に隠れている私のポケットには、吸入器が一つ入っています。たとえ自分は喘息《ぜんそく》をもっていないとしても、知り合いのなかには喘息をもっている人を知っていることでしょう。そして、呼吸困難という苦しい症状がいかなるものかも想像できるはずです。この国だけでも二五〇〇万人の喘息患者がいると推測されていますが、その多くが子どもです。

さらにこの国の、とくに大都会に暮らす貧しい家庭の子どもにとっては、喘息がいまだに死因の一つとなっています。予防法と治療法が十分に確立されているにもかかわらず、です。そのため、この吸入器の話がハイチでの出来事であっても、私が得た教訓は、この国においても、そして世界のほかの場所においても関係があると言えます。

実のところ、この教訓は医学校や看護学校に進む学生だけに向けたものではありません。このエピソードは、近代科学の恩恵へのアクセスがいかに不平等な状態であるかを物語っています。つまり、この問題は、自分の関心事が伝染病にあるにせよ、気候変動にあるにせよ、万人にとって関係があるということです。

とはいうものの、これはことさらあなた方にとっての挑戦と言えるでしょう。なぜなら、科学技術の成果を広めるシステムを構築できるかどうかが、この先数十年間、この惑星が繁栄するかどうかの鍵を握っているからです。その数十年間とは、まさに卒業生のあなた方が担い手となる時代なのです。

（1）初めてのキリスト教徒皇帝となるコンスタンティヌス一世が見た神の予兆からの引用。

（2）（Ignacio López de Loyola, 1491～1556）カトリック教会の修道会であるイエズス会の創立者の一人にして初代総長。

（3）（Jon Niconchuk）二〇一四年、ハーバード医学校卒業。現在は、米ヴァンダービルト大学（Vanderbilt University）医療センターの麻酔科レジデント。

約二五年前のある日、私は中央ハイチの農村にいました。ちょうど医学の勉強を終えると同時に人類学の博士号を取得したところでしたが、私がどのようにしてハイチで活動するようになったかも、この吸入器をめぐる物語の一部となっています。

そもそも医療の格差とハイチに興味をもったのは、およそ三〇年前にデューク大学で聞いた学部の授業がきっかけでした。緊急救命室に関する研究プロジェクトのなかで教授陣が、人種、階級、ジェンダー、そのほか患者にはどうにもならない抗力といった要素が搬送された人々の経験にどのような影響を与えるのか、また緊急性が低いにもかかわらず、最優先で治療を受けるのが誰であるのかを決定する要因について、理解を深めるために協力をしてくれたのです。

その際、デューク大学の緊急救命室で一組のハイチ人夫婦に出会いました。彼らはノースカロライナに移住してきた農民でした。なぜ、あの晩の真夜中に緊急救命室にいたのかは覚えていませんが、アメリカに来ることになった事情については十分分かりました。その背景には貧困と政治的な抑圧が存在しており、この二つはしばしば切り離すことのできないものでした。

それと同時に、彼らが初期医療にほとんどアクセスできていないことを知りました。ハイチでも、またタバコ、サツマイモ、ピーマンなどの農産品を収穫していたノースカロライナ州の東部でも、現代医療を定期的に受けることができない状況に置かれていたのです。この経験はハイチに対する私の好奇心を掻き立て、卒業後、すぐに足を向かわせることになりました。

一か月も経たないうちに私は、ハイチ最大の水力発電ダム建設のために造られた貯水池によって移住を余儀なくされた人々に対して、初期医療を導入するというプロジェクトに携わることになりました。ハイチ人の同僚が小さな診療所を開いたのですが、そこは当地初の近代的な診療所であり、ハイチの一般的な医療機関とは異なって診療は無償でした。これは、創立者と支援者による英断の賜物《たまもの》にほかなりません。保健医療から人々を隔てていた地理的・経済的な障壁が取り払われたために、その診療所には多くの患者が押しかけるようになりました。

子どものころ、健康上の問題など一つもなかったのですが、一九八四年に私は喘息《ぜんそく》という診断を受けました。しかし、当時ハーバードの医学生であった私にとっては、必要な医療を受けることは実に簡単なことでした。もちろん、どうでもよい問題ではありませんでしたが、ハイチとハーバードを行き来している間の優先的な懸案事項となるほどでもありません。

ところが四年後、もっと深刻な医療措置を必要とする状態に遭遇したのです。というのも、ケンブリッジ(4)で往来の激しい道路を横切る際に、不注意のために車にはねられたのです。そこで卒業生へのアドバイスですが、道路を渡るときには左右をよく確認しましょう！

道路に横たわりながら、自分の左足が骨折していると感じました。のちに、ハーバードの提携

---

(4)　同大学キャンパスのある地区の名称。

病院を転々としてから骨移植を含めた一連の手術を受けたのですが、そのときもハーバードの医学生であったことが幸いしました。さらに、執刀医がニューイングランド・ペイトリオッツ[5]の担当医であったおかげで、私はすぐに快復しました。ラインバッカー[6]に選ばれたことはついぞなかったのですが。

　学部時代からよく私は、もし自分が貧しい病人、もしくは貧しい怪我人であったらどうしただろうという想像をめぐらせていたのですが、ハイチの農村に戻るたびにその現実に直面することとなりました。そのため、混雑した診療所でも、病人や怪我人にできるだけ丁寧に対応するように努めてきました。

　そんななか、私たちにはより多くの予防的なケアが必要であることが分かってきたので、数多くの集落でコミュニティー・ヘルスワーカーをトレーニングし、固定給を支払うことにしたのです。そのころ私は、仕事の一環として貧しい人々や彼らの隣人の家庭を訪問していたのですが、「吸入器をめぐる物語」は、再び歩けるようになってからの訪問中に起きました。

　ラインバッカーにはなれなかったものの、動きが制限されていた日々が明けたこともあり、私は歩くことの喜びを改めて感じていました。その日も、ダム貯水池の向こう岸の村へ向かうために八マイルの距離を歩きました。ウォック・ミラット[7]という集落で働くコミュニティー・ヘルスワーカーが、茅葺き屋根に土間といった様相の教会でタウンミーティングを開いたのです。この集落まで訪れるといった人はそう多くなかったので、大歓待を受けた私は数百人を前にして何か話すように頼まれました。そこで私は、妊産婦ケアや家族計画の重要性について話したように記憶しています。

その後、早く帰宅したいと思いながら空を見上げると、雨雲が広がってきているのを目にしました。足の傷が痛みはじめていたのですが、時刻はすでに午後を回っており、たとえ帰路の半分は丸木舟に乗るとしても、貯水池を渡ってから帰るまでにかなりの距離を歩かなければなりませんでした。ちょうどそのとき、集落のコミュニティー・ヘルスワーカーが、ある病人を診てもらえないかと頼んできたのです。

「彼は息ができないの」と彼女が言ったので、私は頭の中で息を切らしている老人を想像しました。そこで、次のようにきっぱりと返答したのです。

「それは無理だ。患者の家は帰る方向ではないし、もうすぐ日が暮れるだろう。もし、彼が呼吸困難であれば、病院に連れていってレントゲンを撮って、検体検査を受ける必要がある」

後ろめたい気持ちから、「今日は聴診器すら持っていないんだ」と付け加えてもいます。その

（5）米マサチューセッツ州フォックスボロに本拠地を置くナショナル・フットボール・リーグの所属チーム。
（6）アメリカンフットボールのチーム内で、タックル数がもっとも多い守備側のポジション。
（7）（Wòch Milat）ハイチ東部のラスカウォバス郡（Laskawobas）に位置する。

とき、私は家に帰ってイブプロフェン［鎮痛剤］をたんまり服用して、氷入りの水をがぶ飲みできたらさぞ気持ちがいいだろうなーとも考えていました。

ヘルスワーカーが私に「病人の妻に直接話してほしい」と頼んできたので、「もちろん」と答えました。すぐに、二〇歳ぐらいの妻が話しはじめました。夫は、彼女と同じくらいの年齢ということでした。

「彼は息ができないのです。昨日から具合が悪くなりました。どうか診に来ていただけませんか」

承諾したものの、患者の家に向かう途中、私は苛立ちながら、彼の病気が何であれ病院できちんと診察してもらって治療を受けるべきだと愚痴をこぼしていました。

患者の家は反対方向にある山を半分ほど登らなくてはならず、辿り着くまでに四五分もかかったので、小さな掘立小屋に案内されるころには太陽が西に傾きはじめていました。子どもが三人いましたが、そのうち二人はまだ幼く、静かに立っていました。家の中では、呼吸困難だと言われる男が、床のマットの上に何重にも重ねられた布団と汚れた枕に寄りかかっていました。彼の名前はジーンと言い、とても若かったのですが、体中の筋肉がこわばって緊張していたほか唇の色は紫に変色し、話などまったくできる様子もなく、激しいパニックに陥っていました。

聴診器などがなくても、部屋の入り口側から見ただけで、彼がまぎれもなく喘息《ぜんそく》の発作によって死にかけていることは明らかでした。喘息持続状態というものは何度か見たことがありましたが、すべて緊急救命室でのことです。そして、緊急救命室であれば、呼吸困難な状況であっても人工呼吸器によって気管に薬を送ることができるのです。部屋に入りながら私は、「なんてこった！　いったいどれくらいこんな状態なんだ？」と尋ねました。

「昨日からです」と妻は答えたのですが、こんな七転八倒の苦しみのなかで丸一日も生きながらえたことが信じられませんでした。ジーンはもうこれ以上は堪えられないという状態でしたが、私の腕の中で、発作《ほっさ》が突如としてさらに激しいものになりました。

薬に関して言うと、最初は「何も持ち合わせていない」と言い張っていました。もちろん、私も本当にそう思い込んでいたのです。ところが、なんと一つだけ持っていたのです。たった一つだけ。それはアルブテロール(8)が満タンに入った吸入器であり、私たちの活動地域の一つである人里離れたウォック・ミラットに住んでいるジーンの命を救うことができる数少ない道具の一つでした。

しかし、いったいどのようにして彼の体内に薬剤を入れればいいのでしょうか。彼には、「息を吐いて、深く吸って、そのまま止めて」などといった吸入に必要なことなど、とうていできそうにもありません。そこで私は、コミュニティー・ヘルスワーカーの一人に、彼の鼻をつまんで

(8)　喘息に使用される気管支拡張薬。

塞《ふさ》ぐように頼みました。その行為を見て、もはや抵抗することができないほど衰弱していた患者を除く誰もが驚きました。

私は、青いプラスチックの吸入器の吸い口を彼の口の中に入れて、わずかながらのアルブテロールを注入しました。それを何度か繰り返して、彼の弱り切った気管に薬を送り込もうと試みたのです。うまくいくだろうか……それとも手遅れか？

なんと、うまくいったのです。不安と苦痛に満ちた数分間ののち、十分なアルブテロールが肺まで到達して、浅い息切れの状態からゼイゼイという息づかいに変わり、間もなく彼はふいごのような声で呼吸ができるようになったのです。大きな改善です。硬直していた体はわずかに弛緩《しかん》し、ようやくジーンの目に私の姿が入るようになったのです。

呼吸一つするのに苦労をしていましたが、何とか適量の気管支拡張剤を噴霧するのに調子を合わせることができるようになりました。三〇分も経たないうちに、途切れ途切れですが、彼は話すこともできるようになったのです。「ありがとう、ドクター」と言って、彼は私の手を弱々しく握りました。

彼の妻と六歳ぐらいの一番上の女の子は、涙を流しながら「ありがとう！　ありがとう！　ありがとう！」と繰り返しました。小屋の外には小さな人だかりができており、大きな拍手の渦が私に降り注ぎました。

「彼を救えるなんて思わなかったよ！　素晴らしい医者だ！　何をすべきかすぐに分かっていた！　あんたが彼の命を救ったんだ！」

もし、私が同僚のヘルスワーカーたちにこっそり目配せでもできるようならそうしていたでしょうが、彼らも患者の妻と同じくらいの喜びようだったのです。やがてジーンも少しずつ言葉が出るようになり、彼も賞賛の嵐に加わりました。

「あなたが命を救ってくれたんだ」

表向きはその通りでした。実際には、吸入器が彼の命を救ったわけです。それは、私が患者に投与した唯一の薬剤で、急性の喘息発作《ぜんそくほっさ》の治療だけに使用されたものでした。別の言い方をすれば、その日の午後は、私が手当をすべき病気はこれ以外になかったですし、まさにこの病気こそが、彼の命を家族の目の前で、スローモーションで消し去ろうとしていたということです。

ポケットの中に吸入器が入っていることに気付いて、何とか彼の肺に必要量の半分でも薬剤を送り込むことができたという意味で、私が彼を救ったと言えないことはありません。いずれにせよ、それは奇跡とも言える幸せな瞬間でした。

そのときは、彼が呼吸するのに必要な薬を持って現れたことは偶然にすぎないし、最初はここに来ることすらためらっていたなどと説明するまでもないように思えたので、私は話題を変えて、今後同じような発作が再発しないように予防法について話したうえで吸入器を手渡し、発作のリスクを軽減するための薬が診療所にあることを説明しました。この病気がいかにやっかいなものであるかの説明は無用でした。なぜなら、今この地球上で、ジーンほどそのことを痛感している人はいなかったからです。

この話を聞きつけて集まってきた村人や子どもたちがついてくるなか、私と同僚らはようやく帰途に就くことができました。小さなボートに乗ったあと、同僚が手配してくれたジープに乗り込み、夕食の時間までには帰宅することができました。そして、予備の吸入器が直ちに彼のもとに送られました。イブプロフェンは魔法のように効き、ものすごくいい気分に私は浸っていました。

翌日、ジーンが会いに来てくれたときも、まだその気分は続いていました。彼は実に元気そうで、実際、ここまでの約八マイルの道のりを歩いてきたのです。

「どれだけ感謝しているか、言葉では言い尽くせません。高価な贈り物などとてもできませんが、雄鶏と卵をお持ちしました」

彼からの謝辞は、「あなたが私を救ってくれた」、「私は第二のラザロだ」[9]、「あなたのために毎日祈りを捧げる」といった耳触りのよいものでした。これまで何年間にもわたってこのような謝辞を何度となく聞いてきたし、それに対していつもありがたく思ってきたわけですが、今回だけは、あなた方の世代の言葉でまぐれとも言えるような救命であったがゆえに、困惑の念が入り混じっていました。

「あれは偶然であって、奇跡なんかじゃないんだ」と言いたかったのですが、それでは起きた出来事を軽んじているようにも聞こえると思ってやめておきました。そこで、「ありがとう」とだけ述べて彼を診察し、まだ肺からゼイゼイと聞こえることを告げたうえで新しい吸入器をわたし、今後の予防法と、再発した場合に発作《ほっさ》を最小限に抑える方法を伝えました。もちろん、「喘息《ぜんそく》は慢性病だから、発作が再発することもある」と付け加えておきました。


一週間も経たないうちにジーンが再び診療所に来てくれたのですが、そのときには彼の肺はすっかり元通りになっていました。小さなヤギを手土産として持ってきただけでなく、再び山のような謝辞と賞賛の言葉を浴びせかけてくれました。そこで、とうとうばつの悪さが頂点に達してしまった私は、「あれは、まったくの偶然にすぎないんだ」とつい白状してしまったのです。「そんなバカな！」と、彼は言いました。ハイチでは話を聞きつけた人々がいつも集まってくるのですが、半ダースほどの野次馬たちは明らかにジーンの味方でした。

「ドクター・ポール、もしあんたが喘息もちで、自分のために吸入器を持っていたとしても、だから何だって言うんだ？　こうなる運命だったんだよ。そう、あんたはジーンを救う運命にあっ

（9）　キリスト教の聖人の一人で、いったん病死するもイエス・キリストによって蘇らされた人物。

たんだ。これはまさに奇跡だ！　しっかりしろよ！」

約二〇年経った今日でも、ジーンとその家族、そしてコミュニティー・ヘルスワーカーは、多かれ少なかれこのように感じていることでしょう。これには、お金を賭けてもいいくらいです。しかし、今日の私の仕事は、不平等によって引き裂かれたより大きな世界において、この吸入器の物語が本当に意味するところを明示することです。そこで、三つのポイントをお話しします。

一つ目は、もっとも明快なことです。私たちは、異様なほど不平等な惑星に住んでいるということです。もちろん、これは今にはじまったことではありません。たとえば、一四九二年にコロンブスが海を渡ってハイチ北部の沿岸沖で難破したときも、ハイチがフランスの奴隷植民地となったときも、一九一五年から一九三四までアメリカ軍がハイチを占領していた間もそうだったのです。そして、二五年以上前、ハーバードの医学生がマットの上で死にかけているジーンのもとへ嫌々ながら連れていかれたときも、です。

しかし、グローバルなレベルでもローカルなレベルでも不平等が不可逆的に広がっているように思われる今日において、このことはさらに真実味をもつようになったと言えます。たとえば、この国について考えてみてください。三〇年前には「一パーセント」の人間が全国民の個人財産の九パーセントを所有しているという事実が大きな議論を呼びましたが、今日では二五パーセントを独占するまでになっています。さらに昨年、アメリカで新しく生み出された富の九三パーセ

ントが、わずか一パーセントの人々の手にわたっているのです。(原注30)

グローバルなレベルに目をやると、その割合はさらにショッキングなものとなります。地球上の人口のわずか〇・五パーセントの人間が、世界の富の三分の一以上を所有しているのです。(原注31)その一方で、約二〇億人もの人々が一日二ドル以下での生活を強いられています。中国やその他のわずかな例外を除いては、三〇年前に「発展途上国」と呼ばれていた国のほとんどが今日においてもまだ貧困国のままなのです。

不平等の格差が大きければ大きいほど、私たちのチャレンジは大きいものとなります。「貧富の差はすべての国家にとってもっとも古く、もっとも致命的な病である」と言った古代ギリシャのプルタルコス(10)の言葉はまさしく真実を言い当てていますが、このような格差は、現代社会ではなおさら許されるべきではないのです。

フェイスブックやリンクトイン(11)といったものが普及している時代に、激しい喘息発作《ぜんそくほっさ》にもかかわらず手当を受けられずに命を落とす人がいるという事実はいったい何を意味しているのでしょうか。もし、私たちがそれほど「つながっている（linked in《リンクトイン》）」というのであれば、気管支拡張

(10)　(Ploutarchos, 46?～120?)　ローマ帝国時代のギリシャ人歴史家。
(11)　(LinkedIn)　個人が学歴やスキルなどを登録し、人材や顧客などのビジネス上のつながりをつくることができる、世界最大級のビジネスに特化したソーシャル・ネットワーキング・サービスのこと。

薬のアルブテロールといった役立つものが、より多くの人々に届いていていてもいいのではないでしょうか。

私たちが、近代社会の恩恵をこの惑星に住む全人類と共有するメカニズムを欠いているというのは本当でしょうか。ジョン・メイナード・ケインズ[12]はかつて、「人間社会の生産力は、地球上の基本的な欲求を十分に満たすことができるまでに到達している。ただ、必要とする人々にサービスを届ける制度が欠けているだけである」と論じていますが、それは一九三〇年のことです[原注32]。

今日、地球の生産力はケインズの時代をしのぐものとなっています。にもかかわらず、貧困は撲滅されるどころか地域によっては深まってさえいるのです。だからこそ、あなた方が、世界中に広がる不平等に目を光らせ、格差を是正する革新的な方法を見つけ出してくれることを期待しているのです。

第二のポイントは、この吸入器の物語による出来事が、実際に奇跡ではなかったと思うようになったことです。それはジーンにとってだけでなく、私にとっても奇跡であったと言えます。この出来事が宿命的なものであったという意味ではなく、むしろ人間同士の結束から生まれる奇跡だったのではないかということです。

そして、その奇跡は、有意義な行動と思いやりを結び付けることによって、私たちとあなた方が、人生、仕事、そして「ソーシャル・ネットワーク」のなかで育むことができるのです。この場合の「ソーシャル・ネットワーク」とは、格好をつけるために流行語を使ったものではなく、インターネット時代の前から存在していたもののことです。つまり、時には誰かほかの人に自分の凝り固まった考えをほぐしてもらう必要があるということです。

たとえば、ウォック・ミラット集落のコミュニティー・ヘルスワーカーは、半ば強引に私を引き留めて「ノー」を「イエス」に変えさせたわけですが、これこそがこのソーシャル・ネットワークの一つであり、私に与えられた奇跡的な贈り物だったと言えます。

より大きな観点から見ると、ソーシャル・ネットワークとは社会のセーフティーネットなのです。目標を共有する仲間や友情といった網目《ウェブ》のなかにいるという幸運に恵まれている人には、ニーズに応じたり、世話をしたりされたりする、また出来事そのものに対してだけでなく、出来事に対する他者の評価に対して行動を起こすことも求められます。

たとえば、あのとき、もし私が孤立した存在のように振る舞っていたら、単に「ノー」と言って帰宅していたかもしれません。仮にそうだとすれば、自分がソーシャル・ネットワークから外れてしまったことを後悔していたでしょう。そういう思いが「ノー」という答えを「イエス」に変えさせ、私にあの丘を登らせたのです。

（12）（John Maynard Keynes, 1883～1946）イギリスの経済学者で、マクロ経済の確立者。

三つ目のポイントは、伝えることがもっとも難しいものです。不平等と不公正は、誰にでも勘違いを起こさせてしまうということです。ジーンの命を救ったことは、すべて私の手柄であったと本当に言えるでしょうか。私のような愚か者だけが、偶然の出来事を運命と思い込む、あるいは足の大けがにもかかわらず、再び何マイルも歩けるまでに快復するのは裕福な人だけであるということを忘れてしまうものでしょう。

そして、経済的に恵まれているからこそ私たちは、学生としてであれ、スピーカーとしてであれ、ハーバード大学やホーリー・クロス大学に行くことができるのです。にもかかわらず、私たちは自分の境遇がいかに恵まれているか、またそのような境遇には他者、とくに貧困者への義務が伴うということを忘れてしまっているのです。

それゆえ、あなた方には、自らの恵まれた境遇に気付いていただきたいのです。そして、同じように恵まれることはなかったけれど、あなた方の善き行いにきっと感謝するであろう人々に対する奉仕活動に才能を注ぎ、鍛練を積むことで、自らの幸運を彼らに分け与えていただきたいのです。

あなた方の大学はイエズス会に所属しており、カトリックの社会教育理念によって創立されたわけですが、そのこと自体が避けることのできない義務であり、重大かつ美しくもある責務であることを物語っています。

本日のもうお一方のお話をお聴きして、今日では、以前よりもさまざまな方法でこの義務を果たすことができるのではないかと感じました。しかし、フェイスブック、ツイッター、ユーチューブを通して仕事をしようが、実世界で仕事をしようが、他者のために生きるというイグナチオの教えをいつも心がけてほしいと思っています。

それでは最後に、ジョン・ニコンチャック〔一〇三ページの註参照〕が四年前にあなた方に残した言葉を引用して、スピーチを終えたいと思います。

「私はいくら鏡をのぞいても自分の姿を見つけることができなかったのですが、窓の外に目をやったとき初めて自分が見えてきました。このホーリー・クロス大学こそが、あなた方にとってその窓となってくれることでしょう」

今日、あなた方卒業生は、まさにその窓辺に立っています。窓の外には、危険と希望に満ちあふれた世界が広がっています。さあ、今こそ窓を開け放つのです。

想像力の欠如との闘い
（ノースウェスタン大学の卒業式・二〇一二年六月二二日）

本日は、マーサ・ミノウ氏およびご来賓のみなさまとこのステージをともにする機会をいただき、心より感謝申し上げます（原注33）。かの方々が一丸となって才能を発揮してくださっているおかげで、私たちは邪悪なものから遠ざけられ、飛行機は墜落することもなく、「一つとして同じものはない」という教訓を学ぶことができます。それだけでも、今日、この場に居合わせたことを喜ぶのに十分に値することでありますが、さらに「あなた方」がいらっしゃる。これから、医師、弁護士、エンジニア、教師、ジャーナリストになる方々［大学院の卒業生のこと］、そして忘れてはならないのが学部を卒業する方々です。みなさんと、今日、ここでご一緒できることは誠にもって光栄なことです。

さて、お決まりの文句はこのへんにしておきましょう。よりにもよって、あなた方が卒業する今日という日に、私が感動的なスピーチをしなくてはならないと思うと不公平にさえ感じてきます。不公平といっても、生まれる場所を選ぶことができない「地球のくじ引き」という意味ではなくて、もっとつまらない意味においてですが。つまり、なぜこの私が昨年のスピーカーであるスティーブン・コルベア(1)を出し抜かなくてはならないのか、ということです。

このような場に打って付けとも言える彼は、ユーモアの才能を発揮して聴衆を爆笑の渦に巻き込んだわけですが、仮に私が、今ここでモートン・シャピロ(2)にちょっとした手術を行うことになっていたとすれば、同程度の注目を浴びていたかもしれません。(原注34)

それから、コルベアはノースウェスト大学の内輪ネタで笑いを取りました。たとえば、彼は(3)「ロック（The Rock）」について触れていますが、それがサモア系アメリカ人プロレスラーのことではなく、ある怪しげなヒッピーの儀式のことであるとか、「ディロ・デー」についてのジョークを見事なまでにでっちあげたりもしました。(原注35)それが何であれ、もちろん聴衆は大爆笑となりました。フェアじゃないし、馬鹿馬鹿しくもあります。

では、私からのメッセージをお伝えしましょう。それは、あなた方卒業生にとって重要極まりないものであると信じています。そのメッセージとは、「あなた方が地球上で達成し得るもっと

(1)（Stephen Tyrone Colbert, 1964〜）アメリカの人気コメディアン。
(2)（Morton Owen Schapiro, 1953〜）アメリカの経済学者で、二〇〇九年よりノースウェスタン大学の学長。
(3) リングネーム「The Rock」こと、ドウェイン・ジョンソン（Dwayne Douglas Johnson, 1972〜）。プロレスラーにして人気俳優。

も価値ある業績は、ほぼ例外なくすべて他者とともに働くことによって初めて得られる」ということです。つまり、「パートナーシップ」のことです。

今日お話しする中央ハイチの病院についてのエピソードは、その最たる例と言えるでしょう。これは、目に見えるもの、見えないもの、両方のパートナーシップについて、そして異なるように見える二つの世界のかけ橋となるパートナーシップがもつ力についての話です。時として、このようなつながりは忘れがちなものです。たとえば、ハイチとシカゴのつながりです。

シカゴが、あるハイチ人によって「創始された」ということをご存知の方もいらっしゃるでしょう。ジャン・バティスト・ポアン・デュー・サーブル(4)が一八世紀後半にシカゴ川の河口に農地を開墾したわけですが、原住民以外では、彼が現在のシカゴ市に当たる地域に初めて定住した人物とされるようになりました。

ポアン・デュー・サーブルは海賊船で生まれたという説があるように、歴史家の間ではその生い立ちについては見解が分かれるものの、恐らくハイチの出身であろうと言われています。さらには、私が数年活動していたアンティボニート・デパートメント（Antibonite Department）にある町の一つ、サン・マルク(5)かもしれないとも言われています。それだけでなく、この町とハイチの間にはさらに深い結び付きがあることを、話の続きを聞かれればお分かりになるでしょう。

1　パートナーズ・イン・ヘルス（PIH）の創立と新たなる挑戦

一九八〇年代、私が初めてハイチを訪れたときのことをご一緒に振り返っていただければと思います。デューク大学での授業を受けたことがきっかけで、私は医療格差の問題に興味をもつと同時にハイチへの好奇心を掻き立てられることとなり、卒業後、すぐに当地へ出発しました。ミレバレ(6)と呼ばれる中央ハイチに位置する活気のない町まで辿り着いた私は、監督派教会の牧師館に下宿して、人であふれかえった蒸し暑い診療所で働くことになりました。

当時はまだ医学校に通っていなかったのですが、医学博士号などがなくとも、検査室や診断器具もないなかで忙殺されているハイチ人医師が五分間だけ患者を診療するという状況を見れば、ここではまっとうな医療ケアが期待できないことはすぐに分かりました。そして、薬学の学位がなくとも、トウモロコシの芯で蓋をした小瓶に入っている薬のなかで、プラセボ(7)以上に効果のありそうなものがそう多くないこともすぐに想像できました。

（4）(Jean Baptiste Point du Sable, 1750?～1818)「シカゴの創始者」と言われている。
（5）(Saint-Marc) ハイチ中部、西海岸沿いに位置する港湾都市。
（6）(Mirebalais) 首都ポルトープランスから北東約六〇キロに位置する都市。
（7）暗示効果のために投与される治療効果のない薬。

私の任務は、患者のバイタルサイン[8]を測定しながら忙殺されている若きハイチ人医師の精神的な支えとなることでした。私たちは仲のよい友達となりましたが、やがて彼は、「これほどまでに劣悪な施設で働くことに嫌気《いやけ》がさしてきた」と愚痴をこぼすようになりました。とは言いながら、彼にはこの状況を変えるつもりなどはさらさらありませんでした。三〇歳に満たないその医師は、欠乏と不成功の経験に慣らされてしまっていたのです。それはちょうど、私が豊かさと成功の経験に慣らされていたことと同じでした。

彼自身は貧しい家庭の出身ではなかったのですが、貧困生活を送る人々に医療ケアを提供すれば何かがもたらされるはずだと信じていたようです。その期待感が、診療所で働くうちに薄らいでいったと言うのです。とはいえ、彼を責めることはできません。当時の国際医療の現場では、いわゆる「専門家」と呼ばれる人々のほとんどが彼と同じような審判を下していたと言えます。

今日においてもなお、ハイチは西半球における最貧国であり、国民が背負う病苦もまたもっとも重い国の一つとなっています。この国の抱える課題の大きさは、私の理解力をはるかに超えるものでした。だからと言って、ハイチの農村では低品質の保健医療しか提供できないという思い込みは、想像力の欠如以外の何物でもないのです。

それ以来私は、国際的な公共衛生の専門家や貧困撲滅のために活動する実に多くの人々が、同じような想像力の欠如の虜《とりこ》になっていることを目の当たりにしてきました。もちろん、私もまたそのような大勢のうちの一人なのですが、このことこそが、今日あなた方卒業生に伝えたいことなのです。というのも、私自身、この想像力の欠如がいかにコストのかかることかということについて、理解するまでにあまりにも長い時間がかかってしまったからです。

その間、診療所で活動しながら、毎日のように想像力の欠如によって生じる数々の犠牲に立ち会うことになりました。これは、労働時間数が短かったという意味ではありません。実際、私たちの誰もが長時間働いていました。言うなれば、公衆衛生分野の文献が「現実的な」、「持続可能な」、「費用対効果が高い」といった、いわゆる一九八〇年代後半に流行していた三つの用語が当てはまると見なしたプログラムに対する代替案を想像する力が欠如していたということです。

現に、当時ハイチ人の同僚の大半は、先述の医師のように、ハイチでまっとうな保健医療を提供できるなどとは思っていませんでした。かくして、辛くとも多くを学ぶことになったミレバレで最初の年に経験したことが、いつの日かハイチの人々にふわさしい良質の病院を実現したいという、生涯にわたる夢を抱くきっかけとなったのです。

ミレバレはまた、ギャップ・イヤー(9)に眼科専門の診療所で働いていた一七歳のイギリス人学生

(8)　血圧・脈拍数・呼吸速度・体温など健康状態を知るための指標。
(9)　高校卒業から大学、もしくは大学卒業から大学院への入学までの期間のこと。欧米では、この間に多くの若者がボランティア活動などに参加している。

オフェーリア・ダール[10]と、私をボランティアスタッフとして受け入れてくれたフリッツ・ラフォンタン神父[11]とその夫人であるヨランドと出会った場所でもあります。一九八三年のことでした。私たちはみな、希望、苦悩、反感の入り混じった感情を抱きながら、ハイチの農村の人々により良い医療ケアが提供されるべきであるという結論に達し、その数年後、幾人かの同志とともにパートナーズ・イン・ヘルス（ＰＩＨ）を立ち上げたわけです。今日では、この組織はハイチ全土に十数棟の病院や診療所を運営するまでになっています。

「ハイチにふさわしい保健医療を構築するために、現地パートナーとともに活動する」

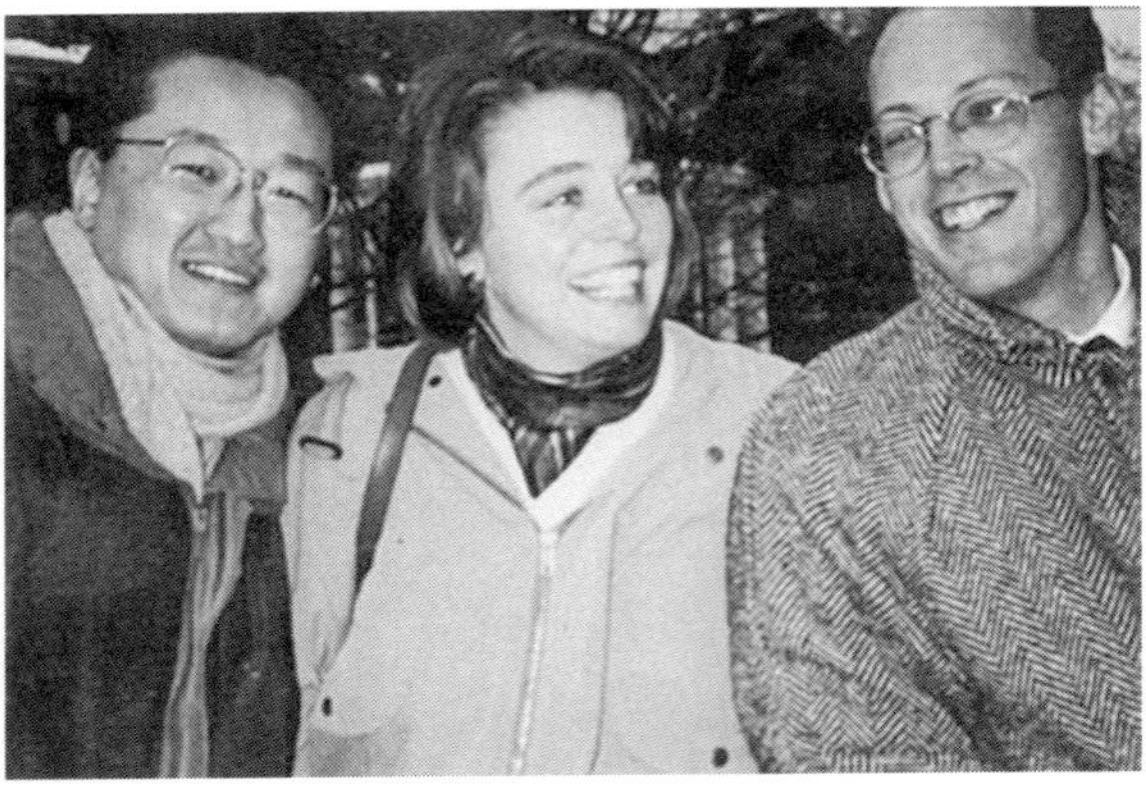

パートナーズ・イン・ヘルスの共同創立者であるジム・ヨン・キム、オフェーリア・ダール、ポール・ファーマーが初めて出会ったのは1983 年のことであった。３人はともにハイチ農村のスラム街での活動からスタートして、多くの人々の力を借りながら組織を育てていった。現在、パートナーズ・イン・ヘルスは世界 12 か国において活動を展開している。（写真：Partners In Health）

これが、ＰＩＨの目的でした。認めたくはないのですが、今日においてさえ私たちは試行錯誤を繰り返し、多くの場合で失敗を経験しています。もちろん、時には成功することもありました。急性マラリアの子どもがクロロキン［抗マラリア剤］の投与を受けることができた、十代の子どもの骨折が優れた臨床能力と思いやりの心によって完治した、細菌性髄膜炎の若い女性が死の淵から生還した、本来なら喜びが伴うはずの陣痛が貧血症の女性にとっては危険を伴うプロセスとなるわけですが、その間付き添うことができた、などといったことです。

　とはいえ、正直なところ、一日に一八時間にも及ぶ労働をこなしていた初期の数年間を振り返ってみると、良質の医療サービスを提供するという意味でよい仕事をしていたとは言い難い状況でした。できるかぎり熱心に、迅速に対応しようと頑張ったことは確かです。しかしながら、提供するサービスの品質こそが、私たちの善意や活動のペースよりもさらに重要だったのです。今日、卒業を迎えて医師になる方々は、私の言いたいことをすぐに理解することでしょう。

　標準以下の実践をよしとする慣例がつきまとうなかで、私たちは医療水準を引き上げるという任務にひたすら戻り続けるのです。しかし、いくら理想に燃える医師や看護師を好きなだけかき

（10）（Ophelia Dahl, 1964〜）アメリカの社会運動家。パートナーズ・イン・ヘルスの共同創立者の一人で、現在はその責任者。

（11）ミレバレで診療所を運営しているハイチ人神父。

集めたところで、設備の整っていない病院や診療所では、良質の医療ケアを迅速に提供することはできないのです。実際、言葉で表すほど簡単なことではないのですが、ミレバレから山道を一時間も登った所にあるスラム街により良質な病院を建設するためには、パートナーシップを積極的に受け入れるという姿勢と数年間という期間がかかったのです。

私たちのサービスは、ゆっくりとではありましたが改善されていきました。その一方で、ハイチ政府の公共施設の質は低下の一途を辿っていたのです。このような現状は、実に歯がゆいものでした。というのも、私たちのような慈善団体やＮＧＯの数は増加していたものの、ハイチの医療制度そのものを改善するような活動が積極的には行われていなかったからです。

当初、私たちはあくまでも公共部門の枠外で活動していました。そのほうが都合がよい、というのが理由でしたが、それゆえハイチ政府に対しては説明をしないままとなっていました。ところが、そのような状態こそが問題ではないかという疑念が湧いてきたのです。言ってみれば、個々の活動の積み上げが一つの大きな成果とはなっていなかったのです。一〇年以上も前にこのことに気付いた私たちは、このとき、公共部門の枠内で活動を広げようと決意したわけです。

2　大震災、そしてミレバレ病院の設立

二〇一〇年に大震災が起きるまでの一〇年間は、シカゴ都市圏からハイチへ、またドミニカ共

和国との国境から西海岸のサン・マークまで、私たちのパートナーシップが急成長を遂げた時代と言えます。しかし、それでもなおニーズを満たすためには不十分なものでした。

二〇一〇年一月一二日、午後四時五三分、ポルトープランスを壊滅させた巨大地震が起きるまで、私たちの誰もが今まで以上に大きな困難にハイチが遭遇することになろうとは予想していませんでした。推定で二五万人の命を奪い、さらに一三〇万人が家屋を失った大震災のために、私たちは保健医療の提供者としてだけでなく、災害援助機関としての役割を担うことになってしまったのです。

さらに、この地震によって、ミレバレに予定していた病院の建設計画も一《いち》から見直さざるを得なくなりました。ハイチの国立看護学校が倒

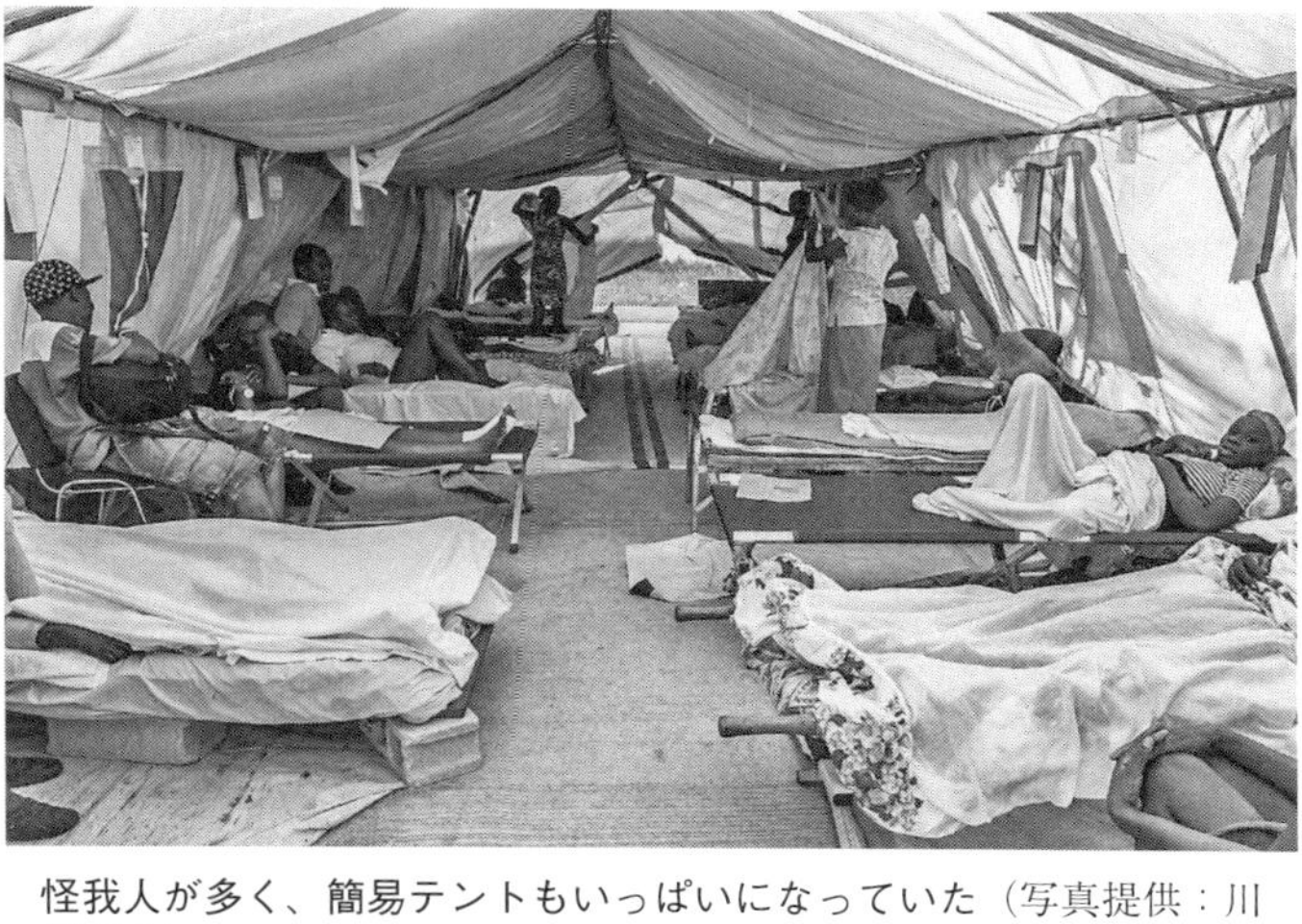

怪我人が多く、簡易テントもいっぱいになっていた（写真提供：川畑嘉文）

壊し、医学校が損傷のために閉鎖し、ポルトープランスのほとんどの病院が倒壊して混乱に陥っているという状況のなかで、いったいどこで次世代のハイチ人の医療従事者を育てればよいというのでしょうか。

ＰＩＨの支援者は多くの寄付金を送ってくれましたが、真に大胆にして美しい病院を再建するには十分な額ではありませんでした。つまり、私たちはさらに大きいもの、それも数倍も大きいものを求めていたわけです。しかし、ちょうどこのとき、役者がそろったように思えました。

かつての教え子であるデヴィット・ウォルトン（David Walton）が、計画の徹底的な見直しと拡大に全身全霊で取り組んでくれました。そして、彼の選挙区から出ている女性国会議員のジャン・シャコウスキー（Jan Schakowsky）が友人のマージョリー・ベントン[12]を紹介してくれました。マージョリーはパートナーシップという概念の第一人者であり、今日では、私たちをもっともよく理解してくれている支援者であり、助言者の一人でもあります。

シカゴとのつながりはこれだけではありません。大学時代の同級生だったアン・クラーク（Ann Clark）は、病院を再設計するために自らの小さな建築事務所と家族を総動員してくれました。そして、マージョリーのリーダーシップのもと、この計画のために寄付者や仲間が集結して、シカゴ都市圏に強力な「関心を寄せる人々のコミュニティー」が築き上げられることになったのです。

また、ボストンからは、震災以降から再建計画に助言を与えてくれていた元建設会社オーナーのジム・アンサラ（Jim Ansara）が、この計画をより大きくより良いものにするために、時間、リソース、人脈をつぎ込む準備をしておいてくれました。それだけでなく、この一団は何度となく計画を見直しては構想をより大きく膨らませ、ついには二〇万五〇〇〇平方フィート、三二〇床を有する総合医療センターの計画を完成させてくれたのです。これは、かつて建設を試みた病院の三倍もの規模であり、言ってみればこの最終計画は、根深い想像力の欠如に対して私たちが突き付けた答えでもあったわけです。

先月、このミレバレ病院を訪れたとき、眩しいほどの白い外壁にハイチ製の黒い鉄の装飾が施された、まるで神殿のような建物が小さな谷に広がっているという光景を目にしました。中央高原最大の都市に、かつては急勾配の円すい状の丘から収穫の乏しい水田地帯が続いているという地形に、今では格調高い病院と医学校のキャンパスが鎮座しているのです。この光景を目にすれば、誰しもが感動することでしょう。三〇年ほど前、数百ヤードの坂を下りた先に存在していた、質素で、時には気の滅入るようなＰＩＨの駆け出しのころの診療所を覚えている者にとっては、ことのほか感慨深いものがありました。

（12）（Marjorie Benton）シカゴを拠点に活動する慈善活動家。

さらにミレバレ病院は、ハイチの公共部門に新しい技術を導入することにもなりました。具体的には、発展途上国において、太陽光発電によって電力を供給する最大規模の病院となったのです。そのほか、病院は数百人にも上る雇用を生み出し、その多くが常勤スタッフとなっています。

また、私たちの直接の手柄ではありませんが、PIHが提携している病院の周辺に、多くのホテル、中小零細企業、理髪店までが集まってきたこともまた誇りに思っています。私たちのサービス対象者は農業以外の生産性の高い産業部門にはまだ就いていませんが、最初の一歩として、彼らを病気という負担から解放することで、そのような職種に就くこともできるようになるでしょう。

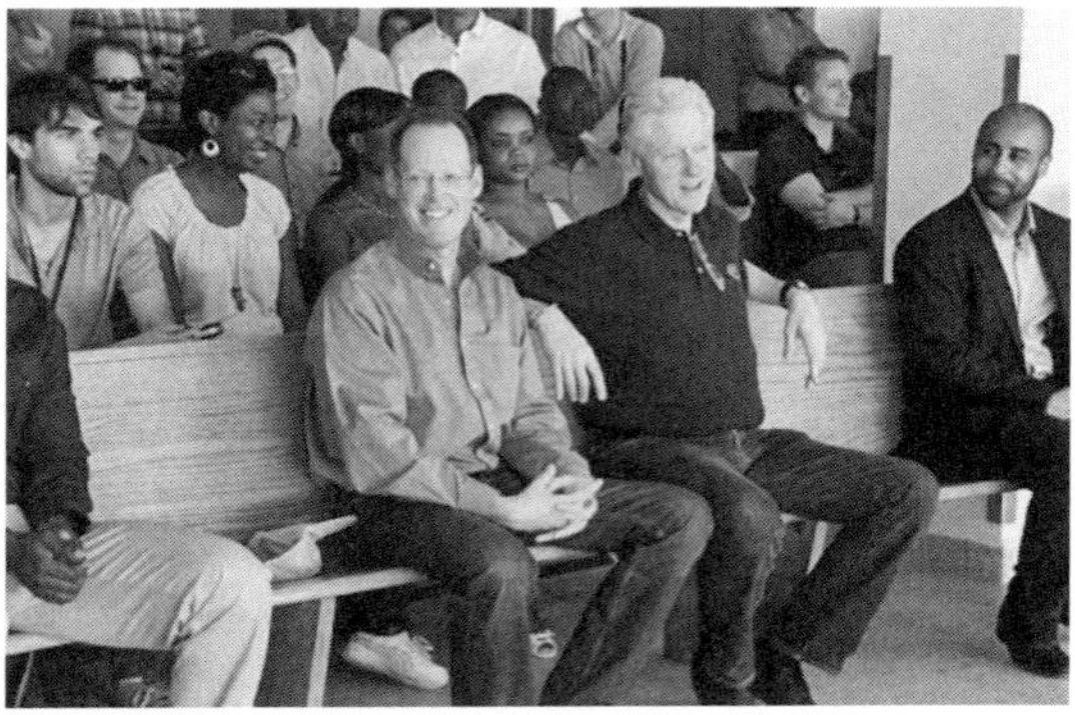

ポール・ファーマー、ビル・クリントン大統領、ハーバード医学校グローバル・ヘルス研修プログラムを修了した第１期生のデヴィッド・ウォルトン。2010年１月のハイチ大地震以降、最も野心的な保健インフラ事業であり、最近完成した国立ミレバレ教育病院にて。ミレバレ病院は、途上国で太陽エネルギーによって稼働する最大規模の病院。（写真：Rebecca Rollins）

3　真のパートナーシップとは

今日、世界へと羽ばたくあなた方卒業生にとって、このような話はいったい何を意味するのでしょうか。まず、あなた方に、想像力の欠如と闘うということを試みてほしいと思っています。公衆衛生の専門家や私たち自身の同僚をはじめとする実に多くの人々が、ミレバレ病院の野心的な計画に対して首を振ったり、反対するといった助言をしていました。

彼らが間違っている、と言っているわけではありません。現に、この計画が成功したと断言できるまでには相当の時間がかかるでしょう。あらゆる医療制度の基盤となる病院というものは、費用のかかる複雑な施設であるだけでなく巨大なものなのです。

そして、病院を基盤とする医療の複雑さゆえに、公衆衛生はワクチン、家族計画、周産期ケア、蚊帳、手洗い、簡易便所といったより低い目標の対策からスタートしてきたという事実があります。かといって、より高度な医療や開発問題、たとえば薬剤耐性の結核、精神病、がんといった病気、そして教育、清潔な水、道路、食料の確保といった課題について、いつの日か対処すればよいとして放置しておくわけにはいきません。

それでは、より高い目標についてはどうすべきなのでしょうか。グローバル・ヘルスの戦略や対策は、より複雑な病気治療をターゲットにしてもよいのではないでしょうか。私たちは、今以上のニーズを満たすことはできないのでしょうか。端的にお答えしましょう。
「もちろん、できます。革新と決意、そして過去数十年間経験したことのないほどの思い切ったビジョンさえあれば」

第二のポイントは、この時代においてもっとも困難な問題に対する解決法を想像するとき、または想像し直そうとするときには、パートナーシップの力を集結させるということです。

三〇年前にミレバレで活動をはじめて以来、パートナーシップが私たちの原動力であったと言えます。これこそが、私たちの集団を「パートナーズ・イン・ヘルス」と呼ぶことにした理由です。パートナーシップというものは、サービスの提供者、教師、研究者の間で結成されることがありますが、本来それは、まったく異なる専門分野の人々の間で生まれるものなのです。そしてそれは、一つの国のなかでのこともあれば、多国間にまたがることもあります。

医療においても、異なる分野の専門家、たとえば外科、内科、精神科などによってパートナーシップが組まれることもあります。時には、病院を設計・建築する人々と再生可能エネルギーによる発電や情報グリッドのノウハウをもった人々とのパートナーシップもあれば、まさにこのノースウェスタン大学で創立された「グローブ・メッド（GlobeMed）」[13]のように、全世界の優秀な学生をリンクするものもあります。

なかでも、このようなパートナーシップは、サービスを提供できる人々を必要とする人々につなげることができるだけでなく、たとえば後者のグループからコミュニティー・ヘルスワーカーとして活動できる人を募集することで前者のグループに引き合わせることも可能となります。

このように、人々を「患者」あるいは「貧困者」から「提供者」へと動かすことで、貧困と病気の悪循環を打破することが可能となっていくわけです。これこそが、私たちにとっての持続可能性モデルなのです。

もちろん、パートナーシップを維持することが常に容易とはかぎりません。協力こそが必要なときに、競争原理に支配されることもあります。貧困との闘いに従事する人々は、数十年前のミレバレで仲良くなった医師のように、欠乏の状態に慣れてしまうことが多いというのも事実なのです。

また、働き口がないことが常態化しているような所では、新しい病院や学校の建設事業があるにもかかわらず、失望する人々が出てきます。なぜなら、みんながそこで働きたいと希望するからです。そして、たいていの場合、彼らはより良い仕事が欲しいと思っているわけではなく、とにかく働き口が欲しいと望んでいるだけなのです。それゆえ、誰かが仕事にありつけば、自分たちはあぶれると思い込んでしまうのです。

---

(13)　世界の貧困地域における保健医療改善のために、草の根活動をアメリカの名門大学から有志の学生を派遣することで支援するネットワーク組織。

財には制限がつきものであるといった考え方、つまりゼロサム思考は、よいものは常に不足しているという状況を身近な経験から学習してしまっている貧困生活者の間でよく見られる傾向です。ところが、このことは、海外の団体であれ、地元の団体であれ、貧困撲滅を掲げる慈善団体や開発専門家にはあまり理解されていないというのが現状です。しかしながら、貧困問題はゼロサムの戦略では解決することはできないのです。このことは、地球温暖化対策から世界経済の平等な長期的成長といった、私たちの前に立ちはだかっているその他の大きな課題にも当てはまるでしょう。

卒業生のみなさん、どうか忘れないでください。あなた方自身の成功は、真のパートナーシップなしには実現し得ないのです。自分の成功が、他人の成功の犠牲のもとにしか手に入らないものだとは考えないでください。この惑星の住人全員が生き残るための新たな課題が浮上しているなかで、あなた方の時代はこれまで以上にパートナーシップを推進させる必要があるのです。ということで、ロックを塗る〔四八〇ページの原注35参照〕ときには仲間と一緒に行きなさい。

シャピロ学長、友人、ご家族のみなさま、シカゴ都市圏の「関心を寄せる人々のコミュニティー」のみなさま、そして何より二〇一二年の卒業生のみなさん、ノースウェスタン大学に再びお招きいただいたことに心より感謝の意を捧げます。

第2部

医療の未来と大きな展望《ビッグ・ピクチャー》

第2部のスピーチは、第1部と同じく平等の問題をテーマとしているが、医療全般の従事者、なかでも新米の医師たちに向けたものとなっている。このグループの人々は、教育病院や提携先の診療所において、目覚めている時間の大半を患者へのケアのために費やしている。さらには、看護師、心理学者、ソーシャルワーカー、コミュニティー・ヘルスワーカーといった臨床ケアのあらゆる提供者にも同じメッセージを伝えたいと思う。

この章に収められたスピーチには、主に三つのメッセージが込められている。

その第一は、医師は「大きな展望（big picture）《ビッグ・ピクチャー》」、つまり病気となった人のうち、ケアを受けるのが誰かを決定する巨大な社会的勢力を見失ってはならないということである。医師やサービスの提供者は、多くの場合、病院や診療所を訪れた患者を家族や地域から離れた場所で治療するように訓練されている。ところが、私たちの目の前に現れた患者が、なぜ、どのようにしてここに来ることになったのかを決定しているのは社会的・経済的な勢力であるということを忘れている。長い間、公衆衛生の専門家は臨床医学に対してこの点を指摘してきた。すべての医師や看護師に、この点についてはとくに配慮してもらいたい。（原注1）

さらに医療専門家は、自らの専門分野の視点からだけしか患者を診ないという傾向があまりにも強い。たとえば、「もし、あなたがハンマーであれば、すべてが釘のように見える」という諺があるが、私はこの教訓とそれに関連する格言を、巨大なハーバードの教育病院に医学生として住み込んでいた時代に学んだ。

医学生は、医師らが去ったあとに病室に残って、よく患者やその家族に診断結果や治療計画を説明するのだが、この作業がある言語を別の言語に翻訳するよりも難しいということに気付いた。というのも、細分化された医療の専門分野の人たちが、患者の抱える問題をそれぞれの視点からしか見ていないように思えたからである。

かつて私は、チームリーダーのレジデント(1)に、このことについて不満をこぼしたことがある。

「ピザの配達人に、今夜の夕食は何にしようか聞いてみたまえ」と、彼は笑みを浮かべながら言った。

「ピザだと言うに決まっているだろ！」

大きな展望《ビッグ・ピクチャー》とは、ピザでも釘でもなく、むしろ予期しない苦痛の根源は何なのか、それを和らげるためには何ができるのか、新旧双方のいかなる治療法を用いるのか、そして誰がその治療を行うのか、といったことを正しく理解することである。そして、このような包括的な理解力を発揮することこそが、社会医学の役割なのである。

私自身、指導医の先生方から、医師としての経験・訓練や専門的な知見といったものだけでは、

(1) インターンシップ後、専門分野に分かれて行われる臨床研修を「レジデンシー」、その研修医を「レジデント」と呼ぶ。期間は三～六年間と、診療科によって異なる。

必ずしも患者の生きる世界を正確に理解することはできないということを学んできた。それゆえに私たちは、患者が生活し、病気となり、治療を求めるという一連の出来事が起きている日々の社会的環境を少しでも理解するために、自発的に努力をしなくてはならない。

二番目のメッセージは、ボストンであれハイチであれ、病院において社会的な格差が見られるなかで医療ケアを提供する者には、患者と親密な関係を築く貴重な機会が得られるということである。それは、単に救命や苦痛の緩和といった行為のみによって得られるものではなく、また医師が単独で達成できるものでもない。私が師と仰いでいるアーサー・クラインマン(2)は、最新の著書のなかで次のように述べている。

「世界中で行われている介護は、そのほとんどが医師や看護師によってではなく、家族やコミュニティーによって行われている(原注2)」

無報酬で過小評価されがちな労働の大部分は、主に母親、姉妹、叔母や娘によって担われている(原注3)。したがって、よき医療たるものの主な役割は、医療技術の能力に介護、思いやり、そして、時として慰めを結び付けることにあると言える。

三番目のメッセージは、医療をどのように行き届かせるかという問題である。このメッセージはあまりに当たり前すぎて、卒業式のスピーチでわざわざ触れるまでもないかもしれない。しかし現実には、このようなテーマでのスピーチがよく行われているアメリカにおいてすら、不十分な医療水準、医療ミス、システムの欠陥といったことが頻繁に見受けられるのだ。事実、それを示す研究が後を絶たない。つまり、高質の医療ケアはもっとも必要としている人々には届いていないということである。したがって、最先端の研究拠点はすでに存在してはいるが、良質なケアの規模を拡大してゆく道のりは先の長いものとなっている。

このような現状がゆえに、ジム・ヨン・キム［viiページ参照］をはじめとする同僚の多くが、「医療ケアを行き届かせるための科学」を主張し続けてきたわけである。「科学」という言葉は大げさに聞こえるかもしれないが、まずはよい事例を一つずつ積み重ね、まとめ上げていくことが正しい方向に向かう一歩となるであろう。

現代医療がもたらしたとてつもなく大きな期待は、もっとも病んだ患者が可能なかぎり最良の治療を受けることができるまで満たされることはない。

（2）（Arthur Kleinman, 1941〜）アメリカの精神学者、人類学者、ハーバード大学教授。専門はアジア諸国の比較文化精神学。

もし、赤い錠剤を選ぶのならば——医学の未来を考える

(ハーバード医学校の卒業祝賀会・二〇〇三年六月五日)

卒業式でスピーチをするという体験は、ある意味、医学生が二年目に本物のケース・プレゼンテーション［医師による患者の症例提示］を初めて聞くときの経験に似ているような気がします。どういうことかと言うと、そのときに何を伝えて、何を伝えないのかという基本ルールが存在していることは知っているのですが、それが何であるかははっきりしないということです。

自らの専門分野のケース・プレゼンテーションが上手にできるようになるころには、あなた方は外科チームの一員に加わっていることでしょう。回診の間に、誰かが何の悪気もなく、「ジョーンズ夫人、五七歳、左利き、季節性アレルギーあり。かなり以前に皮膚炎の既往歴があるが、現在は交通事故の影響により低血圧、脾臓破裂……」と話しはじめたとき、なぜみんながじっとにらみつけて聞いているのか不思議に思うことでしょう。

卒業スピーチも、またそういうものです。いや、もっと悪いもので、馬鹿馬鹿しくさえ聞こえます。さらに言えば、馬鹿げているだけでなく退屈ですらあります。なぜなら、医療現場では

「重要でない他者（insignificant others《インシグニフィカント・アザース》）」と呼ばれる方々にとっては、医療の専門的な話はそれほど興味深いものでないからです。ましてや、医学の未来の話となればなおさらです。

あなた方が医師の子どもでないかぎり、家族はあなた方がこの四年間をどのように過ごしてきたかなどについてはよく知りません。親戚となればなおさらで、これからあなた方が何をするか想像すらできないという人がほとんどでしょう。にもかかわらず、本日のテーマはずばり「医学の未来」、つまり「私たち自身の未来」についてなのです。

このようなスピーチは、たいていの場合、まったくどうでもいいと思われるものです。なぜなら、しごく当然のことながら、卒業生たちはこの偉大な通過儀礼を、短期記憶に支障をきたすほどの盛大などんちゃん騒ぎによって祝福しようとしていることが明らかだからです。それゆえ、私は大いなるハンディキャップを背負っていることになります。つまり、卒業スピーチで言ってよいことといけないことというルールに従わなければならないこと、特定の年齢層だけに通じる内輪の話をしながらも、その他の列席者を退屈させてはいけないこと、さらに翌朝には、今日見聞きしたことの大部分が忘れ去られてしまうであろう、ということです。

しかも、これらのハンディキャップはまるで取るに足らないものであるかのように、もう一つのリスクが存在します。というのも、私をスピーカーとして招くこと自体、危険極まりない行為だからです。

実に、私自身は、ここハーバード医学校を一三年前に卒業しているわけです。当時の本校は古くさかったかもしれませんが、私はあなた方が具体的にどんな経験をしてきたかを知り尽くしているうえに、卒業以来、毎年欠かさず本校の教員として教壇に立つという大きな幸運にも恵まれてきたわけです。ということは、私たちはここでの経験の多くを共有してきたことになり、そのことによって、ご両親をはじめとする列席者がますます理解できないようなスピーチをしてしまうという危険があるのです。

ご覧ください。あなた方の医学教育に天文学的な額のお金を支払ってきた方々をはじめとする「重要でない他者」は、すでにそわそわしはじめているではありませんか。「彼の話は退屈にちがいない」、「彼は、私たちには理解できない専門的な話をしようとしている」とでも思っていらっしゃるのでしょう。さらには、私自身の指導医でもあった上級の教授のなかには、これとは別の心配をしていらっしゃる方もいるでしょう。

「こいつのことはよく知っている。こいつは卒業スピーチの不文律を破って、大口の寄付者や保守的な保護者といった人々を怒らせることを話すんじゃないだろうか」

そういった恐れのいくつかは、現実のものとなってもおかしくないでしょう。しかし、今日の私は、二つの理由から誰も怒らせることはないでしょう。第一の理由として、私は医学校内のカウントウェイ医学図書館（Countway Library of Medicine）に勤務する驚くほど優秀な司書の助けを借りて、卒業スピーチで言ってよいことといけないことが書かれた虎の巻をついに見つけることができたのです（原注6）。そこで、先月の一か月間は、アメリカ労働安全衛生庁やフランス人哲学者チームが執筆したかと思うくらい読み応えのある全二四巻を読破することに費やしました（原注7）。

読破したことで、私は卒業スピーチに関する主だった基本ルールを肝に銘じたわけですが、これに掲載されていたルールは実に有用性が高いと感じました。たとえば、第一六巻三九章には、メッドラインにはまだ入っていないようですが、医学校の卒業スピーチにおけるルールの例外について、かなりの分量を割いていました。

そこには、一八世紀以降の宗教や政治をテーマとすることは相変わらず禁止事項に挙げられているものの、医学の未来についてだけでなく、科学・疫学・医療政策についての話題を掘り下げることには何ら問題はないと書かれてありました。そのうえ、調査によると、医療倫理も格好のネタだというではありませんか。

さらに第七巻一二章によると、大学への寄付金が少ないほど、スピーチのなかで重要な寄付者にはより多くのおべっかを使わなければならないとありました。そして、その教育機関の財政が安定しているという幸運な場合には、学生だけを対象に話してよいとも書いてあったのです。そこで、本校の会計部門に財政状況に問題がないかを確認させていただき、その結果をふまえて今日、主にあなた方、つまり若き医師たちに向けて話をさせていただくことにします。

発言を引用してよい人物とタブーとされる人物といったことを含むルールについて言いますと、宗教と政治の話題に関しては極めて明快なルールがありました。つまり、第一巻一九章によると、そのような話題に触れることは「もってのほか」ということでした。

また、一八世紀に関する禁止事項は十字軍まで遡るべきであるとの声が多く上がったために現在見直し中とのことでしたが、十字軍に関しては過去二年間、アメリカ中部地域における許容リスト、または財政的に不安定な大学における許容リストから外されてしまっています。とはいうものの、私は世界政治についてはさほど触れないことをすでに決めています。世界政治の話題は、私たち医師にとってはあまりにも混乱の種になりやすいからです。いみじくも最近、偉大なアメリカ人哲学者であるクリス・ロック(1)が次のように言っていました。

「ご存じの通り、世界は狂いつつあるのさ。最高のラッパーが白人だったり、最強のゴルファーが黒人だったり、スイス人がアメリカズカップ［ヨットの世界大会］で優勝したり、フランス人がアメリカ人を傲慢であると非難したり、ドイツ人が戦争には行きたがらなかったりといったようにね」

というわけで、医学の話題にとどめておくことが無難でありましょう。しかし、そうした場合でも、このシリーズは三巻まるごと割いて、スピーカーは退屈な話をしてはいけないとか、文化的な配慮をすべきであるとか、年齢層を意識せよといったことをクドクドと説いたうえで、第四巻三二章では、かと言ってどんな話題でもいいわけではないと釘を刺しているのです。たとえば、ディクシー・チックス(2)はだめということです。そして、最近知ったところによると、エミネム(3)は「グッド・スピーチ認証」を剥奪されたらしく、『バートレット引用句辞典』(4)からも姿を消してしまっています。

1　「赤い錠剤」とは

さて、この謎めいたスピーチタイトルである「もし、赤い錠剤を選ぶのならば」に話を戻しましょう。もし、私の調査が正しければ、今日ここにいる卒業生のほぼ全員は、このタイトルを聞いてもビタミン剤や軟便剤のコレース(5)の話でないことはお分かりでしょう。

---

(1)（Chris Rock, 1965〜）アフリカ系アメリカ人の大物コメディアン、俳優。人種差別などの社会批判の毒舌トークで人気を博す。

(2)（Dixie Chicks）アメリカのカントリー・ミュージックの女性三人組の人気グループ。二〇〇三年のイラク戦争について、ブッシュ大統領を公の場で批判したために大論争を巻き起こした。

(3)（Eminem）本名はマーシャル・ブルース・マザーズ三世（Marshall Bruce Mathers III, 1972〜）。アメリカの白人にして人気ヒップホップMC。イラク戦争などへの反対から、二〇〇四年にブッシュ大統領を批判するキャンペーン・ソングを発表した。

(4)（Bartlett's Familiar Quotations）ジョン・バートレット（John Bartlett）が編集したもので、アメリカの代表的な引用句辞典となっている。

現に、例のカウントウェイ医学図書館の司書が、二〇〇三年に卒業した学生のうち九四・二パーセントもの方々が映画『マトリックス』を見たことを示すデータを見せてくれました。また、同じ司書から、あなた方のなんと四七パーセントが『マトリックス・リローデッド』(6)をすでに観ていることを知ってとても驚きました。

さらに言うと、あなた方の七パーセントの人がこの最新作を「五回以上」も観るという異常性を示しています。彼らは、精神科医を目指すクラスメートに、この執着心がどのくらい継続するものなのか相談に行きたいとすら思っていることでしょう。

ともかく、あなた方若き医師たちの大半は、式次第にある私のスピーチタイトルを見たときににんまりとしたことでしょう。ある情報筋によると、ジョセフ・マーティン学長ご自身は、マトリックス・シリーズやアクション映画をここ数年ご覧になっていないようですが、彼は私に対して、ご立派な前任の方々を落胆させてしまうような不安げな視線を向けるというよりは、愛情あふれる寛容な眼差しで見守ってくれているとお聞きしています。

先述のように、学長は私が礼節をもって振る舞うことをご存じでいらっしゃいます。余談になりますが、私は学長（Dean《ディーン》）を「ジョー（Joe）」と呼ぶ許可を得ています。なぜなら彼は、「ラット・パック(7)」のメンバーである「Dean Martin《ディーン・マーティン》(8)」と呼ばれたくないからです(原注8)。確かに、あの「ほろ酔い芸人」というイメージは、あまり威厳があるとは言えないでしょう。しかし、「Dean《ディーン》」

という名を付けたのは彼の両親ではありません。彼は、著名な神経科医として、仕事を立派にこなして瞬く間に階段を駆け上り、学長（Dean《ディーン》）の座に就いたわけです。

　それはさておき、『マトリックス』と言って私が何を話しているのかお分かりにならない方のために、本題に入る前に少し補足をしておきましょう。これは、偉大なる俳優キアヌ・リーブス主演のアクション映画のことであり、粗筋は暗くて陰気なのですが、そこそこ面白い内容となっています。

　キアヌが演じる人物はビジネスと金融の巨大な歯車の一つであり、灰色のパーティションで仕切られた小部屋でコンピュータ・スクリーンに向かって働くという平凡なプログラマーでした。シカゴやトロントのような大都市に暮らし、「ミスター・アンダーソン」と呼ばれていた彼は、世界に対して得体の知れない違和感を覚えているのですが、それが具体的に何かは分からないまま、「まるで心に刺さったトゲのように」感じて暮らしていました。

　人生にはこれ以上に何かがあるはずだ、と確信していた彼は、自分のもう一つの顔であるハッ

（5）アメリカで一般的に使用されている軟便剤の名称で、赤いカプセル剤。
（6）二〇〇三年のアメリカのSF映画で、『マトリックス』の続編。
（7）（Rat Pack）一九五〇～一九六〇年代に活躍した映画俳優グループ。
（8）ラット・パックの主要メンバーで、酔っ払いの演技で人気を博す。

カーとしての通称「ネオ」を名乗っているときのほうが生き生きとした気持ちになると気付きました。込み入ったストーリーを簡単に説明すると、あるときネオは、モーフィアスという名前の、低い単調な声でしゃべり続ける謎の人物から接触されます。彼は、警察からは「テロリスト」と呼ばれていました。ちなみにモーフィアスは、ローレンス・フィッシュバーンがいかにも仰々しい態度で演じています。もし、ネオを悩ませているもの、すなわちコンピュータのなかの退屈で無意味なだけの人生の正体を知りたければ、モーフィアスが喜んで見せてくれるというのです。

ところで、まじめな話をする前に、『マトリックス』を観たことのない卒業生、このなかのどこかに座っている七名すべてに忠告しておきましょう。この映画はすでに多数の学術的な書籍や講演会を生み出していますが、かようにも尊大ぶった映画を無頓着な人々と鑑賞するようなことはおすすめいたしません。実のところ私は、映画の最中ずっと、同時解説を続ける姉妹たちと鑑賞するという過ちを犯してしまいました。

たとえば、モーフィアスがネオに初めて接触するシーンでのことです。フェデックス［アメリカの大手宅配便業者］で送りつけられた携帯電話をネオが開封すると、すぐにその電話が鳴り出すのですが、そのときキアヌ演じるネオはややうつろな口調で「もしもし?」と答えるのです。するとモーフィアスは、「誰だか分かるか?」と物々しい口調で尋ねます。そのあとしばらく沈黙が流れるのですが、その間に姉妹たちは、「ローレンス・フィッシュバーン、だよ〜ん!」と調子を合わせて一斉に叫んだのです。

というわけで、もしあなたが、愉快ではあるものの無作法な仲間をなんとか避けてこの映画を観ることができたら、粗筋そのものの面白さと同時に、私たちが住んでいる世界とも関係していることを確認するでしょう。

さて、もちろんこの二人は手を組むわけですが、モーフィアスはネオにある選択を迫ります。一つは、現実世界の本当の姿を見ることで心に刺さったトゲを引っこ抜くという選択肢で、もう一つは、逆に現実世界から逃避するという選択肢です。モーフィアスはこの二つの選択肢を、ウォッカトニックを飲みすぎて酔っぱらった二流のシェイクスピア俳優といったニュアンスで説明するのです。

それから、モーフィアスはイカした皮のコートからピルケースを取り出して、ネオの前に赤い錠剤と青い錠剤を差し出します。ちなみに、この青い錠剤は、年配の教職員やファイザー製薬の株主が興味をもつようなものではありません。モーフィアスは次のような台詞《せりふ》を言います。

「青い錠剤を選べば、そこで物語は終わりだ。君はベッドで目覚めて、信じたいことを何でも信じればよい。しかし、赤い錠剤を選べば、君は不思議の国から永遠に抜け出せなくなる。ウサギの穴がどれだけ深いか見せてやろう」

心にトゲの刺さった良識あるアクション映画のヒーローであれば誰でもするように、ネオはモーフィアスが見せると約束したほうを選択します。しかし、見たものはいかにも醜いもので、ネオ自身も、そして自分が出会ってきたすべての人々が奴隷だったという事実でした。どんなからくりのもとで奴隷になっているかということについては、ここでは触れないでおきましょう。なんと言っても、映画をまだ観ていない七人が度肝を抜かれる機会を奪いたくないのです。

いずれにせよ、メッセージはシンプルなものです。つまりネオは、安定した職業とクールなクラブ音楽や流行のファッションなどといった物質的な快適さによって欺かれていたということです。それらは、すべて見せ掛けの世界だったのです。

2　「現実の砂漠」に足を踏み入れる

私が言いたいことは、医療や公衆衛生の分野にいる以上、ある一定量の赤い錠剤を飲み込む必要があるということです。とはいえ、私たちのうち何人が、実際にウサギの穴がどれだけ深いかを知りたいと思うでしょうか？

ところで、卒業スピーチの基本ルールに戻りますが、ルイス・キャロル(9)は少なくとも第三巻目のなかの引用を避けるべき作家リストには入っていなかったことを付け加えておきましょう。ちなみに、そのリストには、シェイクスピア、エミネム、ハリール・ジブラーン、ギュスターヴ・フローベールらが入っていましたし、フランス人であればすべてが禁止となっていました。

そのほかにも、2パック（2Pac）[10]による詩が含まれていました。その一方で、2パックの歌詞は物理学と哲学の卒業スピーチでは許容とされており、現に彼の作品は、MIT［マサチューセッツ工科大学］や今夜開催予定のワイルドでクレイジーなHST（Harvard-MIT Health Science and Technology）の式典では幅広く引用されることになっています。[原注9]

さて、私たちにはあえて赤い錠剤を選ぶということがあり得るのでしょうか。これは、赤い錠剤を喉に詰まらせながらも、ウサギの穴にいまだに落ち続けている男からのまじめな質問です。この映画のなかで、もちろん悪党ですが、登場人物の一人が「無知は幸福だ」と言っています。しかし、無知は幸福などではありません。無知は、ただの無知でしかないのです。そして、無知と医療は両立し得ないのです。私たち医師にとっての赤い錠剤は、ほかの誰のものよりも「にがい錠剤」かもしれません。なぜなら、医師や研究者たる者が青い錠剤を選ぶことなど許されない、と主張することはいとも簡単だからです。たとえ実際には私たちのほとんどが青い錠剤を飲み込んでしまっていても、です。

赤い錠剤を喉に詰まらせたまま、いまだに落ち続けていると先ほど言いましたが、いったいど

（9）（Lewis Carroll, 1832～1898）イギリスの童話作家、数学者。『不思議の国のアリス』の作者。
（10）本名トゥパック・アマル・シャクール（Tupac Amaru Shakur, 1971～1996）。アメリカのヒップホップMC、俳優。ラスベガスで銃撃されて死亡。

れくらい深くまで落ちていくのでしょうか。今日は、私ではなくあなた方が主役の日でありますが、あなた方がここに招待してくれたことは、私にとってはとてつもなく大きな意味をもっています。というのも、今日ここに立つために、私はハイチの農村からボストンまでモスクワ経由でやって来ました。昨日の午後、モスクワでルールブックの第二巻二六章のメモ書きを見直しながらスピーチの原稿を推敲しました。そして明日には、テネシー州ノックスビル経由でルワンダに向かいます。つまり、直行便はないということです。それからまたハイチに戻りますが、一〇日後には再びアフリカに向かう予定です。

みなさんは、「ニューヨーク・シャトル」という言葉を聞いたことがおありでしょう。私は二〇年間にわたって「ハーバード―ハイチ・シャトル」を続けてきましたが、正直言って飽きてしまいました。誰だって、機内で配られるピーナッツの小袋に青い錠剤が紛れ込んでいるのではないかと期待しはじめるころです。ちなみに、このピーナッツは、今では私の全食事摂取量の三二パーセントを占めるまでになっています。

このような気の狂ったような移動スケジュールを、いったい何のためにこなさなければならないのでしょうか。それは、すべて赤い錠剤のせいなのです。正直に言いましょう。真実の錠剤を飲んだからホバークラフトや飛行機に乗りこむ羽目になった、というわけではありません。そうではなく、医師という立場にあってこの錠剤を飲むと、この惑星の至る所に不必要な病気や苦痛が存在することが見えてきてしまうのです。

それだけでなく、ある疫病が完全に手に負えない状態に陥っており、先述のような場所では、必ず人々の健康が恐ろしいほど害されている緊急事態が発生していることを目の当たりにするわけです。そして、極めて基本的な科学の恩恵や、医学がようやく「もっとも若い科学」と呼んでもらえるようになったこの二〇～三〇年間に開発されたツールにアクセスできない人々が存在していることを思い知るわけです。

私は感染症の専門医なので、当然のことながら疫学について話をさせていただきますが、あなた方はＳＡＲＳ《サーズ》(11)のことを恐ろしい感染症だと思っているでしょう。実際、それは事実です。では、この疫病を大局的な視点から眺めてみましょう。

今日、ＳＡＲＳによる死亡者は一〇〇〇人にも満たないというのに、フォーチュン５００にランクインしている数社は大慌てで地球規模のＳＡＲＳ基金を設立し、たちまち数億ドルの寄付金が約束されたと聞きました。また、アジアのいくつかの空港では、発熱している旅客を特定するためのサーモグラフィー装置が設置されたという記事を読んだところです。しかもこれらは、わずか数か月のうちになされているのです。むろん、すべてよいことです。

（11）重症急性呼吸器症候群（Severe Acute Respiratory Syndrome）。二〇〇二年一一月に中国広東省で発生したのち渡航者を介して感染拡大し、二〇〇三年七月に終息。

しかし、その一方で、毎日八〇〇〇人もの人々が、感染症死亡原因の第一位であるエイズによって死んでいるのです。そして、さらに多くの人々が結核やマラリアで死亡しています。あなた方が卒業する今年一年間だけでも、六〇〇万人もの人たちがこのわずか三種類の病気によって死亡すると推定されているのです。しかも、そのほとんどが子どもや青年です。六〇〇万人もの死であり、そのほぼ全部が現代医療をもってすれば予防できるにもかかわらず、もっとも必要としている人々を救済する計画が存在しないという現実を、赤い錠剤は突き付けてくるのです。

新聞ですら、「世界エイズ・結核・マラリア対策基金（The Global Fund to Fight AIDS, Tuberculosis and Malaria)」の資金はすぐに枯渇するであろうと報じているわけですが、このような新聞の編集者や発行者は、青い錠剤を定期的に摂取することで生きながらえているようにさえ思えます。言ってみれば、貧困者の疫病などは、産業界やマスコミ界の関心はもとより、基礎科学の関心すら引くことがないのです。

このような現実はどこでも見受けられます。赤い錠剤を飲んだ途端、突如として四〇〇〇万人のアメリカ人が健康保険に加入しておらず、さらにそれ以上の人々が、加入していてもごくわずかな保証額であるという現実が見えてくるのです。また、この国を含めたある地域では、農業ビジネスに補助金を出しておきながら余剰穀物を破棄したり、もしくはダンピングをしたりして衰退化する農業経済にとどめの一撃を食らわせる一方で、この惑星の「最底辺の一〇億人《ボトム・ビリオン》」には食料や安全な飲み水ですら十分に提供されていないという現実が見えてくるのです。

赤い錠剤を飲むと、相互の結び付きが深まるグローバル時代に何百万人の人々が餓死している一方で肥満と闘っている人々がいるのはなぜか、と不思議に思えてきます。また、「計画的陳腐化」として知られるように、まったく品質に問題のない医薬品や装置を故意に旧式化するマーケティング手法を取る企業が存在する一方で、一〇〇〇万人もの人々がソークやセービンの発見はもとより、パスツールの発見ですらその恩恵を一度も受けることなくこの世を去ってゆくという現実を知ることでしょう。[原注10] しかも、現実の砂漠では、このような状況は長引いているだけでなく悪化さえしているのです。

では、よりにもよってお祝いの日に、なぜ私はこのような憂鬱《ゆううつ》な話題をあえて蒸し返すのでしょうか。それは、あなた方二〇〇三年の卒業生こそが、このような現実のすべてを覆すことができると信じているからです。あなた方は、このような現実を変えなければならないのです。しかも、一刻の猶予も辞さないのです。

もちろん、これはユートピア的な考えではありますが、一方で実現可能なことでもあります。あなた方のために、コップに水が半分も満たされているではありませんか。つまり、あなた方には、より良い世界のために闘う武器である特別な免状、すなわち「医師免許」が与えられているのです。

あなた方は、ただ患者のために闘っているという理由だけで、政治家では成し得ないような方法で健康保険について非難の声を上げることができるのです。同じ理由から、ほかの人ができないような方法で薬の価格について不満の声を上げることもできるのです。それから、聴衆に「不愉快なやつ《ピル》」だと思わせることなく、このような「赤い錠剤《レッド・ピル》スピーチ」をすることだってできるのです(12)。なぜなら、患者のなかでも、もっとも重い病に苦しむ脆弱な立場にある人の生存と尊厳をかけて闘うことこそが、私たちに求められている使命だからです。

そうかと言って、標準以下の医療しか受けられない人々のために、わざわざはるか遠くまで行かなくてはならないということではありません。あなた方卒業生のなかにも、ここから一マイルも離れていない近隣地域で、私たちのグループとともに活動してくれている学生がたくさんいます。その学生たちの多くは、ロックスベリー(13)に住む患者のほとんどが、医師による家庭訪問を受けた経験がないという事実に驚いています。

しかし赤い錠剤は、多くの患者が問題に直面するのは病院を去ってからであるということを教えてくれます。具体的には、医師の指示を理解できない、また従えないという問題、処方箋通りに薬を受け取れないという問題、次の予約時に診療所に行けないという問題、さらには家賃や光熱費を支払えないといった問題があるからです。

このような問題のなかには、あなた方の手で助けてあげられるものもあるでしょう。たとえば、自分が整形外科のレジデントだったとして、スポーツジムから病院に向かう途中、ある女性が転倒して大腿骨頸部を骨折したところに遭遇したとしましょう。あなたは固定装具をはめて手当を手際よくしたうえで、その内容をごく手短に手術記録に書き入れることでしょう。

ところが彼女は、あなたが研修に通う医療メッカから一マイルも離れていない所にあるおんぼろの公営アパートの五階に住んでいます。不運なことに、エレベーターは故障中です。もし、あなたが青い錠剤を飲んでいたなら、このような状況さえ知ることはないでしょう。なぜなら彼女は、大多数の医師の目には映らないであろう現実の砂漠に生きているからです。

もっと現実的な話をしてほしい、あなた方のなかにはそう思っていらっしゃる方もいることでしょう。結局のところあなた方は、一人や二人の例外を除いて昨日モスクワにいたわけではありませんし、明日ハイチへ向かうわけでもありません。それよりも、インターンシップやその先のことで頭がいっぱいのはずです。そこは、医学校での生活とは大きく異なります。

私自身の話をすれば、レジデントをしていた期間は素晴らしい時を過ごすことができたと思っています。現に、とても楽しんでいました。今日から正式に医師になったあなた方は、数週間のう

---

(12)　ピル（pill）には、「錠剤」のほか、俗語として「つまらない人」「嫌いな人」という意味があるため、ダジャレとして使用されている。

(13)　ボストン南部の地区で、アフリカ系アメリカ人が多く住んでいる。

ちに、幾人かにとって唯一の医師になります。患者は、あなた方を頼りにすることになるわけです。とはいえ、インターンシップについては、多くの者が愚痴をこぼしています。具体的には、勤務時間が長すぎるというものです。確かに、夜中の三時に医師であることはとても大変なことです。けれども、それは患者の経験している大変さに比べれば大したことではありません。

では実際に、現代生体医学の臨床医であるということはどれだけ大変なことなのでしょうか。先述した移動中、私は機内でいつも大企業家たちを目にしますが、彼らはとても勤勉そうに見えます。たいていの場合、私は〈ピープル（People）〉という芸能雑誌を眺めているというのに、彼らは決まって売上表に目を通しているのです。あなた方は本当に、私たちが銀行家や株式の仲買人よりもずっと一生懸命に働いていると思いますか？　率直に言って、私はそうは思っていません。

私たちのやっていることは、彼らとは根本から違うのです。内科医であろうが、小児科医であろうが、病理医であろうが、心臓外科医であろうが、私たちは他人のために働いているのです。それは、私たち自身のためでも、給料のためでも、個人的な満足を得るためでもありません。それは、患者の身に起きていることのためなのです。あるいは、科学者となる方々にとっては、傷ついた世界を癒す助けとなる知識をつくり出すためなのです。

週一〇〇時間勤務の日々が二〜三週間続いたあとであれば、青い錠剤を飲みたいという誘惑に駆られることがあるかもしれません。しかし、決して屈してはいけません。臨床医学や関連する科学分野で素晴らしい成果が生み出されていますが、これは医学が科学を受け入れながら発展しているからです。このことがもたらす成果は、まさに驚きの連続と言えます。医学のどの分野も、研究されていないものはありません。病理学から腫瘍学や疫学まで、革新は続いていくのです。

赤い錠剤を選んだ者は、進歩の暗い側面を直視する義務を負うことになります。毎日のように、より多く、より有用な発見がなされている一方で、それらを賢くかつ平等に活用する私たちの能力は蝕まれていっています。最新の治療法を駆使する技能が備わっていく一方で、私たちの努力を世界の恐るべき殺人要因と闘う方向へと仕向けるコミットメントは欠如したままなのです。

たとえば、私自身の分野で言うと、数多くの感染症が克服されてきたことは確かですが、ここ数十年で新しい種類の抗結核薬は発見されていませんし、二〇〇三年六月現在、三大現代疫病であるエイズ・結核・マラリアに対する有効なワクチンはまだ存在していません。つまり、医学の「平等科」では、私たちは失敗しているのです。患者の生活圏に一歩足を踏み入れれば、私たちがこの分野でどれほど遅れを取っているかを確認することができるでしょう。

実際に、私たちが患者の家庭を訪れる理由はいくらでもあります。彼らを訪問すれば、平等の計画が欠如しているために病院での優れた治療が無価値になっていることが分かるでしょう。また、なぜ処方箋通りに薬が入手できないのか、なぜ予約時間になっても患者が現れないのか、なぜ薬の誤飲もしくは服用すらされないという現状が存在するのかについても理解できるようになるでしょう。彼らを訪問することによって、ライフスタイルをまったく異にする人々とつながることができるようになるのです。

あなた方がインターンとレジデントをしている期間に自らの目で見ることになるであろうこれらの問題は、国境を越えて地球全体の抱える医療問題に取り組もうとしたときに目の当たりにする、さらにショッキングな現状の象徴でしかありません。これもまた、青い錠剤の副作用と言えます。

ここからは別の視点に立って、あなた方に直接お伝えしたい核心部へと迫りたいと思います。いよいよ、着地点に近づいていきます。あなた方は、聞きたくてウズウズしていることでしょう。

3　あなた方にふさわしい活躍の場とは

さて、ここまでの話に賛同してくださったのであれば、現代医療が大きな希望をもたらしてきた一方で、われら地球村の現状は陰鬱としたものであることが見えてきたことでしょう。つまり、より多くのものがより少ない人々の手に集中しているということです。むろん、さまざまな領域でこの傾向は見受けられるのですが、医療や公衆衛生の分野では耐えがたいほど過酷なものとなっています。

スピーチのルールが禁止しているシェイクスピアの引用は避けるとお約束したので、マルティン・ルーサー・キング牧師(14)の言葉を引用したいと思います。

「すべての形の不平等のなかでも、医療ケアにおける不正義はもっとも衝撃的で、非人道的なものである(原注11)」

赤い錠剤を飲むということは、とても恐ろしいことでもあります。今日、ここにいるあなた方のなかにも、赤い錠剤を飲み込みはしたけれど、今、吐根《とこん》(15)に手を伸ばそうとしている人がいるかもしれません。誰が、そうせずにいられるでしょうか。

私たちは医療の面でもてる者ともたざる者が存在する世界に生きており、「最底辺の一〇億人《ボトム・ビリオン》」のほとんどは、現代医療にまったくアクセスできない状態にあります。そして、現在の世界の方向性は、あなた方が実際に診療をはじめる数年間のうちにさらに状況が悪化することを約束しているようなものです。

では、あなた方にとっての世界の境界線とはどのようなものでしょうか。その境界線は、来年には一つか二つの病院までに縮小され、病院から帰宅するときには、一人きりでアクション映画

---

(14)　(Martin Luther King, Jr., 1929～1968) アフリカ系アメリカ人牧師で、公民権運動の指導者として活動。一九六四年にノーベル平和賞受賞。

(15)　アカネ科ボチョウジ属の多年草のことで、根を乾燥させた生薬は催吐薬に使用される。

を観たり、音楽を聴いたりしたいと思っているかもしれません。もしくは、現実の砂漠から抜け出すためなら何でもしたいと思うかもしれません。しかし、あなた方は、心の中で、そして行動においても、そのような境界線の大半は自らつくり出したものであることを理解しているはずです。また、その境界線は、あくまでも自分の痛みを軽減するために引いたものであり、他者の痛みを軽減するためではないということも理解しているはずです。

　では、あなた方にふさわしい活躍の場とはどこなのでしょうか。恐らくあなた方は、地球上でもっとも格式ある医学校の卒業生であるのに加えて、まさにグローバル時代に生まれてきたと言えます。あなた方は、ローマ帝国のような世界唯一の超大国の正会員なのです。今こそ、この事実に向き合おうではありませんか。ちなみに、ローマ帝国は十字軍のはるか以前から存在していましたので、卒業スピーチ作法の虎の巻第二巻にある規則には違反していません。

　あなたがどこで生まれて、どんな環境で育ったかは、ここではさほど重要ではありません。あなた方ほどの広範かつ強い影響力をもつ若き医師集団は存在しないわけですし、これ以上に高度な技術をもつ者もいません。先月号の〈ハーパーズ・マガジン（Harper's Magazine）〉誌［アメリカの代表的な文芸総合誌］からの引用を紹介することはずるいかもしれませんが、そのなかに、すべてのアメリカ人が目を通しておくべきエッセイが掲載されていました。エッセイを書いたウィリアム・フィネガン[16]は次のように述べています。

現在アメリカは、軍事・経済・ポップカルチャーといった分野で、ごく稀に見る地球規模での優位性を意のままにしている。しかし、権力というものは、当然ながら正統性とは同意義ではない。そして、アメリカの権力に基づいた傲慢で冷酷な計画、たとえばグローバルな金融構造に組み込まれた不公平な貿易ルールや経済のダブルスタンダードといったすべてのものが、世界の貧困者層の目には、アメリカの正統性を助長するシステムとしか映っていない。(原注12)

最後に、フィネガンは次のように結論づけています。

「このような侵食は、ラテンアメリカ、アフリカ、アジア全体でも起こっている」

まさに、ここに列挙された地域で暮らし、活動してきた私には、彼の見解がいかに正しいのかがよく分かるのです。実に、医学の未来もまたグローバルな金融構造に組み込まれていると言えますが、それゆえに私たちの組織は、ハイチで現代生体医学というツールを極貧の病人のために役立てようと必死になって闘い続けてきたのです。というのも、彼らはそもそも「市場」に組み込まれていないからです。ビジネスマンが通勤するためにアジアではサーモグラフィー装置が開

(16)（William Finnegan, 1952～）〈ニューヨーカー（The New Yorker）〉誌の記者であり、著名な国際ジャーナリスト。

発されましたが、熱病にうなされている大陸は放置されたままなのです。

もし、「いざ進め！　世界を癒すのだ！」といったような言葉で私がスピーチを締めくくったとしたら、あなた方からブーイングが起きることでしょう。というのも、私は「セカンド・イヤー・ショー」で毎回のように静かな笑いのネタとなっていますから(原注13)。ご列席されているご両親にも、これがどういう意味かをご理解いただくために、最近の舞台からそのシナリオの一部をご紹介いたしましょう。この「新聞」の第一面には次のように書かれています。

ファーマー、村を救うため腎臓を売る

ハイチ―ハーバード医学校教授のポール・ファーマー博士は、昨日、ハイチの首都ポルトープランス近郊の僻村《へきそん》に住む村人の命を救うために、自らの二つ目の腎臓を売って抗結核薬を入手した……彼はこの治療可能な疾患のために、魂を失うよりは透析《とうせき》を受け続ける人生のほうがましだと感じている。ファーマー博士は自身の勇敢さについて尋ねられると、まさに英雄のように「とても喉が渇いた……」と答えた。

冗談はさておき、赤い錠剤を飲んで病人の世界のありのままの現状を見ると、苦痛を伴う選択を突き付けられることになります。私は二元論者になるつもりはないので、あなた方に善か悪か

の選択肢を迫るつもりはありません。私が言いたいのは、「善い行い《グッド》」か、もしくは「もっと善い行い《ベター》」かという選択肢です。「もっと善い行い」をするためにも、私たちは赤い錠剤を飲んで闘うべきではないでしょうか。

この問いの答えを出すのは、まさにあなた方の世代なのです。なぜなら、モーフィアスが告げるように、「あいにく、あなたと私にはもう時間がない」のです。もちろん、時計の針が刻んでいるのは私たちの命ではなく、他者の命です。

もう一度言っておきましょう。このスピーチを終えるまでに、いったい何人の命が治療可能な病気によって消えていったことでしょうか。とくに、私が明日向かう熱病大陸においてです。

4　二つのテイク・ホーム・メッセージ

最後に、ハーバード医学校で言われるところの「テイク・ホーム・メッセージ」を二つ述べて締めくくりたいと思います。

一つ目は、まずは自分自身の医療現場で「黄金律《おうごんりつ》」(17)に従いなさいということです。深夜遅くに最後の入院患者を受け入れるときや、気難しくて不機嫌な患者に対してはことさらであります。

---

(17)　キリスト教倫理の原理で、マタイ福音書七章一二節「人からして欲しいと望むことを人々に施しなさい」という教え。

彼らに対して、たとえばあなた自身の母親のように接してあげることができますか？　誰かのことを、あなた自身やあなたの子どもと同じくらいに愛せますか？　これらの問いに対する答えは「もちろんできない」でしょうが、赤い錠剤は少なくともこのような質問に向き合わせてくれることになります。

二つ目は、時には患者の家を訪問しなさい、ということです。「境界線を尊重する」といった受け売りの知恵に甘んじてはいけません。外出できない患者の皿洗いを手伝って何が悪いというのでしょうか。あばら家に住んでいる患者のために、土を固めただけの床をコンクリートに替えてあげるのを手伝って何が悪いというのでしょうか。

境界線を突き破るのです！　凝り固まった考えから飛び出すのです！　ある朝目覚めたら、人生が色を失い、虚《うつ》ろになっていてもいいというのでしょうか？　あるいは、青い錠剤を飲んでしまったことを思い出してもいいというのでしょうか？　たとえあなたの魂が左脇の下に転位して忘れ去られ（無視されているのかもしれませんが）、はるか遠くまで羽ばたいてチャンスをつかみたいのだと自らに必死に訴えかけていても、です。

あなた方は、しかるべき問いを知っています。そして、その問いに対する答えは、どこかに必ず存在し、求めさえすれば見つかるものなのです。

さあ、これであなた方は「知った」ことになります。そして、「知った」ということは、かのアクション映画の主人公が自覚を深めてゆくことを好んだように、この闘いは半分勝ったも同然ということです。

親愛なるお医者様方、ご家族のみなさま、ご友人、同僚や学長のみなさま、これにて私のスピーチを終わらせていただきます。二〇〇三年の卒業生のみなさん、ありがとう。そして、おめでとう！

「天職」としての医学
（マイアミ大学ミラー医学校の卒業式・二〇〇四年五月一五日）

　このようなスピーチの出だしと締めくくりに、心からの祝福を大声で叫ぶ以外にふさわしい方法があるのでしょうか。私は今、卒業スピーチという名のもとで、激励の言葉と気の利いたアドバイスという微妙な混合剤を調合すべくここに立っています。実は、私の人生において常に大きな存在であるマイアミに、今こうして立っていられることをとても幸運に感じています。というのも私は、ヘルナンド郡[1]の、生きたマーメイドがいる泉のあるウィーキ・ワチー[2]の近くで育ったからです。

　当時マイアミは、はるか南にあるワイルドでクレイジーな大都市といったイメージのせいで、誰もが訪れてみたいと思う憧れの地でした。なにせ、両親は別として、ヘルナンド郡出身の子どもたちにとっては、セントピーターズバーグ[3]ですら、とてつもなくワイルドでクレイジーな大都市だと感じていたぐらいです。

　しかし、投票できる年齢にまで成長すると、南フロリダまで足を延ばせるようになりました。

卒業スピーチで、フロリダ州の投票の歴史に触れるのは無粋《ぶすい》なことかもしれませんね。とにかく私は、学生時代にとうとうマイアミまで車で行けるようになり、それ以来何度となく足を運ぶようになりました。

私はハーバードとハイチの間を二〇年間も飛行機で往き来し続けていますが、直行便などはありません。そのため、経由するマイアミ国際空港こそが第二の我が家のようなものなのです。けれどもマイアミは、あなた方の故郷であり私のハブであるだけでなく、アメリカ大陸の中心とも言える存在なのです。というのも、世界を飛び回る先々でマイアミがいつも何かしらの意味をもっていることに気付いたからです。たとえばつい最近、ルワンダの知り合いから『ＣＳＩ：マイアミ』(4)のファンかと尋ねられました。そのときは、何のことだかさっぱり分かりませんでしたが。

（1）（Hernando County）フロリダ州西海岸に位置する郡。
（2）（Weeki Wachee）当地の美しい天然の湧水地を中心とするテーマ・パーク「ウィーキワチー・スプリングス・ステイト・パーク」では、人魚に扮する女性が水中を泳ぐショーが名物となっている。
（3）（St. Petersburg）フロリダ州西海岸に位置する都市の一つで、ヘルナンド郡と同じ大都市圏内にある。州内では第四の人口を有する。
（4）フロリダ州マイアミを舞台に、最新科学を駆使して犯罪を暴く捜査班の活躍を描くアメリカのテレビドラマ・シリーズ。

そして、言うまでもなく、私が多くの時間を過ごすハイチにとってマイアミは、とてつもなく大きな存在となっています。ハイチの農村で一緒に暮らしている人々のなかには、「マイアミ」と言いながら「アメリカ」を指している人もいるくらいです。ボストンに帰るときでも、「じゃあ、マイアミに出発かい？」とよく声をかけられるのですが、そんなときはただ「そうだ」と答えるようにしています。彼らは、ハーバード医学校をはじめとして、ディズニー・ワールド(5)、ペンタゴン(6)、ハリウッド(7)といったスパニッシュメイン(8)より北にある名所のほとんどがマイアミにあると信じ込んでいるのです。

というわけで、イェール大学やブラウン大学などは聞いたこともないハイチ人の隣人や患者たちは、ついに私がかようにも重要な都市で卒業スピーチをすることになったことを、今とても誇りに思ってくれているわけです。すでにハイチでこれほどの喝采《かっさい》を受けただけでも、今回のご招待に心より感謝したいと思います！

1　卒業の意味することについて

今日の私の仕事は、あなた方を励ましながらささやかなアドバイスをすることですが、このような舞台においては、私の経歴では役不足であると感じられる方もいらっしゃることでしょう。確かに、私は新しいワクチンや遺伝子を発見したわけでもなく、学長でもなければ学科長でもありません。しかし私は、ぶら下がった穿孔《せんこう》くずの件[9]はさておき、フロリダを愛しているというだけではなく、医学も愛しております。病理学から神経外科学まで、あらゆる医学分野をこよなく愛しているのです。あなた方も、仮にまだ愛していないとしても、きっとこれから愛されることでしょう。

「だからどうしたっていうんだ?」と言いたい皮肉屋も、このなかにはいらっしゃるでしょうね。そこで、二一世紀を迎えた今、世界の現状をご覧いただきたいのです。実に素晴らしい出来事が存在する一方で、暴力、戦争といったさまざまな破壊行為も存在しています。たとえば、私たちがこうして座っている間にも、決して流行すべきではない疫病が蔓延したり、制御不可能となっ

(5) フロリダ州オーランドの南西に位置するウォルト・ディズニー・カンパニー経営の世界最大のアミューズメントパーク。
(6) ワシントンD・Cにあるアメリカ国防総省の本庁舎。
(7) カリフォルニア州ロサンゼルス市にある地区で、映画産業の中心地。
(8) 大航海時代のカリブ海周辺の大陸沿岸で、スペイン帝国の支配か置かれていた地域のことで、フロリダ半島からメキシコ、中米、南アメリカ大陸北岸までの範囲のこと。
(9) 当時、フロリダ州内で採用されていたパンチカード式の投票方式では、穿孔くずが完全に切り落とされずにぶら下がり、集計機械に正しく判別されないという問題があった。二〇〇〇年の大統領選挙では、民衆党候補アル・ゴアが共和党候補ジョージ・W・ブッシュに僅差で迫っていたが、投票用紙の再集計がなされることなく敗北する結果となった。

た疫病が暴れ出したりしています。また、善意が存在すると思えば、貪欲さや権力の悪質な乱用といったことも目にするでしょう。

しかし、医学というものは、あなた方の世代が実践するような形で行いさえすれば、人々の幸福を実現するための大きな威力を発揮することができるのです。「職業」という言葉を聞いたとき、さまざまな仕事を思い浮かべるでしょうが、私たちは医学というものはそのほかの職業とは異なるということ、もしくは異なるべきであるということを心の中では理解しているはずです。つまり、医学は「天職（vocation）《ボケーション》」なのです。

こう聞くと、あなた方のご両親は、マイアミ大学は恐ろしくお金のかかる職業訓練学校《ボケーショナル・スクール》だと感じられたかもしれませんね。

もちろん、医学は歪められたり悪用されたりすることも事実ですし、それがゆえにこの地域の出身でもあるカール・ハイアセン[10]が、啓発的な警告として、いかにして過ちが起きるかについて考えさせてくれるような娯楽小説を書くことができたわけです。しかしながら、ご存じの通り、医学の年代記には暗黒の一幕もあり、それはハイアセンの小説よりもはるかに暗いものとなっています。

そこで、新しい世代を担うあなた方の責任は、あなた方が医師である間に悪いことが何も起きないようにすることだ、と言えるでしょう。というのも、我が友よ、今日この日よりあなた方は、法律で認められた正式な医師となったからです。合否システムを採用しているハーバード医学校流に言うと、「P《パス》＝MD《エム・ディー》（合格＝医学博士号）」というわけです。

ところで、ハイアセンによると、この州の法律はほかの州に比べて許容される医療行為の範囲が柔軟なようです。私の直観通り、彼の小説が綿密な調査に基づいているとすれば、私のような内科医であっても、この州ではある条件のもとであれば形成手術を行ってもよいというのです。正直なところ、フロリダはルールを曲げてしまう州と言ってもよさそうです。

ハイアセンの小説に一人の形成外科医が登場するのですが、その人物はずいぶん辛辣《しんらつ》な言葉で描き出されています。ドクター・ルーディ・グレイブラインは、フロリダに太陽が昇るたびにほくそ笑みます。

「太陽は顔の肉を焼き揚げて、あばたをつくり、さらには毛穴に、肉眼では見えないほど小さながんの種をまく。その種は、やがて芽を出し、摘出せねばならなくなる」

この優れた医師はハーバード医学校の卒業生という設定になっていますので、小説が単なるフィクションであることはお分かりいただけるかと思いますが……そうですよね？

さて小説では、彼は小遣い稼ぎのために脂肪吸引の手術をするのですが、その最中にとても良

（10）（Carl Hiaasen, 1953～）アメリカの小説家、ジャーナリスト。

からぬハプニングが起きてしまいます――ちょうど食後なので、動脈血にかかわる取り返しのつかない医療ミスとだけ言っておきましょう。ハイアセンは、小説で次のように説明しています。

（脂肪吸引の手術は）この国でもっとも多く行われている美容整形手術であり、年間一〇万件以上も行われている。吸引にかかわる手術の死亡率は比較的に低く、一万人に一人の割合であるが、もし外科医が脂肪吸引手術の経験がほとんどない、もしくは適切な訓練を受けていない場合には、血栓《けっせん》、脂肪塞栓《そくせん》、慢性的なしびれ、重度のあざといった合併症が起きる確率がかなり高まることになる。そして、ルーディー・グレイブラインは間違いなくこのタイプの医師であった。つまり、ぼろ儲けできるという理由だけで脂肪吸引手術に手を付けた医師ということである。

州の条例・許可局・医療審査機関といったもののなかで、ルーディーが脂肪吸引手術について勉強したり、あるいは習熟したり、ましてや実際に執刀する前に技能を審査するといったことを規定しているものはなかった。ルーディー・グレイブラインは医師免許をもった内科医であり、そのことは、法律上においてやりたい放題してよいということを意味していた。

彼は、アメリカ形成外科資格認定機関、顔面形成・再建手術アメリカン・アカデミー、アメリカ形成・再建外科医協会による認証など、まったく気に留めることがなかった。壁に飾る記念の額が一つや二つ増えたからってなんだというんだ。患者だって、気にすることはなかった。彼らは金持ちで、空虚で短気な人々であった。貧乏白人（white trash《ホワイト・トラッシュ》）やそれ以下の野暮《やぼ》な人間だけが、彼の腕を疑ったり、手術の結果に不満を言ったりした。(原注15)

おっと、ウィーキ・ワチー〔一七一ページの註参照〕出身の男性は、ハイアセンの「貧乏白人」という言葉にムッとしたかもしれませんが、大目に見てやってください。

さて、これから、同じ形成手術についてではありますが、まったく別の実話をご紹介します。そのあとで、再びドクター・グレイブラインの話や医療ミスについての話に戻りたいと思います。その前にまず、あなた方にあることをお尋ねします。選択肢が明確なことはごく稀なのですが、時として、あなた方は選択を迫られることがあるでしょう。では、その選択肢とはどういうものでしょうか。それは、幸福を実現する力としての医学か、もしくは単なる商売としての医学かという選択肢です。

2　これまで何をしてきたかについて

あなた方の前に立って、この質問に楽観主義と希望をもって答えるだけの十分な根拠が私にはあります。とくに、あなた方卒業生、在学生、そしてマイアミ大学の教職員の方々に向けてお話をいたします。このような私の自信は、自らの経験に基づいたものです。というのも、あなた方のなかに、ハイチで活動をともにした方々が含まれているからです。

とくにここフロリダにとって、ハイチは重要な場所であると言えます。ハイチは私たちにとってもっとも古くからの隣人であり、フロリダ最大の貿易相手国の一つです。また、多くのハイチ人がここフロリダに住んでおり、この巨大都市の経済社会生活に貢献しています。今日、この場にも、ハイチ人卒業生のご両親が誇らしい気持ちで列席していることでしょう。

私の胸のなかには常にハイチがあると同時に、ハイチに対して深い感謝の念を抱いています。なぜなら私は、ハイチの人々から実にたくさんのことを学んできたからです。『人生に必要な知恵はすべて幼稚園の砂場で学んだ[11]』というタイトルのベストセラーで大もうけしたのが誰だったかは覚えていませんが、実際に私も、「人生に必要な知恵はすべてハイチで学んだ」という本でも執筆しようかと考えているぐらいです。

もちろん、ハーバードにいる私の先生方はそんなタイトルに顔をしかめるでしょうが、ともかく私はハイチに大きな借りがあるのです。そもそも、自分が医学のどの分野に進みたいかを見つけた場所こそがハイチだったのです。そして私が、「人生のくじ引き」たるものがいかに奇妙なものであるかを理解することになったのもハイチでした。なぜ私は、この場所に生まれたのでしょうか。ここから飛行機でわずか一時間半の場所ではなくて……。

ここフロリダで育った私は、「人生のくじ引き」がいかなるものかを知る機会がほとんどありませんでした。実際、フロリダにせよハイチせよ、その歴史については何も知らないに等しかったのです。ヘルナンド郡の公立学校制度のもとで過ごした子ども時代に、二〇世紀の間に二〇年間もアメリカがハイチを軍事的に占領していたことを教えてもらったという記憶はありません。また、大規模な奴隷反乱によってハイチがラテンアメリカ初の独立国になったことも教わった覚えがありませんし、フロリダのカルーサ族[12]のように消滅した、かの島の原住民についていかなることも学んだ記憶がありません。

実は、ウィーキ・ワチーは昔から観光地であったわけ

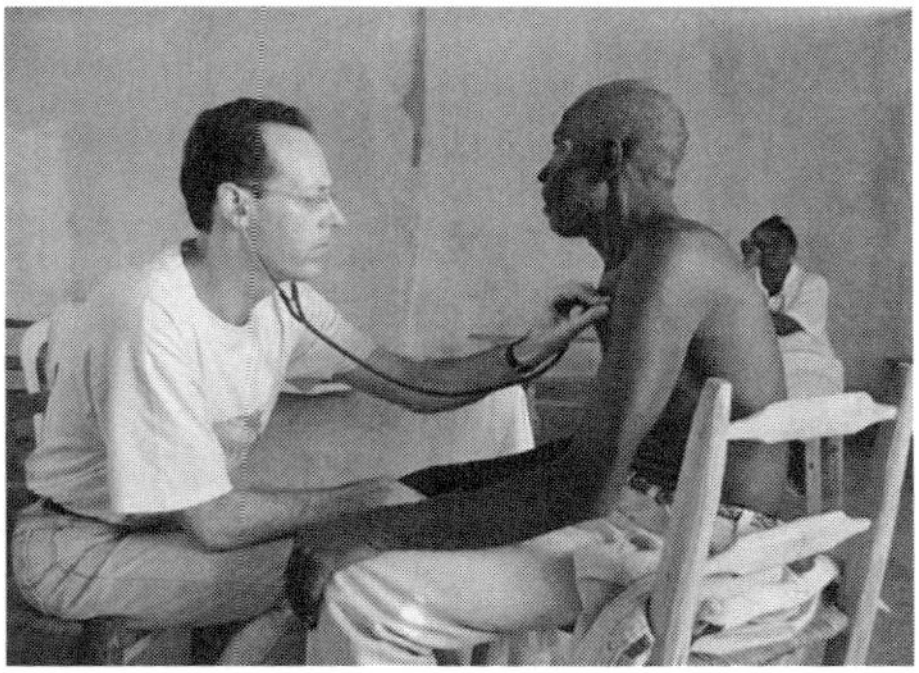

移動診療所で診察するポール・ファーマー。2002年、中央ハイチにて（写真：Mark Rosenberg）

(11) ロバート・フルガム著。原題はAll I Really Need to Know I Learned in Kindergarten。同タイトルで邦訳書が出版されている（池央耿訳、河出書房新社、一九九六年）。

(12) 漁業を基盤に高度な文化生活を営んでいたものの、スペイン人の入植によって事実上滅ぼされた、フロリダ半島南西部の湿地帯に住んでいたアメリカ原住民。

ではなく、むしろ「ウィーキ・ワチー」と名づけた人々の故郷でしかありませんでした。ちなみに、「ウィーキ・ワチー」とはマスコギー語(13)で「小さな泉」という意味です。私はこの土地の圧倒的な美しさに無関心ではなかったのですが、この国がかようにも困難な歴史を有していたことにまで考えが及んだことはありませんでした。

私たちは今、スペイン人が一六世紀に上陸した際、南フロリダでもっとも権力をもっていたために「獰猛《どうもう》な人々」と呼ばれていたカルーサ族によって植民されていた場所に座っています。彼らは、ヨーロッパ人からの「贈り物」である天然痘や戦争・征服といったものによって消えていきました。〈マイアミ・ヘラルド（Miami Herald）〉紙によると、カルーサ族は巨大な貝塚からなる集落を築いていましたが、それらのほとんどは、二〇世紀に入って道路の盛り土に使用されたり、土地開発のために崩されたりして姿を消してしまったということです。(原注16)

この話にびっくりしませんか？　道路の盛り土にされたって。

ご心配なさらないでください。卒業式の日に、昔の話についてくどくどと話すつもりはありません。今の私たちに関係のある未来の話に戻りましょう。けれど、「過去から学ばなければ同じことを繰り返すことになる」という古い諺《ことわざ》は知っていますよね。

この諺が現実となったのは、私がフロリダを去ったあとの大学時代のことでした。今日、ここに参列しているあなた方の多くが、立派な医学校を卒業できたことを幸運《ラッキー》だと感じていることでしょう。

今、「幸運《ラッキー》」と言いましたが、それはあなた方が、一度もリーディングの宿題を怠けたことがない、回診の時間に遅れたことがない、休憩中には必ずハリソンズ(14)に目を通したり、メッドラインで検索したりするほどまでは勤勉でなかったのにもかかわらず、「よく卒業できた」と言っているわけではありません。

確かに、いかなる場所にいようとも、病人を快復させられるかもしれないときや、励ますことができそうなときに何もしないでいられる人はそういないでしょう。しかし、まじめな話、私たちはみなこの場にいられること、たとえばアフリカの干ばつに見舞われた村にいるのではないということは、多少なりとも幸運なことであると言えるでしょう。もし、中東の紛争で荒廃しきったどこかの居住地だとか、この国の大都市でも見られるような、麻薬などの問題によってズタズタに引き裂かれ、「仕事を干されてしまった」地区だとしたらどうしますか。

というわけで、このような質問をしても差し支えないことを願うのですが、私たちの境遇がいかに幸運であるかという意識が、これまでにおいて、どの程度あなた方の選択に影響を与えてきたのでしょうか。まず、あなた方すべてが医術を基礎とする医学、むしろ今日では日増しに科学

(13) アメリカ南東部に先住していたマスコギー族の言語。
(14) アメリカの代表的な内科学の教科書。

を基礎とするようになっていますが、医学というキャリアを選んだ時点であなた方に善意があることを感じ取ることができます。

さらには、今日このなかには、ハイチの農村で初めての神経外科手術に参加してくれた方々がいます。その手術は、私が共同でメディカル・ディレクターを務めているカンジュの病院で行われました。そして、さらに多くの方々がトーモンド（Thomonde）［中央ハイチの農村都市］という町を訪れてくれましたが、この町ではメディシェア[15]と本校が協力して、西半球最古の共和国であるこの国とハイチの絆に新しい命を吹き込んでくれました。

それだけでなく、今日卒業するあなた方のなかには、マイアミ形成外科チームの結成に協力してくれた方もいます。ドクター・グレイブラインとは対照的に、彼はハイチの中央高原にあるスラム街まで足を運び、成人を対象とする口蓋裂《こうがいれつ》[16]の手術にあたってくれたのです。

このような奇形をもちながらも、治療の機会なしに生き続ける人生を想像することができるでしょうか。ここアメリカでは、口蓋裂の手術は奇形による心理的・社会的な影響を避けるために幼少期に行われるのが一般的です。しかし、マイアミ大学の形成外科医たち、そして本プロジェクトの立ち上げに尽力してくれた学生たちの優れた技能のおかげで、ハイチでは成人に対して行われたのです。

その成果は、驚くほど素晴らしいものでした。それは同じ美容術という観点からの成果でありますが、もちろん脂肪吸引などではありません。中央ハイチでの活動歴が五年目で、口蓋裂手術における症例数の半分を担当したハーバード医学校の学生と話す機会があったとき、患者たち自身は術後の大きな変化をどのように受け止めているのかということを知りたくなって尋ねてみました。「彼らは今、人生をどんなふうに感じているんだろうか？　口蓋裂を三〇年も抱えて、突然ボンってきれいになったんだ。実に素晴らしい気分に違いないよね？」と、私は尋ねました。すると、経験豊富なハイチの専門家であるデヴィッドは、少し間を置いてから答えました。

「誤解しないで聞いてほしいんだが、率直なところ、彼らは新しく手に入れた美貌についてはそれほど気にしていないんだよ。もちろん、彼らは感謝している。だけど、彼らにとってそれよりずっと心配なのは、次の食事にどうやってありつこうかとか、子どもをどうやって学校に通わせようかとか、そういった日々のことなんだ」

日々のこと……もちろん、これは正しい答えでした。というのも、私はハイチでもほかの場所でも、このことを経験していたからです。

エイズで瀕死の状態の青年たち。体重がわずか七〇パウンド［約三二キログラム］しかないのですが、一年間、抗レトロウィルス薬を飲み続けると体重は二倍に増えます。ところが、瀕死の

(15)　(Project Medishare)　フロリダを拠点とする、ハイチで医療技術支援を行う非営利団体。
(16)　生まれつき上顎に裂け目が生じた病気。

状態から快方に向かうや否や、彼らもまた手厚い医療ケアのありがたみよりも、自分の家族をどうやって養うかのほうが心配になってくるのです。彼らはもともと仕事・食料・住居を必要としており、治療後の今でもそれらが必要なことに変わりはないのです。

だからといって、口蓋裂《こうがいれつ》の手術をしないでおくべきでしょうか。抗レトロウィルス薬の治療計画を中止して、工場の建設や食料の購入に変更すべきでしょうか。もちろん、そうではありません。このことは、私たちがとてつもなく不平等な世界に生きているということを意味しています。それゆえ、世界を治療するために、医師として、人間として行動を起こすことが求められているということです。つまり、世界そのものに裂け目が生じており、それをつなぎ合わせる腕をもった外科医があなた方だということです。

このことが、あなた方への最初のささやかなアドバイスとなりますが、むしろお願いに近いことと言えるでしょう。あなた方は、今まで私たちが行ってきたことよりもよい仕事をしなければならないのです。私は、みんなで手をつないで「クンバヤ（Kumbaya）」[17]を歌おうと呼び掛けるような性分ではないのですが、とてつもなく大きな治癒をもたらす何かが求められているということだけは言っておきたいと思います。タラハシー［Tallahassee・フロリダ州の州都］よりもマイアミのほうがずっと州都らしい私たちの世界は、今、真っ二つに割けてしまっているのです――そう、「もてる者」と「もたざる者」に。

そして、私たちは「もてる者」の側にいます。世界の残りの地域、少なくとも世界の「最底辺の一〇億人《ボトム・ビリオン》」は生き抜くための熾烈《しれつ》な闘いに忙殺され、口蓋裂の手術のあとに鏡をのぞく時間すらないのです。なかには、人生で鏡を一度も見たことのない人々だっているのです。

3 これから何をすべきかについて――ささやかなアドバイス

卒業スピーチは短いほど好ましいので、ウィンストン・チャーチル(18)のように「進め、ひるまずに世界に立ち向かうのだ!」と言って締めくくりたいところですが、その代わりにもっと実践的なアドバイスをすることにします。

「いつも日焼け止めを塗りなさい」

さて、まじめな話ですが、いくつかのアドバイスをして締めくくりたいと思います。なかには陳腐《ちんぷ》に聞こえるものもあるかもしれません。たとえば、もし私が「いつも勉強をし続けなさい」と言ったら驚くでしょうか。しかし、医師として、医学的な技能は患者に提供できる最低限のこ

(17) 黒人霊歌の一つで、主イエスに救いを求める内容の歌詞となっている。「クンバヤ」とは、アフリカ系アメリカ人の「Come by here《カム・バイ・ヒア》」が訛ったもの。

(18) (Winston Leonard Spencer-Churchill, 1874~1965) イギリスの政治家。第二次世界大戦時のイギリスを首相として勝利に導くほか、一九五三年、ノーベル文学賞受賞。

とであることは覚えておいてほしいと思います。

とはいえ私たちは、どれだけこの最低限のことがこなせているでしょうか。恐らく、ハイアセンの小説は笑いをとるためのものでしょうが、依然として医療ミスは、あらゆる技術進歩とは裏腹に根深い問題であり続けています。

今週の初め、ランド研究所(19)は、アメリカ国内の保健医療に関するもっとも大規模で総合的な調査結果を公表しました。その広範にわたる調査結果は、アメリカで代表的な医療政策専門誌の〈ヘルス・アフェア（Health Affairs）〉誌に掲載されましたが、それによると、調査対象となったアメリカ国内一二地域の住民は、急性もしくは慢性の疾患に対して推奨される治療や重要な予防サービスを平均五〇～六〇パーセントしか受けられていない状態にあり、対象地域が多様であるにもかかわらず、その割合はほぼ同じであったとのことです。さらに、この調査チームによると、このような結果は保健医療の質に相当な欠陥があることを示すものであるにもかかわらず、この傾向が何十年間も変化していないということでした(原注17)。

私は今、何百人というみなさんの前で、ある告白をしたいと思います。実は私は、いまだに新しい考えや新しい薬を覚えるために小さなフラッシュカードをつくるという習慣を続けています。医学生のときほど熱心ではないにせよ、いまだに勉強を続けているのです。医学は最新の科学と言われていますが、患者にしてあげられる最低限のこととは、ハイアセンの小説に登場する愚か者よりはましな技能を身に着けることだと思います。人々が誤った治療を受けるどころか、治療すら受けることができない地域が、この近隣地域をはじめとする各地に存在しているのです。

というわけで、今日あなた方へのアドバイスの残りは、われらの天職の未来についてです。あなた方の多くはここフロリダに残るでしょうが、なかには世界中を飛び回って、私のように思わぬ所に辿り着く方もいるでしょう。

とは言え、今の時代、どこに住むかは徐々に意味が薄れてきています。たとえば、私の場合であれば、もし自由に選べるとしたらこの辺りに留まっていたことでしょう。ここには、エバーグレーズ国立公園[20]、高級住宅街のココナッツグローブ（Coconut Grove）、パロット・ジャングル[21]だってあります。もちろん、『CSI：マイアミ』も。そのほか、素晴らしい文化イベントもあります。前回ここに来たときには、ブリトニー・スピアーズのコンサートのためにひどい交通渋滞に巻き込まれました。

けれども、どこに住もうかとか、医学のどの科に進もうかというのはあまり大きな問題ではありません。なぜなら、もし医学が天職であると信じるのであれば、自ら選択したものを土台にし

(19)（RAND Corporation）カリフォルニア州サンタモニカに本拠地を置くアメリカの有力シンクタンク。
(20)（Everglades National Park）世界自然遺産に登録されている、フロリダ半島の南端に広がる広大な湿地帯。
(21)（Parrot Jungle）インコをはじめとする鳥類専門のアミューズメントパーク。

て、何かしらの偉業を成し遂げられることに変わりはないからです。

もし、ここ南フロリダに残るのであれば、クラスメートや教官たちがハイチの農村で口蓋裂《こうがいれつ》の手術や地域医療の支援活動を行っていることを思い出して、彼らに手を差し伸べてもらいたく思います。あるいは、脊髄《せきずい》に損傷を抱えながらも、ヨットの操縦を習いたいという人々のための支援に協力してほしいのです。もちろん、保険の未加入者や、住む場所さえない人々のためのプロジェクトの支援でも構いません。

それから、医学を実践する際には、大きな展望（big picture《ビッグ・ピクチャー》）と小さな展望（small picture《スモール・ピクチャー》）の間を行き来できるようになってほしいと思います。この「小さい《スモール》」という言葉は、重要でないという意味ではなく、むしろ正反対のことです。それは、あなた方の身近にいる人々のことです。目の前にいる、苦痛に悩む一人の患者のことです。

人類学から人の話を聞くことの重要性を学んだ私は、診療所における医療現場でこそ、このスキルがもっとも役に立つと思ってきました。患者にとっては、いったい何が障害となって処方箋通りに薬を飲むことができない、もしくは予約通りに診療所に来ることができないのでしょうか。このようなことは、患者本人に聞くことでしか分かりません。

あなた方は、外出できない患者のために買い物に行ってあげたことがありますか？　台所の流し台に立つことすら困難な患者のために、お皿を洗ってあげたことがありますか？　ハイチの患者と違って、流し台があればの話ですが……。科学は医学を実に効果的なものに変えてくれましたが、謙虚な気持ちと忍耐力こそが医学を天職へと変えてくれます。そしてまた、大きな展望を心の中にいつも意識しておいてほしいのです。

ところで、「ビッグ・ピクチャー」とは何のことでしょうか。アカデミーによると、ここでは映画芸術科学アカデミーのことですが、今年のアカデミー賞の「ビッグ・ピクチャー」［大ヒット映画］は『ロード・オブ・ザ・リング／王の帰還』でした(22)。本作は三部作の最終編ですが、一作前の『ロード・オブ・ザ・リング／二つの塔』にご注目ください。というのも、そのなかに偉大なスピーチが含まれているからです。それは、謙虚で忍耐強いサムワイズ・ギャムジー（以下、サム）の口から出てくるのですが、彼は主人公のボディガードかと尋ねられたとき、「いいや、彼の庭師です」と答えています。

彼のスピーチはこの映画の最後の場面で出てくるのですが、次のような台詞だったと記憶しています。そして、それは私のスピーチの締めくくりともなるものです。サムは言いました。「すべてがおかしいのです。そもそも、私たちはここにいるべきではないのです。まるで偉大な物語、そしてとても重要な物語のなかに迷い込んだような気分です。闇と危険がいっぱいに詰ま

(22)　二〇〇三年度アカデミー賞で一一部門を受賞した。

っていて、結末を知りたいとすら思わないことがあります。なぜなら、この物語がハッピーエンドにはならないからです。こんなにもひどいことばかりが起きてしまったあとで、どうやって世界を元に戻せるというのでしょうか？」

私たちは今、奴隷制、病気、カルーサ族の滅亡、そして彼らの文化遺産が埋立て用の土砂にされるという不名誉によって汚《けが》されてしまった世界、またエイズ・結核・マラリアだけでもこの一年間に六〇〇万人の命が奪われてしまう、そしてそのほとんどが青年や子どもであるという世界に生きているのです。それは戦争とテロリズムの世界であり、ハイチでは二歳児ですら「テロの脅威」という理由で拘留され続けている世界なのです。

そして、まさにこの世界こそが、大きな展望《ビッグ・ピクチャー》に目を向ける医師であれば誰もが理解することになるであろう苦痛に満ちた世界なのです。時には、医師という肩書から逃れたいときもあるかもしれません。しかし、謙虚で忍耐強いサムはこう続けるのです。

「この偉大な物語の登場人物たちは、引き返すチャンスはいくらでもあったのに、そうしなかっただけなのです。信念をもって突き進んだのです」

「サム、その信念とはなんだい？」と主人公が尋ねると、サムはためらうことなく答えます。

「この世界には、闘うに足る素晴らしいことがあるはずだ、ということです」

二〇〇四年の卒業生のみなさん。親愛なる医師のみなさん、教職員のみなさん、学部長、同窓生のみなさん、シャレーラ学長（原注18）、この世界には素晴らしいこともあり、それは闘うだけの価値のあるものではないでしょうか。もし、自分の人生に与えられた時間のなかで、三七もの奇跡(23)を起こすことができないとしても、それがどうしたというのでしょうか。あなた方が謙虚に忍耐強くできることは実にたくさんあるのです。医学の実践だけでも、すでに立派な奇跡です。

サムですら、楽観的な予言の言葉で締めくくっています。

「新しい日がやって来るでしょう。そのとき、太陽は以前よりも明るく輝くでしょう」

というわけで、日焼け止めは塗るに越したことがありません。現代医学の威力を発揮させるのです。できるかぎり、あなたの心の最前線に、患者と彼らの抱える問題を思いやる気持ちをもってもらいたいのと同時に、少しの間、ほんの少しの間でいいですから大きな展望を思い描いてほしいのです。それこそが、問題だらけの世界が最低限必要としていることなのです。これが、大それたお願いであることは十分承知しています。けれども、謙虚な忍耐強さこそが勝利をもたらしてくれるかもしれないのです。

ありがとうございます。幸運をお祈りいたします。みなさんおよびご関係者の方々、おめでとうございます！

---

(23) イエス・キリストが生涯で起こしたとされる奇跡の数。

震災後のハイチ[1]

（ハーバード医学校「12人のスピーカー・シリーズ」での講演・二〇一〇年二月二日）

ハイチに滞在している家族とともに休暇を過ごすためにボストンを離れたとき、まさか今日までここに戻って来られないとは思ってもみませんでした。一か月前の明日に起きた大地震のあと、みなさんからいただいた溢れんばかりのご支援に対して、私から、そして私たちから感謝の意を表したく思います。

あの震災は、数十日前でなく、もう数年も前に起きたような気がするのですが、あの日から何が起きたのか、そしてこれから数か月先、数年先に何が起こるのだろうかといったことを整理して考えるときが来ていると言えます。

一月一二日、ダブリン［アイルランドの首都］出身のハーバード医学校の感染症専門医であり、パートナーズ・イン・ヘルス（ＰＩＨ）で長年にわたって活動していた同僚の一人が午後五時近くにポルトープランスで会議に参加していました。議題は、こともあろうに災害対策でした。ルイーズ・アイヴァース博士[2]は次のように述べています。

土曜日までには町で五つほどの手術室が機能していましたが、悲劇の最初の数時間、そして数日後に私が診た外傷は開放骨折や捻挫外傷で、抗生物質が必要でした。しかし私たちに抗生物質はありませんでした。外科手術も必要でしたが、それもできませんでした。倒れる建物から命からがら逃げだしたとき、路上で若者を見つけました。四八時間経ってから、到着したばかりの外科医たちの助けを借りて、やっと彼の腕を切断することができました。野外で、テーブルの上での手術で麻酔はありませんでした。そうしなければ、彼は壊疽で死んでしまったでしょうから。［邦訳『復興するハイチ』七九ページより］

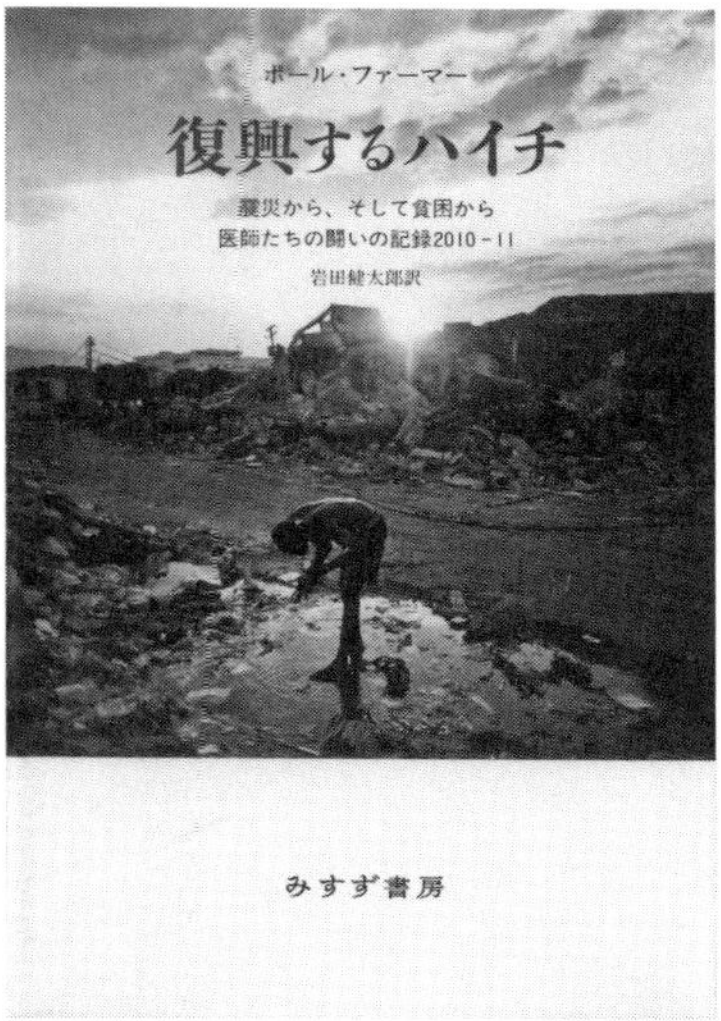
ポール・ファーマー
復興するハイチ
震災から、そして貧困から
医師たちの闘いの記録2010－11
岩田健太郎訳
みすず書房

（1）原書においても但し書きがあるが、本スピーチの一部は、『Haiti after the Earthquake（New York: Public Affairs, 2011）』（邦訳：『復興するハイチ』岩田健太郎訳、みすず書房、二〇一四年）として出版されている。

（2）（Louise Ivers）アメリカの感染症専門医で、パートナーズ・イン・ヘルスのスタッフ。現在、ハーバード医学校准教授。

震災三日後、私は暗闇に包まれた都市の上空を飛行機で旋回しながらハイチに降り立ちました。人口三〇〇万人を抱える巨大な大都市圏ポルトープランスで光源と呼べるものと言えば、いくつかの小さな炎や灯が所々にまたたいているだけです。そこで、テント張りの仮設病院から出てきたルイーズと、ブリガム・アンド・ウィメンズ病院(原注19)の教員であるジョイア・ムケルジーとデヴィッド・ウォルトンと合流しました。死体安置所からの悪臭が、広大な敷地をもつ空港が近いにもかかわらず漂っていました。

ルイーズは何日間も睡眠をとっていなかったので、いったん休息をとるためにハイチ人やアメリカ人の仲間に患者の引き継ぎをして去っていきましたが、入れ違いに援助物資を持ってほかのスタッフたちがやって来ました。ルイーズはすぐにハイチに戻ってきましたが、そのときには飛行機いっぱいのボランティアたちと一緒でした。戻ってくる途中で彼女は、「私はもともと震災の救済活動に参加しようと思っていたわけじゃないの」と何度となく口にしていました。

私たちの誰もがそうでした。国家を揺るがすほどの衝撃に備えて訓練を受けてきた者など一人もいません。これほどの破壊と難局に対応する準備ができている者などいなかったのです。そのほかの自称専門家たちは、自分たちは十分な備えができていると豪語していましたが、少なくとも私たちは納得していませんでした。今は未知の領域にいるのであって、診断・処方・予後《よご》については、ある種の謙虚さをもって対応することが求められたからです。

それでは、何をすべきなのか？　臨床医学において個々の患者を評価するためにはあるロジックが存在するのですが、ハイチで働く医師は、日々当たり前のようにこのロジックを適用してきました。それは、医師として患者一人ひとりを思いやるときだけでなく、心から気にかけている国が直面している問題の大きさについて考えるときも同じでした。つまり私たちは、正確な診断・最善の治療計画・もっとも現実的な予後がどういったものであるかをずっと考え続けていたわけです。

　ハイチは長期にわたって社会的・経済的な問題を抱えており、そこから派生して医療・公衆衛生上の課題が深刻化していました。そのため、地震はあらゆる意味において「慢性状態の急性憎《きゅうせいぞう》悪《あく》（acute-on-chronic）」した問題を引き起こしましたし、今もなおそうなのです。避難した人々や負傷した人々の緊急のニーズに対応することは、はたして根底にある問題に取り組むチャンスとなり得るのでしょうか。

1　ハイチの病歴について

　この質問に答えるためにはハイチの病歴を知っておく必要があります。今日は時間がかぎられているので手短にお話ししましょう。

　ハイチは二世紀以上も前から独立国ですが、西半球最悪の健康指標を有しています。栄養失調・妊産婦死亡率・出生時平均余命のどれをとっても、ハイチはこの地域では突出して悪い状態にあります。「この地域」には、アメリカ、カナダだけでなく、ジャマイカ、キューバ、ドミニカ共和国が含まれているにもかかわらずです。では、それはなぜかという質問、つまりハイチが自然災害に対してますます脆弱になってきているのはなぜかという質問は、「より良く復興する」にはどうすればよいかという議論をする際に重要な論点となります（原注20）。

今日は、このハイチの危機への対応においてハーバード医学校が果たした役割について説明するために、いくつかの実話をご紹介しましょう。先ほどルイーズ・アイヴァースの経験を詳しくお話ししましたが、その際の一月一二日には、同僚の多くがハイチにいたと言いました。それは、彼らのほぼ全員がハイチ人であったからですが、震災以降は海外から多くのボランティアが到着しています。

最初に専念したのは手術チームを編成することでした。私は、外科医・麻酔医・内科医からなる小さなチームとともに真っ暗な都市に到着したあと、ハイチ最大の教育病院へと向かいました。ブリガム・アンド・ウィメンズ病院などと同等の病院だと願いたいところですが、その教育病院は震災以前から荒廃していたうえに資金難に苦しんでおり、その夜はスタッフが足りず、手術室は一つも稼働していませんでした。

病院内は遺体や瀕死の人々であふれかえっており、あたりに立ち込めた悪臭が町中に広がっていました。言うまでもなく、スタッフにしても物資にしても、あまりにも不足しているという状態でした。しかし、院長と看護師長はまだ病院に残っていました。時計の針は夜の一〇時を回り、医師にとっての「商売道具」も手に入らない状態にもかかわらずです。

彼らに最後に会ったのは、ちょうど一か月前に患者に食料を配給するプロジェクトをスタートさせたときです。震災の一か月前でさえ、ハイチ最大の病院では入院患者に十分な食料が提供できない状態だったのですから、震災後、どんな状況に陥っていたかを想像してみてください。

とはいえ、一週間後にクリントン大統領とともに病院に戻った際には、私たちが要望した通りに手術用の物資・発電機・麻酔薬を運んできてくれたため、多くの手術室を再稼働させることができました。また、ブリガム・アンド・ウィメンズ病院、ボストン小児病院、マサチューセッツ総合病院からのチームだけでなく、かつての教え子や研修医のほか、数千人のハイチ人の同僚までもがやって来て、ついには世界全体にとっての「慢性状態の急性憎悪」となった大災害に対応してくれることになったのです(原注21)。そんな彼らの姿を目にした私は、大混乱の最中でありながらも誇らしく感じたものです。

世界のなかでも、従来から問題を抱えていた当地の状況は、過去二〇〇年間で最悪とも言える自然災害に見舞われたことで計り知れないほど悪化してしまったのです。それは、あらゆる健康問題についても同じ状況にありました。たとえば、私たちが診た破傷風《はしょうふう》の症例は、どれもわずかな費用しかかからないはずの安全で効果の高いワクチンが接種されていないという慢性的な問題に起因していました。

二日前の夜に、ブリガム・アンド・ウィメンズ病院のレジデントであり、自身もハイチ系アメリカ人であるナターシャ・アーチャーから、ボストン、ニューヨーク、ニュージャージーから集結したスタッフからなる即席の外科チームによる救命処置についての連絡が入りました。一人の若い患者が腹痛を訴えて夜遅くに来院したのですが、腹部レントゲンを撮ったところフリーエアが確認されたので、すぐに手術を行ったというのです。[3]

診断は腸穿孔《せんこう》[4]であり、恐らく腸チフスが原因であろうとのことでした。彼女はいみじくも、この先数日、数週間、数か月と劣悪な衛生状態が続くと、このような症例が多発するであろうと警告してくれました。

恥ずかしながら私は、ハイチにおける腸チフスについて存在するわずかの文献を一〇年前に調べたことを思い出したのですが、当時の有病率も同じくらい高く、そして同じ結論に至っていました。震災の数年前ですら、ハイチは西半球でもっとも「水の安全性が低い（water-insecure）」国と言われていたのです。[原注22] したがって、これもまた「慢性状態の急性憎悪」した問題であり、とうとうこれに取り組むチャンスが訪れたのかもしれないと考えたわけです。

2　ハイチの身体診察について

では、患者の身体診察はどうでしょうか。医療現場ではいつも言われることですが、身体診察は医師自ら行うべきことです。自分の手で患者を触診し、打診し、聴診する。それが無理であれば、すでにご覧になったと思いますが、主要な政府系ビルがすべて倒壊し、一つも残っていない首都が映し出された写真を思い出していただきたいのです。

しばし立ち止まって、もしこれがアメリカであったらどんな状況であったかを想像してみてください。当然のことながら、誰もが同じように困難な状況に陥るわけではありません。まさにその点が、グローバル・ヘルスにはより堅固なアプローチが必要であるという論拠の一つとなります。

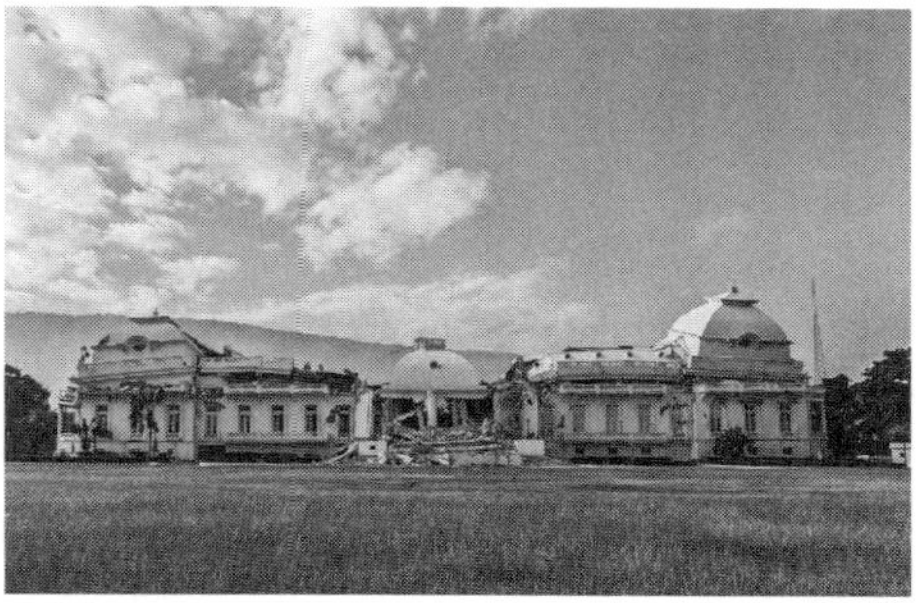

大統領宮殿の１階部分が消えてしまった（写真提供：川畑嘉文『フォトジャーナリストが見た世界』新評論、2014年より）

（3）胃や腸に穴が開いたためにそこから漏れ出したガスが腹部内に見えるのを「フリーエア」と言うが、腸管の内容物が穴から漏れ出ることで腹膜炎を引き起こす危険性があるため緊急手術が必要となる。

（4）腸に孔《あな》が開くこと。

ある意味では、この種の出来事は誰にでも平等に大きな影響を及ぼすものなのですが、そのような状況が平等に長続きするわけではありません。というのも、震災前から食料・水・その他の日用必需品を不自由なく入手できた人々は、震災後もすぐに調達が可能だからです。そのため、患者の徹底的な身体診察は、「災害後ニーズ評価」と呼ぼうが何と呼ぼうが、とにかく迅速に行われなければなりませんでした。

とはいえ、データ収集は困難を極めました。とくに、正確なデータとなればなおさらです。死者は三〇万人と言う者もいれば、その半分と言う者もいました。(原注23) 一つだけ確かなことは、今日話している医療のデリバリー［行き渡らせること］の問題に取り組まないかぎり、さらに多くの人々が早過ぎる死を迎えることになるであろうということです。

震災後二九日目となる今日の時点で、私たちが把握していることは次の通りです。

ハイチの全人口九〇〇万人のうち、三分の一の人が直接的に何らかの影響を受けています。このことは、避難民がより安全な場所を求めて移動することに伴って、ハイチの全国民が影響を受けるであろうということを意味しています。

推定で二五〇〇棟の政府系ビルとオフィスビルが倒壊し、さらに悪いことに二二万五〇〇〇軒の住宅が倒壊しました。このような状況のもと、自治体・国家・国際機関が避難所を迅速に手配できなかったことと相まって、過密で不衛生な非公認キャンプが町からあふれ出し、どんどん南にまで広がっていきました。そして今では、人々が安全な避難場所を探し求めて北側にも流れ込んできています。

もともとハイチは食料供給が不安定でしたが、今では地元産と輸入食料を合わせて確保し、推計二〇〇万もの避難民を養わなければならない状況にあります。そのうえ、四月から五月には雨季に入り、さらにはハリケーンの季節も近づいています。

もう一つの、別のデータを見逃してはなりません。それは質的なデータであり、私たち全員が直面した喪失です。パートナーズ・イン・ヘルスのチームメンバーであった今は亡き友人、同僚、家族に対して心より哀悼の意を捧げたく思います。私たちの活動を学術的な発表にまとめることに熱心に取り組んでくれたマリオ・パジェネル博士のことは、誰も忘れることがないでしょう。

震災当日の午後、彼はプレゼンテーションを作成するために自宅へ戻りました。彼が死亡した証拠は一つも出てこなかったのですが、それ以来、彼と再会することはなかったし、これからもないでしょう。なぜなら、彼は自宅の下敷きになったのです。

サン・マルク［一二二ページ参照］で研修医をしていたドスー博士、セルカ・ラ・スルス郡[5]でソーシャルサービスの研修生をしていたルードリン・ドーシンといった人々を失ったことは、ケ

（5）（Cerca La Source）ハイチ中部、ドミニカ共和国との国境沿いに位置する群。

アワーカー研修事業の中核の喪失を象徴するものであり、今後数年間にわたって尾を引くことになるでしょう。このような喪失は、ハイチの医療研修制度の再建に向けた国際的な研修事業や組織的な取り組みによって埋め合わせをする必要があります。そのほかにも、あまりにも多くの人々が行方不明のままとなっています。

死亡した友人は、すべてがハイチ人というわけではありません。つい昨年まで活動をともにしていた国連の指導者八人のうち、七人が一月一二日に殉職しています。洞察力に長けた太陽光発電の提案者であるウォルト・ラッターマンは、ルワンダ・レソト・ブルンジ、そしてハイチでパートナーズ・イン・ヘルスのために活動をしていましたが、その日はポルトープランスでの会議に参加しており、それっきり行方不明となりました。ウォルトは、ハイチでもう一つの病院に太陽光発電を導入するために来てくれていました。昨日、彼の息子に連絡する際、辛い気持ちでいっぱいになりました。

ハーバード医学校の教え子の一人であるティエリ・ポヨは、両親の故郷であるハイチにはまだ一度も訪れたことがありませんでしたが、彼が医学校の一年生のとき、いつかハイチで外科医として働くことが夢だと語ってくれたことがあります。上級生になったとき、彼は夢をかなえて、ここ数か月はカンジュで暮らし、外科診療の質向上のために仲間とともに働いていました。週末はポルトープランスに住むおじさんとおばさんの家で過ごし、ついに親戚たちとの親交を深めることができたわけです。ところが、一月一二日、彼のいとこ八人すべてが孤児となったのです。彼は子どもたちをカンジュの自宅にいったん引き取り、モントリオールまで無事に送り届ける手はずが整うまで滞在させました。モントリオールには彼の両親が住んでおり、子どもたちを受け入れてくれることになったのです。今日、亡くなった親戚の追悼式がなければ、なじみのあるこのホールに彼も同席していることでしょう。これが、故郷で最初に味わった彼の長い体験だったのです。

悲劇のリストは永遠と続いたため、ハイチの人々が苦しい試練に直面しながらも、驚くほどの回復力をもっていることを思わず忘れてしまいそうになるところでした。数日前の夜、中央ハイチの病院を出ようとしたとき、年老いた男性が近づいてきて、私に抱きついてこう言ったのです。

「ハイチはもう終わっちまったんだ」

私は、一緒にいた二人の若きハイチ人に目をやりました。一人は医師で、プティゴアヴ[6]にある実家が全壊しました。もう一人はかつて私の患者であり、のちに看護学生になったのですが、通っていた看護学校も倒壊してしまいました。二人に「そうなのかい？」と聞くと、「いいえ、ハイチは決して終わってなんかいません」と答えたのです。

（6）（Petit-Goave）ポルトープランスの南西部にある海岸沿いの都市。

3　ハイチの診断について

それでは、診断はいかなるものでしょうか？　診断というものは、たいていは十分な精密検査のあと、そして治療計画を立てる前という順序でなされるものです。ハイチ人の同僚は必ず復興できると主張しており、ここにお集まりのみなさんも、全員がそう願っていらっしゃるにちがいありません。これは不治の病ではないのです。そこで私は、これが「慢性状態の急性憎悪」した問題であるという診断に至ったのです。

私たちはとてつもなく巨大な地震に襲われたわけですが、いわばこの地震が「急性」の出来事にあたるもので、世界のなかでも、この地域でもっとも人口過密な国の、もっとも人口過密な場所の人々を揺さぶり、なぎ倒したわけです。しかし、人口過密というのが、この場合の「慢性状態」にあたるというのは誤りです。むしろ、それは貧困なのです。したがって、広範かつ長期にわたる貧困という状況で起きた自然災害と言うほうが正しい診断となります。

ハイチは、以前よりもはるかによく復興する必要があります。ゆえに、これこそが治療計画となるべきであり、現在なお協議され、作成されている最中なのです。感染症専門のコンサルタントは、処方箋にあたる計画まで策定してしまうのではなく、勧告だけにとどめて業務から手を引くべきなのです。というのも、計画について決定権をもち、それを実行するのは患者の「かかりつけ医」、つまりハイチ政府や公共部門の役割だからです。繰り返しになりますが、これは今目の前で起きていることについて検討する場合には、実に役立つ手法と言えます。

ハイチには、あまりにもたくさんの処方箋がありすぎるのです。ハイチ人は強靭《きょうじん》で機知に富んでおり、すでに復興に向けて動き出しています。計画のなかにはそのような状況とは完全に相いれないものもあれば、ハイチ人の後押しとなるには不十分なものがほとんどと言ってよいでしょう。

これまでに私たちは、患者のための計画は、実際に患者とともにつくらなければならないということを、医療現場でどれだけ学んできたことでしょうか。また、孤独に働く医師のイメージがかつてはロマンティックな理想像でしたが、今必要なのはチームワークであり、医療サービスを効果的に行き届かせるシステムであることもどれほど学んできたことでしょうか。そして、切望している勇気ある人々に届けるための医療サービス、あるいはそのような人々にまだ届けられていない医療サービスの質をいかに向上させるかが、私たちにとっての課題となるのです。

もう一つの課題は、ちょうど都市や町が復興する際に問題となる再定住についてです。今のところハイチ人は、この問題を自分たちで何とかしようとしているようで、大々的な支援がなされていません。あるいは、彼らが必要とするだけの支援はなされていません。

恐らく、すべての問題のなかでもっとも深刻な課題は大規模な雇用創出でしょう。そのため、いくつかの組織がとうとう「キャッシュ・フォー・ワーク（Cash for work）」(7)と呼ばれる事業を実施することとなったわけです。むろん、「キャッシュ・フォー・ワーク」とは、口にするのも恥ずかしい言葉ではありますが。

これは、援助国と自称する国々から、健康かつ労働意欲のある被災者へとリソースを動かすための唯一の方法です。しかし、金曜日現在、このようなプログラムによって確保されたのはわずか三万五〇〇〇あまりの雇用でしかありません。実際に必要だったのは、雨期に入る前の数か月間だけでも、これをはるかにしのぐ約五〇〇万規模の求人だったのです。

それから、学校の再建が必要とされています。震災前、人口統計学者や援助機関はハイチの青年層のことを、国家を飲み込もうとしている「若者の津波」などと呼び、彼らが資産というよりはむしろ脅威であるかのような発言をよくしていました。しかし、人的資本こそがハイチの主要な資産であり、近代的な教育を提供する安全な学校に再び青少年を通わせるようにすることが最優先課題の一つなのです。

そして、今日ここにお集まりのあなた方のような学生たちを助けるためには何ができるでしょうか。震災直後、先の総合病院にて三人の若い医学生と出会う機会がありました。彼らの主な関心事は、「どうすれば医学の勉強を続けられるか」ということだったのです。ここにこそ、アメリカの大学が果たせるもう一つの役割があります。それは、現在研修中の学生が、医学、歯科、看護学、薬学などのあらゆる医療職の分野で研修を修了する機会、そしてハイチでもっとも必要とされる場所で働けるようになる機会を保障するということです。

ハリケーン「カトリーナ」のあとにハーバード大学をはじめとするいくつかの大学が、テューレーン大学、ディラード大学、ルイジアナ・ザビエル大学、ニューオーリンズ大学から学生を受け入れてくれたことを思い出しましたが、今度はハイチの学生を助けるためにも、柔軟性をもって受け入れを確実にする必要があると言えます。

昨日、友人であり同僚でもあるダートマス大学学長のジム・ヨン・キムと話をしましたが、このことに関して快く協力してくれるということでした。本学やほかの大学でも、同じように協力してくれることを期待しています。

このような協力を提供することで失うものは何もないはずです。どうか、研究活動を土台として、教育やサービスへとつなげていくピラミッドを完成させる事業を続けさせていただきたいのです。ブリガム・アンド・ウィメンズ病院の感染症の専門医がダートマス大学の腎臓病の専門医による初の人工透析《とうせき》に中央ハイチで協力した話にせよ、ボストン小児病院の形成外科医が被災した病院で複雑な外科治療に取り組んだ話にせよ、アメリカの研究大学《リサーチ・ユニバーシティ》(8)たるものが、いかに純

(7)　大規模災害の被害地において、復興支援にかかわる労働を行う住民に賃金を支給するプログラムのこと。

枠なまま目標を保ってきたかを知ることができます。

　また、ボランティア人員とフライトの手配や患者の移送などの支援に当たってくれた学生や教職員のグループであれ、復興再建のための募金活動を申し出てくれた関係機関のグループであれ、大学というものは研究成果を無償提供したり、専門科目の教育を行ったりするといった貢献のほかにも、実にさまざまな支援を提供できるということが分かりました。実際、パートナーズ・イン・ヘルスとハイチの現地姉妹機関である「ザンミ・ラザンテ」に来てくれるボランティアは、最近では本学のような大学から来てくれる学生が大半を占めるようになっています。

４　ハイチの予後《よご》について

　では最後に、予後についてはどうでしょうか？　現地では、あまりに多くの人々が生き残りのために日々闘っています。ハイチはインドを除いて一人当たりの非政府組織（ＮＧＯ）の数がもっとも多い国なのですが、援助機関やＮＧＯの数が急増しているにもかかわらず、大した力となっていないというのが現状です。

　ハイチの発展への意欲を後押しするためには、ＮＧＯ間の協力体制の調整が必要です。これまで、このような主張がなされてこなかったということが広く認識されてきました。今、このような失敗とも言えることは、親切心からの支援の波がどっと押し寄せることによって、まるで閉塞《へいそく》した血管に流れ込んだ血液がたまっていくように、さらに悪化の一途を辿っています。

しかし、ハイチが直面している最大の課題は、このような善意に基づく援助団体間の調整不足などではありません。長年にわたってアメリカをはじめとする国々が、ハイチ人の基本的な社会的経済的権利を実現するための自助努力をしっかりと支援してこなかったという事実こそが過失なのです。

今となっては、忍耐力をもって長期的に付き添うことなしにはこの流れを変えることができないところまで来てしまっています。最後に、もう一つ比喩的な表現を使わせていただくならば、二四ゲージの針では細すぎて輸血することはできないし、消火栓ホースからは太すぎて水を飲むことはできないということです。

このような行き詰まりを打破するためには、支援金や専門技能といったこと以上に、私の同僚たちがしてきたように、いかにして彼らパートナーに「付き添う《アカンパニー》」ことができるかを学ぶ必要があります。今こそ、私たちは団結を必要としているのです。先ほどハーバード医学校やハイチの現地パートナーの事例をいくつかご紹介しましたが、そのほかにも感動的な事例を話したいと思います。

（8）一般的には、大学院が併設された総合大学であることの多い、研究活動や研究者養成に重点を置く大学。

最近、ルワンダの農村で活動している同僚から連絡をもらったのですが、自分たちの給料の一〇パーセントをハイチのパートナーズ・イン・ヘルスの同僚に寄付したいとのことでした。また、ルワンダの首都キガリ（Kigali）からも、三人がハイチのために募金活動を行うことを申し出てくれたほか、レソト[9]の同僚はこの二週間で二万ドルもの募金を集めてくれました。ハーバードからも、実に多くの団体が支援に参加してくれました。川向こうのパートナーズ・イン・ヘルスの事務所では、スタッフやボランティアが、その多くはハーバード医学校とブリガム・アンド・ウィメンズ病院から来てくれたのですが、文字通り一夜にして新たなスキルを身に着け、物流係、ビザ手配係、フライト手配係からなる素晴らしく有能なチームを結成して活動にあたってくれました。彼らを誇りに思い、感謝の気持ちでいっぱいです。

5　さらなる団結を

最後に、先ほどの話の続きをして終わりにしたいと思います。

先日、先に紹介したティエリ・パウヨが、孤児となった八人のいとこたちに囲まれた写真を送ってくれたのですが、そこには「パウヨと八人」というラベルが貼られていました。まだ詳しくは分からないのですが、あるテレビ番組に取り上げられたと書かれていました。この若き医学生は、二週間の間に突如として中央ハイチという地で、いとこという関係を超えて親としての役割を担うことになったのです。一〇日以上前に会ったときには、彼の主な心配事はいとこたちをモントリオールの両親のもとに送り届けることでした。

ところが、いとこたちを送り届けた今となっては、ティエリの心配事と言えば、できるだけ早くハイチへ戻ることとなったのです。手術室に戻るため、任務に戻るため、です。彼のこのような気持ちには大いに鼓舞されるものがあり、今このホールにも広がっていくのを感じています。私たちは、それを感じることを心から望んでいるのです。なぜなら、人類にとってもっとも崇高な感情とも言える団結する心がなければ、多くの人々の善意が押し流されてしまうからです。

本学のような研究大学は、とくにパートナーズ・イン・ヘルス、ブリガム・アンド・ウィメンズ病院、ボストン小児病院、マサチューセッツ総合病院といったような「エフェクター・アーム」(10)と連携することによって、学術・教育・奉仕といった面での最高水準を発揮することのできる実践的な連帯という、独自のブランドが提供可能となるのです。

あなた方がなさってくださったことに対して、またこの先数年間でなさってくれるであろうことに対して、ここに感謝の意を捧げたく思います。

---

(9) (Lesotho) 南アフリカに周囲を囲まれた、国民の約四分の一がＨＩＶ感染者という小さな王国。
(10) 産業用ロボットの腕の部分にあたり、末端で直接作業をする機能をもつ。

破傷風スピーチ
（マイアミ大学ミラー医学校の卒業式・二〇一〇年五月一五日）

医師となった仲間のみなさん、おめでとう！　あなた方と再会できたことはとても光栄であり、喜ばしいことです。本校の先生方および指導者のみなさまに感謝するとともに、マイアミならではのこと、つまりご家族の犠牲の数々とご支援に感謝することからスピーチをはじめさせていただいと思います。

とくに、母の日が近いので、今日ここにいるお母さま方全員を大きな拍手で称えようではありませんか。とはいえ、このスピーチは教職員やご家族に向けたものではありません。むしろ、卒業生のみなさんに対して、今後二～三年間で役立つであろうアドバイスをすることで、門出の言葉とさせていただきます。

あなた方のほとんどは、「見て覚えて、やって覚えて、教えてさらに理解を深める[1]」というモードで、この先の二～三年間を費やすことになるでしょう。治療を施したり、調整したり、記録したりすることに費やす時間を考えると、あなた方は患者にとってもっとも重要な医療提供者となるわけです。

ところが、患者やこれから患者となる人々は病院の中よりも外に多く存在するにもかかわらず、あなた方の多くは病院をベースとして仕事をすることになります。そのため、もし医師としての関心事の全体像が、いかに患者を病気の苦痛から解放したり、もしくは防御してあげられるかであるとするなら、あなた方は全体像のほんの一部しか把握していないことになります。

そして、このことこそが、恐らくあなた方の今後の人生に大きな緊張感をもたらすことになるでしょう。つまり、人々が患者になるまでの経緯は、あなた方の管理の及ばないものであると知りながらも、今目の前にいる患者にどのような治療を施してあげられるかを考えなければならないという緊張感です。

この緊張感が、創造的な張り合いとなるか、それとも苛立たしいものとなるか？　この質問に対する答えは、自分自身の考え方によって変わるでしょう。ある者は、一つの病気を深く掘り下げることでこの緊張感を緩和させようとするかもしれません。またある者は、自分の時間を臨床医学と研究活動に二分するかもしれません。さらには、医療ケアを行き届かせるという難題に対して政策的な解決を見つけ出そうとする者もいるかもしれません。

（1）　アメリカの医療研修の現場でよく言われる、医学習得の伝統的な基本姿勢を表す言葉。

いずれの戦略も、妥当なものと言えるでしょう。そして、このメッセージこそが、あなた方がこれからの進路を決めるうえで、常に心に留めておいてほしいと切に願うことです。

まずは、少なくとも二〇～三〇年間は自分に満足感を与えてくれるであろう道を選んで、その後もの足りなくなってきたときに、また新しい目標に向かって進むことです。この学位を手にした今、あなた方の前途には大きな可能性のある世界が広っています。とはいえ、経験に則して言うと、今日話す私からのアドバイスがあなた方の記憶に残っていることはないでしょう。

本校において卒業スピーチをするのは二度目となりますが、前回、いくつかの残念な出来事がありました。具体的に言うと、私はさまざまな同僚を見せびらかそうとして彼らにステージに上がってもらったのですが、あとから分かったことには、ステージに上げられた人々には、私の声が音響システムの不具合でまったく聞こえていなかったということです。

さらに不名誉は続きます。私は自分のスピーチの効果を測定しようと、コンサルタント・チームを雇って各卒業生の追跡調査を行いました。ちなみに、本調査の実施許可を得るためには、一七もの治験審査委員会を経なければなりませんでした。(原注24) にもかかわらず、調査結果によると、スピーチの内容まで覚えている学生はたったの一・六七パーセントだったのです。さらには、スピーカーが誰であったかさえ思い出せない学生の数が、なんと三四パーセントにも上ることが分かったのです。この数値は双方とも統計的に有意な結果であり、ウィットに富んだと自分では思っていた長文のスピーチを何時間もかけて草稿したにもかかわらず、スピーカーである私を失望させるものでした。

それでは、どのようにしたら記憶に残るアドバイスができるのでしょうか。一つのアプローチは手短に話すことでしょう。ちょうど昨日、私は学部の卒業式で、卒業生にリンカーンのもっとも有名なスピーチ(2)がわずか二七三語であったことを話したばかりです。しかし、卒業スピーチに関する非科学的な調査によると、これは本当に行われた調査なのですが、物語であれば記憶に残りやすいということでした。

というわけで、私は今日、破傷風にまつわる三つの物語をお話ししたいと思います。そのうち二つの物語の舞台はハイチであり、もう一つはここマイアミです。そして、あなた方が正式に医師となったまさにこの日に、私から「破傷風スピーチ」を聞いたことを片時も忘れぬよう、くれぐれもよろしくお願いいたします。

1　破傷風物語——その一

物語その一、場面は一九八五年ころの中央ハイチです。当時、私は自分の時間を二つに分けて

（2）「人民の、人民による、人民のための政治」という言葉で知られる、アメリカ南北戦争中に行われたゲティスバーグの演説。（Abraham Lincoln, 1809~1865）第一六代大統領。

使っていました。一つは、ハーバード医学校の二年生として過ごす時間です。もう一つは、中央ハイチのダム建設のために移住させられ、「赤貧《せきひん》」としか言いようのない生活を強いられている村人に対して、ハイチ人の友人らとつくった小さなグループとともに基礎保健医療と教育サービスを導入するための活動に充てていました。

そのとき、私は楽観主義の極みでした。それもそのはず、私は赤貧というものがいかなるものかをまだ知らず、大規模な社会的勢力がいかに人間の可能性を狭めてしまうかということもまだ理解できない、若きフロリダ人だったのです。しかし、のちになって私は、この大きな展望《ビッグ・ピクチャー》について多くのことを学ぶことになりました。

あるハイチ人の母親が、赤貧とは「毎日、食料、薪、水を求めて闘う生活」であると説明してくれたことがありますが、当時、赤貧な生活など見たことがなかったうえに、破傷風がいかなるものかも見たことがありませんでした。破傷風は傷口から体内に侵入した嫌気《けんき》性《せい》の破傷風菌がつくり出す外毒素《がいどくそ》［菌体から外へ放出される毒素］によって引き起こされる全身性の疾患ですが、すでに一九二四年には効果的なワクチンが開発されていました。ずっと昔のことであったことを思い出してほしいのです。大きくなってから、典型的な症状である「ロックジャー（開口障害）」という言葉を聞くことになりますが、破傷風は痛みを伴う筋痙攣《きんけいれん》や、もっと危険な状態を引き起こしてしまいます。

とはいえ、アメリカ国内での発症例は多くありません。というのも、公立学校に入学するためにはワクチン接種が必須となっているからです。別の言い方をすれば、大きな展望(big picture)《ビッグ・ピクチャー》の話としては、これは健全な政策が実施されているということであり、小さな展望(Small picture)《スモール・ピクチャー》、つまり病院レベルの話では、ほとんどこの症例は見られないということになります。

しかし、言うまでもなく、この事実が世界中に当てはまるわけではありません。現に、今日なお、破傷風の発症例の合計は年間七〇万人を超えると推定されています。ハイチの農村でワクチンのキャンペーンに携わるようになった一九八三年と一九八四年の時点では、私はその数を把握していませんでした。もし、私たちが確実に仕事をこなしていれば、ワクチンは効果が高いだけでなく安価であるため、ハイチではとっくに破傷風は撲滅されていたはずです。そして、もし私たちが確実に仕事をこなしていれば、今日、私がジョジアンヌのことを話すこともなかったでしょう。

一九八五年に私たちは小さな診療所をカンジュに開設していましたが、常に患者で混み合っていました。当時私は、たいてい数人のコミュニティー・ヘルスワーカーとともに集落をわたり歩いては住民の健康調査をしたり、予防対策の拡大に協力してくれる村議会と協議をしたりしていました。

ある日のこと、数人の男がにわかづくりの担架で一〇代の女の子を診療所に担ぎ込んできたのです。彼女は痙攣に苦しんでいたので、私たちはみなすぐに破傷風だと気付きました。重度の破傷風の場合は、「強直性発作《きょうちょくせいほっさ》」と呼ばれる傍脊柱筋群《ぼうせきちゅうきんぐん》の激しい収縮を引き起こし、このような強い痙攣によって椎体《ついたい》を骨折させてしまうことがありますが、まさにそれがジョジアンヌの症状でした。意識がありながらも、彼女は恐ろしいほどの苦痛に耐えていました。

私たちは、いったい何をすべきかと途方に暮れました。つまり、傷口を見つけて創面切除を施し、ジアゼパムといった筋弛緩薬によって痙攣を緩和させるということは分かっていましたし、恐らく抗生物質が効果的で、それが手元にあることも分かっていました。しかし、それと同時に、重度の破傷風患者を適切に治療するためには人工呼吸器が数週間も必要になることがあるのですが、それが手に入らないばかりか、首都であってもどこを探すべきか、手がかりすらないということも分かっていました。

私たちは、鼻から胃にチューブを通して、「集中治療室」と苦し紛れに称した静かな暗い部屋で治療を開始しました。移送先の可能性を探すためにスタッフをポルトープランスへと向かわせたものの、ハイチで二～三年ほど過ごすうちに、そのような移送の効果が極めて怪しいものであると疑うようになってもいました。なぜなら、このような移送で得られる安心感はことごとく裏切られてきたからです。

そうこうしているうちに、徐々にジョジアンヌに治療の効果が現れはじめました。痙攣の激しさは緩和し、二〜三日のうちに、震えの波を引き起こすことなく一言二言であれば話ができるようにまでなりました。私たちは、この小さな「集中治療室」が、人工呼吸器がなくても彼女の命を救えるかもしれないと思いはじめたのです。それは、何とも言えないほど気持ちのよい瞬間でした。

一方、ポルトープランスで人工呼吸器を探す試みは、ジェネラル・ホスピタル自体が無秩序状態という痙攣に苦しんでいるということ、また町の民間病院は、手術室以外には人工呼吸器の設備がないことから、無駄足であったことが分かりました。

数日後の未明のことでした。「ジャスミンが死んだ！」と叫びながら誰かが私を探しに来たのです。私はベッドから飛び起きて、ほかの人に担当医を探すように頼むと、患者の部屋へ駆け付けました。

私が診察してみると、彼女の呼吸は途切れ途切れになっていました。鎮静剤を投与しすぎたのか？　横隔膜《おうかくまく》と肋骨《ろっこつ》内面の筋肉に影響が及んでしまったのか？　重度の破傷風患者に多く見られる心臓死の原因である自律神経機能不全に陥ったのか？　ちょうど私たちがワクチン接種を行き届かせることができなかったことで大きな展望《ビッグ・ピクチャー》の意味において失敗を犯したように、彼女に誤った治療を施してしまったことで小さな展望《スモール・ピクチャー》の意味でも失敗を犯してしまったのだろうか？

私は恐ろしくなりました。初めて本当の恐怖というものを体験したこのときのことを、今でも忘れることができません。そして、この恐怖感は、年を経るごとに身近なものになっていったのです。

幸い、ジョジアンヌは一命を取り留めることができました。彼女は快方に向かったのです。私たちの末端の介入が、彼女の命を救ったのです。彼女はのちに結婚して家族をもち、私が聞いたかぎり、四半世紀後の今も元気にしているとのことでした。まさに、ハッピーエンドです。医療の世界ではこのような話は無数にありますが、あなた方も今後のキャリアのなかで同じような体験をすることになるでしょう。

当時二五歳の医学生であった私がこの出来事から学んだことは、たとえ末端の介入であったとしても、救命措置という医学的な介入がもっている潜在力に対する深い尊敬の念です。そのとき私は、貧困生活を送る人々のために、十分な医療を提供する活動に生涯を捧げることを心の中で誓いました。そのなかには、より良い医療インフラを築き上げるほか、可能なかぎり病気や悪い予後《よご》を予防するために人材能力を強化することも含まれています。

幸運にも今私は、何千人ものハイチ人スタッフと活動をともにしていますが、彼らはドミニカ共和国との国境からサン・マルクの海岸地域に至るまでの広範にわたって活動し、ハイチの農村各地で十数軒もの病院を運営することに尽力してくれています。

2　破傷風物語――その二

物語その二は、ハイチの大震災に関するものです。再び、大きな展望《ビッグ・ピクチャー》と小さな展望《スモール・ピクチャー》という二つの視点から話をしたいと思います。

ハイチにいる誰もが、いやハイチで働いたことのある誰もが、一月一二日午後五時に大地震が襲った瞬間、自分がどこにいたかを覚えているはずです。私の場合は、家族とともにちょうどハイチを飛び立ち、まさにここマイアミにいました。まるで、何年も昔のことのように感じられます。

私がとてつもなく深い苦悶を感じたことはご想像の通りですが、このことをあまり言葉にすることで祝賀モードに水を差すようなことは控えたいと思います。とはいえ、このような壊滅状態のど真ん中で医療を実践することを想像してみていただきたいのです。「物語その一」で述べたように、医師がまともな仕事をするためには、それなりの商売道具が必要となります。ではこのとき、どのような道具がもっとも必要で、それをどのように入手したのでしょうか。

その必需品のなかには、極めて分かりやすいものがあります。たとえば、ジョジアンヌの場合のように、集中治療室に準ずる治療がその一つですが、震災後数日から数週間にかけては入手が困難な状況にありました。そのような状況に助け船を出してくれたのがミラー医学校だったのです。

本校の貢献をすべて挙げると長くなりますが、もっとも感謝しているのは、何千もの負傷患者たちに対する救命治療でした。負傷者には破傷風の患者も数人ほど含まれていましたが、ほとんどは到壊したものなどに挟まったことによる打撲傷やその他の外傷でした。

数日のうちに、マイアミ大学とメディシェア（Medishare）［一八三ページの註参照］は大規模な屋外病院を設営してくれました。そこは、もっとも重度のケガ人以外のすべての患者を受け入れる場所となりました。そして、ハイチでは手に負えない患者については、マイアミやその他の都市に移送するために多くの人々が協力をしてくれました。そのうえ、外科医から看護師まで、三〇〇人を超えるマイアミ大学の教職員やシニア研修医がハイチまで飛んできて、そこで救命活動にあたってくれたのです。今ここで、マイアミ大学の医療従事者による実践的な団結を示す数々の行動に感謝の意を表そうではありませんか。

しかし、私たちは、いまだに目標からははるか遠い場所にいると言えます。ハイチは「慢性状態の急性憎悪」した問題を抱えているため、今後さらに多くの合併症が引き起こされるでしょうし、この先一〇〇万人以上の大難民が発生することも予想されます。実際、大きな展望《ビッグ・ピクチャー》を小さな展望《スモール・ピクチャー》へと今すぐ結び付けなければ、破傷風の患者数は急増することになるでしょう。

実は明日、私は個人的に世話をしている一人の破傷風患者を診るためにペンシルバニアに行くことになっています。震災直後の危険な状況下で、破傷風菌がどのように彼の体内に侵入したかについては知る由もありません。彼の名はリコットと言い、自律神経機能不全を合併して、もう数週間も人工呼吸器につながれたままとなっています。恐らく、彼は一命を取り留めるでしょうが、もし集中治療室のベッドが不足しているハイチに残っていたとしたら、そのチャンスはなかったでしょう。

3　破傷風物語——その三

最後となる物語の舞台はアメリカで、より軽快なエピソードでこのスピーチを締めくくることができると思っています。

私の一番下の弟ジェフ(3)が本校で働いていることをご存じの方もいらっしゃるかもしれませんが、彼は数年前からフィットネスの責任者として学長と一緒に働きはじめました。ちなみにこれは、彼がプロレスラーとしてのキャリアで名を馳せたあとのことです。

私のちょうど目の前に座っているどでかい体格の弟が見えない人のために言っておきますが、私たち兄弟はとても似ているとは言えません。レスリングをはじめとする私のスポーツ歴は短命であったため、プロのフットボール選手になるかＷＣＷ(4)のプロレスラーになるかという究極の選

(3)　(Jeff Farme,1962〜)　ファーマーの弟で元プロレスラー。現在は、ミラー医学校にて遺伝子学の調査研究をする責任者。

択を迫られることもありませんでした。初めて二人でハイチを旅したときにも、ある老人が私たちを見比べながら、単刀直入にこう尋ねてきました。

「同じお母さんで、同じお父さんかい？」

今あなた方は、私がどのようにして三番目の物語である「破傷風スピーチ」にもち込むのだろうかと考えていることでしょう。ちょうど一か月前、弟がココナッツグローブで釘を踏みつけました。そこで私は、みなさんのお察しの通り「破傷風の追加接種をしなさい」とアドバイスをしたのです。そのあとも、メールの集中砲火を浴びせて何度もリマインドしました。

私はあまりにも多くの破傷風患者を診ていたため、あり得そうにもなかったのですが、職業上頻繁に目にする最悪のケースを心配したわけです。彼がすでに破傷風のワクチン接種をしていたことは覚えていましたが、いつのことだったでしょうか。万全を期するに越したことはない、というわけです。

兄からの執拗《しつよう》なおせっかいに屈して、とうとうジェフはしかるべき場所に電話をすることにしました。最初の電話でかかりつけの医師を尋ねられた弟は、愚かにも「かかりつけなんていません」と正直に答えてしまったのです。

「では、見つけてください」

電話の相手は、ミラー医学校の、かつては図体のでかかったフィットネスの責任者にそのようにアドバイスをしました。そこで賢い弟は、その場を切り抜ける妙案を思いついたのです。

「かかりつけの医師は、ラニー・ガーデナー先生です」(5)

「少々お待ちください」

お分かりの通り、次に弟はケンドールのどこか(6)に回されました。そこで彼は、「でも私、この医学校のキャンパス内で働いているんです」と言って、やんわりと断りました。

「少々お待ちください」

それから今度は、バスカム・パーマーに回されました(原注25)。

「でも、目が破傷風にかかっているわけではないんです。目からも破傷風になったりするんですか？」と、彼は言いました。

私はハイチからメールで、もう一度電話をかけ直してみるように、と念を押しました。このときまでには、弟はこのことを面白がるようになっていました。それは、弟のとても魅力的なところではあるのですが、必ずしも破傷風の予防に役に立つものではありません。彼は、次に別の番

(4)　ワールド・チャンピオンシップ・レスリングのことで、二〇〇一年まで存続していたアメリカの代表的なプロレス団体。
(5)　ミラー医学校の元学長。
(6)　マイアミ市近郊のケンドール地区にあるマイアミ大学の付属病院の一つ。

号にかけてみました。

「少々お待ちください」と言われて、弟は待ちました。

今度は、はるかに親切心に満ちた声が電話から聞こえてきたのです。

「もしもし？」

「ラニーかい？」と、弟は尋ねました。

ここまで話せば、あなた方はみな、破傷風の追加接種を受けるために医学校の元学長まで巻き込むべきではないということに賛同してくれるでしょう。それどころか、破傷風の予防接種に医師はまったくかかわらないはずだ、と言う人も多いでしょう。弟が、ワクチンに近いところに辿り着けさえすれば、あとは迅速にまったく痛みもなく受けられた、と言っていたことを付け加えておきましょう。

私は、彼が経験したような機能不全は、アメリカで最高の医療現場ですら典型的に見られると言って安心させてあげました。医療が行きわたらずに格差が存在する現状こそが、私たちの最大の課題なのです。

4　医療の格差に立ち向かう

では、これにて「破傷風スピーチ」を終わらせていただきます。「リンカーンによる」ゲティスバーグの演説よりはずっと長かったものの、前回本校で行ったスピーチよりは短いものだったはずです。私にとって、自分の大志《アスピレーション》こそがインスピレーションであります。あなた方も医師としてのキャリアを通して、わずか数十年前には想像もできなかったツールを自由に操ることができるようになります。

とはいえ、必要としているすべての人々が、開発されてから一〇〇年にもなろうというワクチンを、人間の権利として容易に入手できる状態にないのであれば、この先の道のりがいかに長いものであるかも想像できるでしょう。それでもなお、あなた方には自分の研究や研修の成果を患者と分かち合うことが求められているのです。

あなた方の世代の医師たちは、一つの大きな課題に直面していると言えます。医療制度改革をめぐる複雑かつ実にしばしば苛烈を極めた論争でいかなる立場をとろうとも、それには取り組まなければならないのです。私たちは科学技術を駆使することができますし、多くのノウハウも身に着けています。それだけでなく、今目の前にある多くの疑問に答えてくれるリサーチ能力を備えた巨大なエンジン(7)までも存在しています。

ところが、いくら私たちが団結して患者やこれから患者になるであろう人々に向き合おうとし

(7)　インターネット上で情報を検索するシステムのこと。

ても、いまだに医療を確実に行きわたらせるためのシステムが存在しないのです。そして、マイアミであれ、中央ハイチであれ、世界のどこで仕事をしようともこの状況は変わることがありません。

これは、逃れることのできないジレンマなのです。しかし、オープニングの、私からの祝砲の言葉を思い出してください。まずは、自分自身に個人的な満足感をもたらしてくれる道を探し求めることです。二一世紀に医師であるということは素晴らしいことであり、未来はもっと素晴らしい方向へと向かうことでしょう。

今年から、私だけが唯一のスピーカーではなくなりましたが、二〇一〇年に卒業するみなさん、長年にわたってあなた方からいただいた支援に対して感謝の意を表して締めくくりたいと思います。私にとって、あなた方からの支援は、この場では語り尽くせないほど重要なものです。みなさん、ありがとう！　そして、幸運をお祈りします。

第3部

健康、人権、そして「非・自然災害」

第3部の共通のテーマであり、本書でも一貫したテーマとなっているのが、リスクや結果の格差はランダムに起こるという考え方に対する反論である。現に、このような格差がランダムでないことは、キューバ、ドミニカ共和国、ジャマイカといった近隣諸国と比べてハイチでは暴風雨の被害が大きいということや、ニューオーリンズを襲ったハリケーン「カトリーナ」［二〇〇五年八月末。二九一ページの注も参照］の被害状況に、住民の所得や地区による階層化が見られたことからも分かるだろう。つまり、このような格差は、むしろ広範な社会勢力と社会構造を反映したものであり、意識的であれ無意識的であれ、誰もがその一部として加担しているということである。

今述べたような暴風雨の被害や、制御のきかなくなった伝染病といった「非・自然災害《アンナチュラル・ディザスター》」が第3部のテーマとなるが、このテーマを論じるにあたってスピーチで引き合いに出されているのが、グローバル・ヘルス分野でよく使用される相互補完的な三種類のパラダイムである。これらのパラダイムについては、第1部に収録した長文の「スコール・スピーチ」のなかで簡単に紹介しているが、ここでもう一度言及するだけの価値があるものと考える。

まず一つ目は「開発パラダイム」であり、基本的には医療分野への投資によって成長を推進しようという主張である。つまり、貧しい人々が長生きをし、生産的な人生を送ることを阻害している貧困と病気の悪循環を断ち切るために、医療や教育といった部門に多大なリソースを投資すべきであるという考え方である。たとえば、もしマラリアが一つの大陸だけで何億人もの人々の命を奪っているとすれば、マラリアの予防対策と治療を強化しないかぎりは経済成長が遅れるであろう、ということである。

二つ目のパラダイムは「公衆衛生のための公共財」という考え方であり、マラリアを含むあらゆる伝染病予防のために公衆衛生プログラムへの投資が必要だというものである。たとえば、結核や鳥インフルエンザのような空気感染する病気の場合には、この理論がより強調されることになる。

三つ目のパラダイムは「人権の概念」を根拠とするものである。この論拠は直感的には共感を集めるものの、専門家からは疑問視されることが多く、医療の権利とは何かを定義しようとするだけで厳しい質問を浴びせかけられることもある。

しかし、人権を根拠とするグローバル・ヘルスの議論は三つのなかでもっとも包括的であるため、このパラダイムに対しては努力がなされるべきだと言える。というのも、開発パラダイムでは寿命は短縮させるものの経済成長に影響を及ぼさない病気は注目されることがないし、公衆衛生のための公共財では伝染しない病気は軽んじられる傾向がある。しかし、人類を苦しめるあらゆる病気の治療こそがグローバル・ヘルスの主な目標なのだ。

さらに、このように制限をもたない人権を論拠としたパラダイムでは、ほかの二つが対象とすることのない、もっとも貧しい人々、定義としては「医療サービスの商品化によって締め出されてしまった人々」の健康問題に取り組むことができる。患者が「クライアント」や「カスタマー」として扱われる場合には、医学および公共衛生の基本的な進歩は一握りの人々だけが享受できるものであり、もっとも必要とする人々にとっては、入手が極めて困難である状況がより当然のことのように許容されてしまうのである。一方、健康に対する権利という考え方は、このような医療の商品化とは対極の観点に立つものだと言える。

第3部に収められた四つのスピーチでは、この問題がより深く掘り下げられている。一つ目は、ハーバード公衆衛生大学院にて、二〇〇四年、つまり実在することのない大量破壊兵器を口実として勃発した戦争から一年が経過した年に行われたものである。仮想の大量破壊兵器が「スマート爆弾[1]」といった、もっとも進んだ国々の有する科学技術の狂暴性を解き放つきっかけとなった一方で、同じく科学技術の進歩がもたらした誇りと希望である大量救済兵器（ワクチン、診断法、薬）となると、招集がより難しくなるという現状が明らかとなった。

「大量救済兵器スピーチ」では、一九世紀後半にはじまった近代公衆衛生の発展は、科学技術の進歩が公平性を推進する努力と結び付いたことが主な理由となって生じたことが論じられている。この結び付きは、ルドルフ・ウィルヒョー[2]の卓越した雄弁の成果であり、彼は一八四八年に「医師は本来、貧しき者のための弁護人である」という格言を残している。[原注1]それゆえ、ウィルヒョーは医学および公衆衛生の分野で重要な位置を占める存在であったと言える。

ところが現状は、道徳的に高い水準を保つためにはウィルヒョーのビジョンを頑なに踏襲する必要があるにもかかわらず、もっとも不健全なパラダイム、つまり医療、さらには公衆衛生の商品化をも含むほかのパラダイムが政策の基盤としての座を獲得してしまっている。公衆衛生に光を当て、無駄死にや早死にといったものから解放された未来を描きたいのであれば、医学と科学技術の急速な進歩を平等のための計画に結び付けなければならない。たとえば、ハリケーン・カトリーナは公平性についての最たる事例となろう。

テューレーン医学校を二〇〇八年に卒業した学生は、すでに遠い記憶となった、ハイチのゴナイヴと周辺地域の住民二〇〇〇人の命を奪ったハリケーン「ジーン」［二〇〇四年九月］からまもなくしてニューオーリンズで医学の勉強をスタートしたことになるが、その最初の月に私は、テューレーン医学校とチャリティー病院(3)で講演する機会があった。その講演後、ニューオーリンズから中央アフリカに戻る最中にカリブ海で発生したハリケーンがメキシコ湾をゆっくりと北上

（1）赤外線、レーザー、レーダー、人工衛星などで誘導される爆弾。
（2）(Rudolf Virchow, 1821～1902) ドイツの医師、人類学者、政治家。白血病の発見者。細胞病理学の創始者にしてドイツ人類学会の創始者。
（3）同校と提携している教育病院の一つ。

していったのである。
ルワンダの農村に到着したときには、すでに現地の同僚たちが、パソコンのスクリーンといった一〇年前には想像もしなかった技術を用いて、一〇〇年に一度と言われるすさまじい猛威を振う暴風雨がニューオーリンズに上陸する様子を見ていた。テューレーン医学校はその他の機関と同様に閉鎖され、学生たちは数か月もの間、別の場所に送り出されることとなった。一七三六年から操業しているチャリティー病院ですら、危機的な状況に立たされたのである。

ハイチや周辺地域に大打撃を与えたハリケーン「ジーン」とは異なり、ハリケーン「カトリーナ」は、公衆衛生だけでなく、治安や災害対策の担当局のすべてが必ずしも完璧ではないことを知らしめた記憶として残るであろう。本書でこれまで触れてきたような人種や階級をはじめとするありとあらゆる大規模な社会的勢力の重要性が、誰にでも分かるように曝《さら》け出されたのである。ハイチの農村から見ていた人々にすら、最先端の技術を誇る裕福な国で、社会が真っ二つに分断されている様子がスキャンダラスな光景として映し出されることになった。

「非・自然災害《アンナチュラル・ディザスター》」という言葉は、一年前のハイチにて、一か月のうちに同規模の暴風が四つも襲ってきたとき（ゴナイヴ市はこのときも洪水の被害に遭った）、そして二年前に大地震がポルトープランスを壊滅させたときにも、私の胸中に重くのしかかった。

震災は、しばしば同時に発生する戦争と飢餓以外のあらゆる災害のなかでもっとも命取りになるものである。地震は即死率がもっとも高く、ほとんどは最初の数時間のうちに命を落とす。しかし、マグニチュードは地震の規模を測定するものであって、失われた人命や倒壊した建物の数を教えてくれるものではない。では、失われた人命の数に差異をもたらす要因とはいったい何であろうか。

たとえば、マグニチュード7.3という同規模の地震がほかの国や都市を襲ったとしても、まったく異なる被害状況であることが予想される。実際、もっと大きな地震が二〇一〇年二月二七日にチリで起きているが、死者は六〇〇人以下であり、二か月前にも満たない間に数十万人の命を奪ったハイチの地震とは対照的である。

ハイチでは、建造物の質が悪いこと、険しい山岳の脆弱な斜面に都市が築かれていること、人口密度が高いこと、災害対策・救助装置・救助隊員が不足していること、災害対応を主導すべき公共部門への投資が長期的に減少傾向にあったこと、はるばる南アジアからの平和維持軍を必要とするほど政治が極度の混乱状態に陥っていたこと、これらすべての要因があわさって地震の影響が増幅され、後遺症の悪化を招くことになったのである。

さらに、震災後におけるコレラの感染拡大の要因がいくつか考えられるが、なかでも清潔な水が不足していたこと、またコレラが流行していた地域から平和維持軍が入ってきたことが主な要因として挙げられる。コレラはハイチにとって新しく持ち込まれた病原菌であったという事実によって、感染症の社会的な決定要因が浮き彫りにされると同時に、世界の反対側にある二国間の結び付きを示すこととなった。

私たちが国家の枠を超えてより幅広い意味でのコモンズという意識を築くことができれば、生まれた場所や病気になる場所にかかわらず、科学進歩の恩恵を人類全体で分かち合うことができるはずである。そして、このような連帯は新たな災難だけでなく、救済もまたもたらしてくれることであろう。むろん、大量救済兵器も。

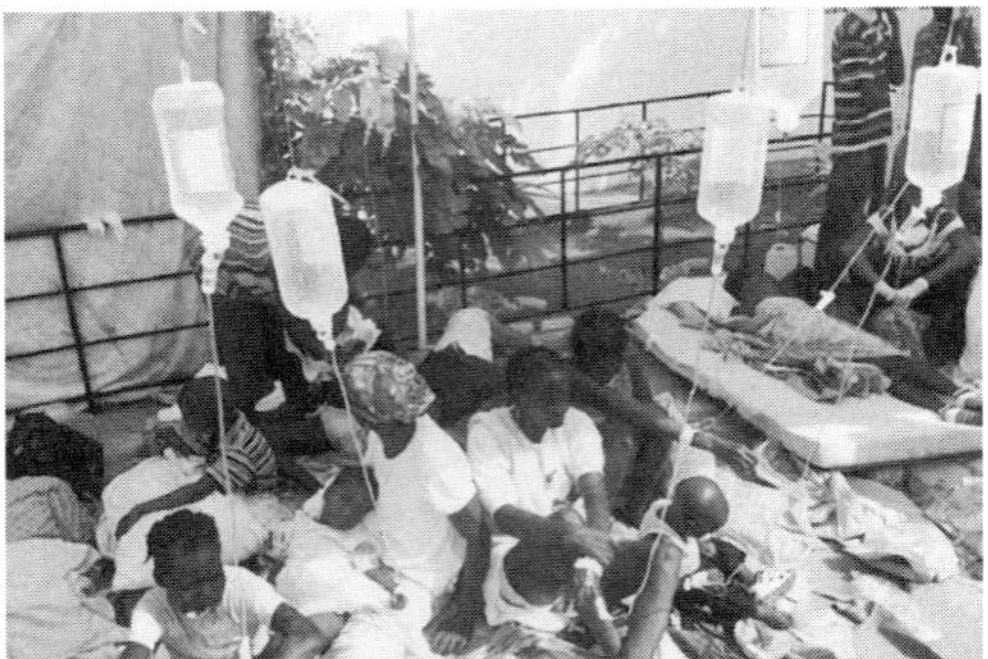

ハイチは、少なくとも100年間は記録のなかったコレラ流行に対して十分な準備ができていなかった。水分補給だけでほとんどが快復できるはずのコレラによって、一人として命を落すべきではない。（写真：David Darg）

グローバル・ヘルスのために闘う救世軍には武器がない

（ハーバード公衆衛生大学院の卒業式・二〇〇四年六月一〇日）

本日、あなた方の前でお話しできることは誠に光栄なことです。この四月に私が今日のスピーカーに選ばれたことが公表されたとき、ハイチにいた私のもとに本学の学生からメールが届きましたが、その内容は次のようなものでした。

「今年の卒業式のスピーカーに選ばれたと聞きました……ボノを打ち負かしてください！」

彼はもちろん歌手ではなく学生であり、今日ここにいるはずなので、のちほどこのメールの真意を聞いてみるつもりですが、スタジアムを満員にするほど優れた歌手ボノをこよなく敬愛する私としては、この言葉をお世辞として受け止めたく思います。

このメールで思い出したのですが、ボノはかつてハーバードの卒業スピーチの冒頭で、「僕はとても緊張している。だって、こんなに小さな群衆を相手に話すのは初めてなんだ」と語っています。かく言う私も、とても緊張しています。なにせ、そもそも公衆衛生大学院で卒業スピーチをするのは初めてなものですから。

そして、公衆衛生大学院となると、医学校でのスピーチよりも気を遣わなければならないからです。というのも、ここには面倒な規則が存在するのです。具体的には、特定の政党に肩入れする発言は避けなければなりませんし、戦争を話題にするにしたって今世紀の戦争はタブーで、ブラッド・ピッド主演で映画化されたようなものでなければならないのです。そのうえ、公衆衛生特有のルールがあります。(1)

たとえば、「有病率」や「発生率」といった用語は必須であるとか、「集団ベース」や「疾病負荷」といった用語は奨励される、といったものです。そのくせ、このようなイベントでは生物統計学上の厳密さは問われることがない代わりに、公衆衛生に関する気の利いたジョークやエピソードが期待されるのです。

まさしく、このジョークというのが難題です。いったいあなた方のなかで、何人が公衆衛生にまつわるジョークを知っているでしょうか。そもそもこの分野は、いわゆる人を笑わせるようなものでないばかりか、もっと悪いことにこのジョークでは、多文化に通用するだけのツボを押さえておく必要があります。というのも、本学の平均的な学級は通常六四か国からの出身者からなり、言語の数でいうと合計一四七種類以上が話されているからです。しかも、あなた方が今ではとても流暢になった「公衆衛生語」は別にして、です。

ではここで、ちょうど隣にあるカフェテリアで初めて耳にした、異文化間で通用する公衆衛生ジョークをご披露いたしましょう。

世界保健機関の加盟国が一九七八年に署名したアルマ・アタ宣言[2]は、同時代のプライマリー・ヘルス・ケア運動における記念すべき出来事と言われています。この宣言は「二〇〇〇年までにすべての人々に健康を」という非常に野心的な目標を掲げていましたが、ワクチン接種の拡大から栄養失調の軽減といった具体策を盛り込んだ計画が提案されたとき、すべての署名国はこの目標を達成することはできると考えていました。

ところが、実際には、目標の実現がもっとも急務な国々のほとんどで達成できなかったのです。それどころか、いくつかの最貧国では健康指標が悪化すらしていたのです。そのため、二〇〇〇年が近づくにつれてアルマ・アタ宣言のスローガンは、国際保健のコミュニティーの間で冷笑の的となってしまったのです。ついに、このスローガンの一部をもじってジョークまで出てきました。

「三、、、〇〇〇年までに、すべての人々に健康を」

（1）二〇〇四年五月に公開された映画、古代ギリシャのトロイア戦争を題材にした『トロイ（Troy）』のこと。

（2）（Declaration of Alma-Ata）一九七八年に健康に対する新しい概念としてプライマリー・ヘルス・ケアが初めて提唱された、現在のカザフスタンのアルマトイ（当時、ソ連のアルマ・アタ）で開催された世界保健機関と国際連合児童基金（ユニセフ）による合同会議で採択された宣言文。

ご覧の通りです。抱腹絶倒の笑い声はどこからも聞こえてきません。公衆衛生にまつわるジョークは、ブラック・ユーモアにしかならないのです。なぜなら、犠牲となるものがあまりに大きいからです。そして、本来は犠牲が大きければ大きいほど、それに対応する目標値も引き上げられるべきなのですが、その代わりに、貧困者の保健対策となると現実主義という名のもとで期待値が引き下げられてしまうという現状を目の当たりにするわけです。

　このことが、大きな問題となってきました。つまり、貧困生活を送る人々に対して低い基準を設定することが、今日の国際保健の分野では「デフォルト」[3]となってしまったのです。あなた方が医師としてのキャリアをスタートまたは再開したとき、世界の「最底辺の一〇億人《ボトム・ビリオン》」に対して目標を引き下げることを良しとしてきた社会通念を打ち破る必要があります。

　では、あなた方はどこで公衆衛生を実践すべきなのでしょうか。私は公衆衛生の歴史家ではありませんが、この分野は栄枯盛衰を経てきたのではないかと考えています。このことを検証するために独自の調査を行ったのですが、今日ここで、その結果をお披露目いたしましょう。のちほど一九世紀の公衆衛生の話をするつもりですが、その前に私たちの大先輩を輩出した二〇世紀の話をします。

　今世紀に入ってからわずか四年しか経っていないわけですが、私たちは二〇世紀のリーダーたちの肩、なかには前かがみになってしまった肩の上に立っていると言えます。それぞれの活動の場で奮闘してきた彼らリーダーやその同僚がこの調査の対象となりますが、手はじめにアメリカ本土、そしてフォークランド諸島とジブラルタルを含むイギリスの公衆衛生の専門医師を対象として調査を行いました。

あなた方の大半は、ハーバードが行ったかの有名な「看護師健康調査」や「医師健康調査」について聞いたことがあると思います。(原注2) しかし、恐らくあのバリー・ブルームでさえ「公衆衛生専門医健康調査」についてはご存じないでしょう。これは、二万六〇〇〇の回答者を有する集団ベースの調査です。(原注3)

この調査から、非常に興味深い相関関係の数々が明らかになりました。とはいえ、なかには驚くに足らないものも含まれています。たとえば、調査対象の六四・二パーセントが、天然痘の撲滅は二〇世紀の公衆衛生における最大の成果であると認識しており、そのp値(4)は0.00001であり、統計的に有意であるといった内容のものです。

そのほかにも興味深い相関関係が見られました。一つ目は、公衆衛生の専門医師にはさそり座とてんびん座生まれが優勢である一方で、アメリカ、スコットランド、ウェールズの公衆衛大学

（3）　あらかじめ設定されている標準の状態・動作条件のこと。
（4）　相関関係を示す評価尺度で、p値が小さいほど偶然に得られた相関関係である確率が低くなり、データの有意性は大きくなる。

院の全学長のうち、実に一七パーセントはおひつじ座生まれであることが分かりました。

二つ目として、ほとんどの公衆衛生の専門医師が喫煙は健康を害すると考えていることや、アロマテラピーは複雑骨折の治療には有効性がないと思っている専門医師が七二パーセントいますが、この割合はカリフォルニア州の回答者を調査対象から除外した場合には八九パーセントに増えるといったことなどです。

これらの数値は過去三〇年間以上にわたってほとんど変化していない一方で、その間、国際的な公衆衛生の分野ではいくつかの変化が見られました。というのも、この調査によると、国際的な公衆衛生の専門医師の間で、ある種の卑屈な態度が見られるようになると同時に、多くの愚痴をこぼしていることが分かったのです。

具体的には「リソースが足りない」という言葉が繰り返されるようになりますが、本調査によって全世界的に不平等が拡大した一九八〇年代以降、実際に公衆衛生の分野への投資はほとんど行われていないことが明らかになりました。経済学者ジェームス・K・ガルブレイス[5]は、この数十年間の傾向を概観して、「完全犯罪」と題した論文で「グローバル化時代に不平等が拡大した」という見解を示しています。二〇〇二年、彼は次のように書いています。

「過去二〇年間、世界各地で国民所得が上昇したにもかかわらず、不平等は増幅してきた。新自由主義イデオロギーの台頭、国家主権の後退、一九八〇年代初頭の世界的な債務危機のなかで、

ケインズ型政策の終焉といった出来事が同時に起きた数十年間に世界中で不平等が深刻化したわけである」(原注4)

あなた方のなかには、「新自由主義イデオロギーとはいったいなんぞや？」と感じた方もいることでしょう。もしくは、とくにラテンアメリカやアフリカの出身者は得意顔でうなずく方もいるでしょう。簡単に説明できるものではありませんが、少なくとも公衆衛生や医療分野で聞かれる新自由主義のアプローチとは、私たちのサービスを商品化・民営化するものであり、したがって「消費者」によって購入される「商品」として扱うものであると言えます。そして、患者は「クライアント」もしくは「カスタマー」とすら呼ばれるのです。つまり、公的サービスが民営化されることこそが新自由主義者にとっての夢なのです。

むろん、公衆衛生の商品化が万人にとって悪であるとは言いきれませんが、ハイチでの長年の経験から、少なくとも購買力をもたない人々、つまり貧困者にとっては悪であると言えるでしょう。そして、そのような購買力のない人々こそが、疾病負荷がもっとも高い人々であるという傾向が認められるのです。

かといって、すべてが悪いニュースというわけではありません。ガルブレイスによって「新自

（5）（James Kenneth Galbraith, 1952〜）アメリカの経済学者。テキサス大学オースティン校リンドン・B・ジョンソン公共政策大学院教授。UTIP（テキサス大学不平等プロジェクト）を主宰。

由主義の台頭」が認識された同時期に、基礎科学への投資によって驚くべき新発見が次々となされ、ワクチンといった大量救済兵器（WMSs: Weapons of Mass Salvation）を開発する道が切り開かれたのです。ところが、地球規模の不平等が拡大するなかで、それに見合うだけの最貧困層の健康を守るための投資が行われなかったため、科学進歩が公平に行きわたらないという恐れが生じることになりました。つまり、科学の恩恵にアクセスできる人々がより長く、より健康な人生を送れるようになった一方で、アクセスできない人々はより短く、より苦痛に満ちた人生を送るという事態に陥ってしまったわけです。

とくにエイズは、世界各地でこのプロセスを早めることになったため、医療サービスにアクセスできない人々がいかに早期にして、無念にも命を落としていくかということが誰の目にも明らかとなりました。このように、増幅する「結果のギャップ」は増幅する所得のギャップと比例するのです。

グローバル・ヘルスにかかわる緊急事態は、ローカルなレベルで人々に影響を与えるものです。だからこそ、このような緊急事態を、人々にアクションを起そうと呼びかけるクラリオンとして役立てるべきなのです。ハーバード医学校がグローバル・ヘルス分野で新たなイニシアティブを本格的にスタートさせたのも、ブリガム・アンド・ウィメンズ病院で「グローバル・ヘルス平等科という分野での新たな研修プログラムを創設したのも[6]、まさにそのためでした。

　ところが、国際公衆衛生という隔離された狭い世界では、リソース不足という条件下で決まって発生する「バルカン化」[7]や、些細なことをめぐって小競り合いが見られるようになりました。地球規模の不平等は刻一刻と増幅しているというのに、私たち国際保健のスペシャリストは自らの狭小な領域に引きこもり、お金の入った小さな壺をめぐって言い争いをする羽目になったわけです。

　たとえば、アメリカにおいてNICU（新生児集中治療室）を新設するか周産期医療に投資するかの選択で大論争が巻き起こったこ

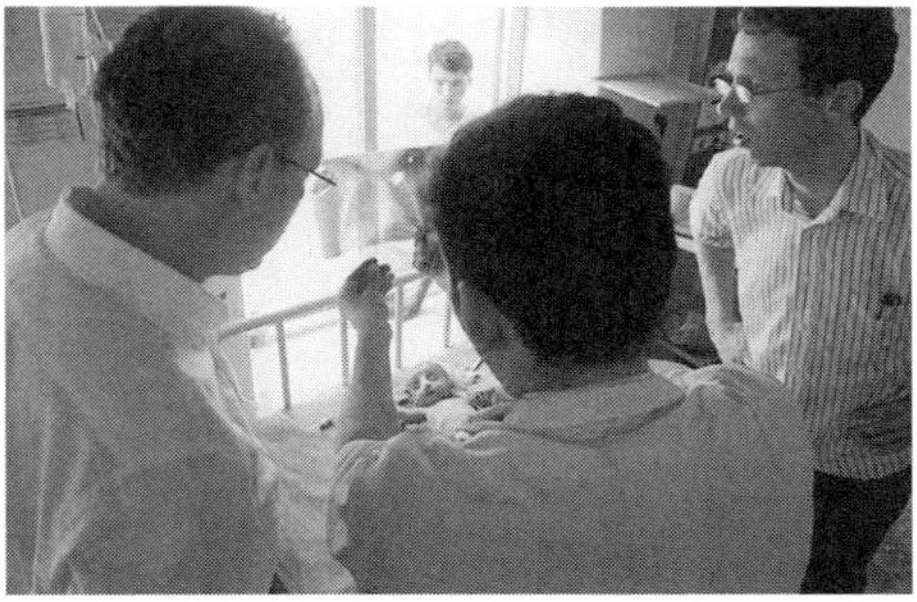

現代医療の行き届いていないネパール最西部の農村では、ポール・ファーマーのかつての教え子たちの多くが医療の平等を実現するプログラムを立ち上げた。その一人であるダンカン・マウル（Duncan Mauru）（右）は、ポール・ファーマー（左）とネパール人同僚ウダイ・クシャトリヤ（Uday Kshatriya）と共に乳児のレントゲン写真を見ている。（写真：Rebecca Rollins、2012年撮影）

（6）二〇〇一年にポール・ファーマーが本病院にて設置した科であり、その目的は「国内外での疾病負荷の格差を軽減し、治療成果を向上させるための保健医療の研修・研究・サービスを行う」ことである。ファーマー自身が科長を務める。二〇〇四年には、本科に研修医を受け入れる研修プログラムが創設された。

（7）細分化された勢力が乱立することで協力体制が取れない状況。

と覚えているでしょうか。この論争は、まるでこの二つの試みが両立し得ないかのようにすら聞こえます。(原注5)

先の「結果のギャップ」という言葉を私に教えてくれた小児科医のポール・ワイズ(8)は、このような論争が、アメリカ国内の貧困層の周産期医療アクセスを増やすことなく、彼らにも良質の「ハイテク医療」を平等に分配すべきであるという主張から人々の注意をそらしてしまうということを明快に論じています。(原注6)

貧困国となると、状況はさらにおぼつかないものとなります。世界の最貧層の人々について論じているときに、私たちと同業の人々が「無理です。感染症に十分な注意が払えなくなるので、精神病に重点を置くことはできません」などと言うのを耳にすることがあるもしれません。あるいは、「エイズ予防のための資金がなくなってしまうので、リソースの乏しい環境ではエイズ治療は不可能です」などと言うかもしれません。

あるとき私は、本当の問題はタバコの喫煙であるのに、ある専門家が炊事のたき火を原因とする喘息《ぜんそく》ばかりを重視する別の専門家を厳しく非難している様子を目撃したことがあります。極め付きの「専門バカ」の口論です！　このようなくだらない小競り合いが、いったいどのように貧困者の役に立つと言うのでしょうか。

1　東アフリカへの小旅行

この問いに関しては、最近旅行した東アフリカでの体験を話すことでお答えしましょう。名誉のために国名は伏せますが、この旅行は、ヴィクトリア湖の近くに住むマサイ族[9]の居住地での滞在も含んでいます。これで二国に絞られるわけですが……。

この旅では、医療アクセスの不平等を修正しようと活動している団体「パートナーズ・イン・ヘルス（ＰＩＨ）」の責任者と一緒でしたが、このとき私たちは、いくつかのエイズ関連プロジェクトを訪問しています。

マサイ族の居住地での小規模なプロジェクトは、予防と治療を統合したもので、基本的な保健サービスを一度も受けたことのない牧畜を営む人々にサービスを提供するものでした。私たちは、ケニアの首都ナイロビから世界屈指の美しい景色が広がるチュル・ヒルズ国立公園[10]まで飛行機で向かいました。キリマンジャロ［五八九五メートル］は記念碑のようにそびえ立ち、アカシアの木々が点々と散らばる薄緑色の草原を無数の大型動物が駆け回っていました。

(8)　(PaulWise) スタンフォード医学校教授。ハーバード公衆衛生大学で公衆衛生修士号を取得している。
(9)　ケニア南部からタンザニア北部一帯の先住民。
(10)　(Chylu Hills) タンザニア国境沿いの火山帯に位置する国立公園で、多くの野生動物が生息している。

私たちは、ケニア人パイロットの操縦する小型機に乗っていました。おっと、国名は伏せておくはずでしたね。後部座席にいる私の右隣りには、ジェネリック薬品の抗レトロウィルス薬が山積みになっています。草地の滑走路まで来ると、パイロットは高度を落として、無心に草をはんでいる固有種の動物たちを追い払いました。

お恥ずかしい話ながら、このとき私はパイロットに一つだけ質問をしています。アカシアの木をムシャムシャと食べる首の長い有蹄《ゆうてい》動物をさして、「あれはキリンかい？」と尋ねたのです。恐れ多くもパイロットは、「そうです、ドクター。キリンです」と渋々答えてくれました。そのとき彼は、「いいえ、だんな、あれはフレンチ・プードルです」とでも言いたげな目で私のことを見ていました。あまりの驚きに、しばらくの間、恥ずかしさすら感じませんでした。

翌日、診療所の外来患者や自宅にいる患者を訪問しました。ご存じの通りマサイ族は、長身で身の引き締まった体軀《たいく》を特徴としていますが、出会った数人は下の切歯《せっし》を失っており、笑うと顔の真ん中に黒い隙間が見えることに気付きました。現地で働いている友人にその理由を尋ねたところ、破傷風によっていみじくも「ロックジャー」(11)と呼ばれる開口《かいこう》障害が起きたときのために、予防措置としてあらかじめ抜歯するということでした。そうすることで、家族が歯の隙間から牛乳を飲ませて、生存率を少しでも引き上げることができるというのです。

あなた方のなかには、これをいかにも賢い知恵である、あるいは「現地の状況」にうまく適応した方法であると考えた方がいるかもしれません。病院の近くに住む住民が破傷風にかかって脊椎を骨折するほどの激しい痙攣が起きた場合の応急措置として、経鼻胃管《けいびいかん》を挿入して薬や栄養を供給することがありますが、顎《あご》が開かなくなったときに歯の隙間を利用するというのは、この措置と同じ考え方だと言えます。

しかし、二〇世紀どころか二一世紀を迎えたこの時代に、この方法は果たして賢いものと言えるでしょうか。破傷風ワクチンの基礎研究は、一九世紀後半にはすでに完成しているのです。何たることでしょうか！　愛嬌あふれるマサイ族の人々を見るたびに、叫びたくなる衝動に駆られました。

「なんで、歯を抜く代わりに予防接種をしてあげないんだ？」

しかし、幸いにも私が訪問していたプロジェクトでは、ワクチン接種はもちろんのことエイズの予防・治療の統合対策まで実施していたので、私は叫ぶ代わりに、現地のパートナーが効果的な手法で結果のギャップに取り組んでいることに感謝の祈りを捧げました。

ヴィクトリア湖への旅行はさらに気の滅入るものでした。エイズの感染爆発の中心地である当地では、ＨＩＶの有病率が若年成人人口の三〇パーセントを超える地域があることから、子ども

---

(11)　固く閉じた顎という意味。

と高齢者はたくさん目にするのですが、若い成人はあまり見かけることがないのです。ここにいる卒業を迎えた同窓生を見回しながら想像してみてほしいのです。この世代の人々が存在しないのです。まさに、失われた世代なのです。

私たちはエイズとともに生きる人々を対象としたプログラム、具体的には孤児のプログラムと「在宅ケア」のプログラムを評価するために現地に赴いたのですが、「在宅ケア」のプログラムは抗レトロウィルス薬の投与を含んでいなかったため、治療を受けつつも患者の大半は生きながらえることができませんでした。そのため、プログラム運営にかかわるアフリカ人同僚たちはかなり落胆していました。

彼らは、「正しい道具をください。そうすれば、プログラムを成功させることができます」と訴えました。確かに私たちは、ハイチにおける在宅ケアにも抗レトロウィルス薬を使用してきました。「中央ハイチでは、エイズ孤児がほとんどいないのはなぜか？」とよく聞かれますが、その理由の一つは、私たちの活動地域においては、エイズを発症した若い母親はここボストンと同じ水準の治療を当たり前のように受けることができるからです。であるならば、ヴィクトリア湖の湖畔で、抗レトロウィルス薬が広範に使用されていないのはなぜでしょうか。

現地でエイズに悩まされている家族が抗レトロウィルス薬をジェネリックのものでさえ購入できないことは明らかですが、私たちが訪問したプロジェクトに出資している国際的な援助機関はどうでしょうか。援助機関であれば、ＨＩＶの予防・治療の統合対策のための資金を提供することができるはずです。にもかかわらず、そうしていないのは、そのような対策は「費用対効果が低い」と専門家たちが援助機関に言い続けてきたからです。彼らは、費用対効果が低い、持続可能ではない、公衆衛生の優先事項ではない、と一蹴してきたわけです。

ヴィクトリア湖のほとりで、このような会話がなされている状況を想像してみてください。そこは、子どもが稼ぎ頭である家庭、すし詰め状態の孤児院、未開拓の原野といった場所です。しかし、このようなことが実際に話し合われるのは、こういった現場ではなくボストン、ジュネーブ、ワシントン、ロンドン、ニューヨークといった所なのです。ハイチやアフリカ、あるいはこの近隣の街角で、「ドクター、どうぞお構いなく。私を治療するなんて費用対効果がよくないんだから」などと言っている貧しい人に出会ったことは、これまでに一度もありません。

このことで、エイズにまつわるもう一つの話を思い出しました。昨年の八月、エイズの予防と治療は互いに補強し合うという議論をするための会議に出席したときのことです。私は、国際保健事情に精通しているノンフィクション作家の友人と一緒にプレゼンテーションを行いました。そのなかで私たちはともに、抗レトロウィルス薬によって死の淵から生還した患者たちのことを紹介しました。

暑い日だったので、公開講演を終えたばかりの理性ある人なら誰でもするように、私たちもビールを飲んでいました。すると、二人の紳士が近づいてきたのです。講演への賛辞をくれるのか、と思いました。事実、まず一人が口火を切って、「とても参考になる話で非常によかった」と言ってくれたので、私たちは愛想よくジョッキを持ち上げました。すると、続けて同じ紳士が次のように言ったのです。

「しかし、あなた方は人口増加ということを心配しないのかね？　つまり、そのような人々の命を救うことで、人口バランスを崩すという誤ったほうに加担することにはならないのか、ということなんだがね？」

　私のほうは、この手のコメントは何度となく聞いてきたので冷静さを保つことができました。このような話は、ハイチやアフリカでは聞くことはないのですが、世界の富める場所で開催される会議や大学ではよく耳にします。ところが、友人の作家のほうは、顔色が見る見る紫色になっていったのです。額の上にはありとあらゆる血管が浮き上がり、首は深紅色に染まっていきました。彼はベトナムからの帰還兵だったので、もっとやっかいなことが起きるのではないかと心配した私は、平和的なムードをつくり出すように努めました。

「私も、人口増加の懸念については大いに共感するところです」と、ジョッキの水滴に合わせるように、額に汗が流れるのを感じながら言いました。そして、「ただ、それに対しては、感染症という手段以外にもっと適した方法があるのではないかと思っています」と付け加えました。

その紳士は満面の笑みを浮かべながらうなずくと、ゆっくりと去っていきました。友人の額から浮き上がっていた血管が引き、顔色がいつもの赤みがかったピンク色に戻るまでに、少なくともあと二杯のビールを飲み干す必要がありました。

確かに、紳士の言葉には一理あります。二人の紳士は公衆衛生の専門家ではありませんでしたが、世界の問題に関心があり、なかでも最大の問題は人口過剰だと考えていたわけです。ごく一般的な見解です。しかし、地球に住む貧しい人々のほとんどは、人口過剰の問題よりも、世界の富が不平等に分配されていることに懸念を抱いているにちがいないと断言しておきましょう。

いずれにせよ、人口過剰と不平等をかき混ぜたうえに病気を加えれば、あなたの身に天変地異が降りかかることになるわけです。もちろん、この夏の大ヒット映画『ザ・デイ・アフター・トゥモロー』[12]に出てくるような、天変地異の大寒波について言っているわけではありません。ちなみに、この映画には、面白みも、不平等の問題との関連性もありませんが、難民となったアメリカ人がメキシコ国境で足止めをくらうというシーンがありました。アメリカ人は、リオグランデ川の向こう側にあるメキシコへと渡るために、アメリカ側の金網フェンスを突き破って脱出していくのです。

---

(12)　原題は『The Day After Tomorrow』。二〇〇四年公開のアメリカ映画で、地球温暖化によって突然訪れた氷河期に混乱する人々を描いたSF映画。

いつか新たな氷河期が訪れるかもしれませんが、私たちは今、この瞬間において困難に直面しているのです。暴力と紛争、そしてその両方が拡大する結果のギャップとどのように関係しているかを考えてみてください。先週、現アメリカ政権[13]が中東での戦争に一九一〇億ドルも費やしたという記事を読んだばかりなのですが、その一方で、同じ数年間に新自由主義というイデオロギーの名のもとにこの国の保健医療は大打撃を受けています。

具体的には、六〇〇万人の低所得高齢者がメディケア[14]の資格を喪失するほか、新たに三八〇万ものアメリカ人が医療保険を失うという現状を目の当たりにしました。さらに現政権は、世界のエイズ問題と闘うための援助額を削減するだけでなく、その使途にさえも制約を設けたのです。この制約は、禁欲によるＨＩＶ予防策を中心とするプログラムを実質的に優先させることを含んだものであり、科学的根拠よりもイデオロギーや独断に基づいたものと言えます。

もし、軍事費の半分、つまりわずか九五五億ドルでもいいから大量救済兵器に当てることができたらと考えてみてください。大量破壊兵器とは対照的に、大量救済兵器のほうはワクチン、予防・治療プログラム、適切な衛生設備、十分な食料といった実在するものばかりなのです。「最底辺の一〇億人《ボトム・ビリオン》」の社会問題に取り組むことこそが、今実施されている戦略よりも、もっと効果的にテロリズムを撲滅できるかもしれないとは考えられないでしょうか。

もし、世界をよりまともで安全な国にしたいならば、やるべきことのリストには、公衆衛生と医療の間のギャップ、そして「もてる者」と「もたざる者」の間のギャップに橋を架けるということが加えられるでしょう。では、あなた方は、どのようにしてこれを成し遂げることができるでしょうか。

2　ジョン・スノウ(15)を思い出せ

ここで、悲しむべきことに公衆衛生の最盛期でもあった一九世紀にまで時計の針を戻して、ジョン・スノウのことを思い出していただきたいのです。一八五四年、彼はロンドンで起きたコレラ大流行の原因を調査したあとに、いみじくも「貧困層理事会」と呼ばれていた保健問題を扱う現地当局と協議することを望んでいました。理事会の記録にはこうあります。「ドクター・ジョン・スノウは、理事らと面会させてほしいと丁重に要望してきた。要望は受け入れられ、彼はこれまでの調査で明らかとなった内容を説明した。その結果、委員会は、ブロード・ストリート(16)のポンプ井戸の柄を取り外す条例を発令した」

(13)　二〇〇一～二〇〇九年のジョージ・W・ブッシュ政権のこと。
(14)　アメリカ政府による高齢者および障害者を対象とする公的医療保険制度。
(15)　(John Snow, 1813～1858) 外科手術時の麻酔法の確立にも貢献し、コレラの原因、感染経路を初めて特定し、「疫学の父」と呼ばれるイギリスの医師。

翌日、井戸水をくみ上げる手押しポンプの柄は取り外され、コレラの大流行は終息へと向いました。

この有名な話のほかにも多くのエピソードが残されているスノウは、麻酔医師と活動家の先駆者として、数々の分野で人々の苦痛を和らげるといった功績を残しています。たとえば、一八五五年三月五日、抜歯を行う「虚弱体質の若者」にクロロフォルムで麻酔をかけるために貧民街まで歩いていっています。そのあとには、壊死《えし》した足の骨を切除する手術を受ける老人に同じく麻酔をかけるためにメイフェア地区へと向かっています。当時は、麻酔なしでそのような手術を行うことが一般的であったことを想像してみてください。さらにそのあと、テムズ川を渡って腎臓結石の摘出手術を手伝いに行っているのです。

これらすべては午前中だけの話です。その日の午後、スノウは証人として国会に立っています。当時、イギリスの国会議員らは劣悪な区域の再開発プロジェクトを推し進めており、町の有力者らはいわゆる「不快な業種」を退去させようとしていました。ちなみに、この不快な業種とは、エンロン(17)やハリバートン(18)といった企業の前身ではなく、むしろ骨粉煮沸業や獣脂溶解業といった「悪臭を放つ、有毒ガスを排出する業種」のことです。スノウの伝記には次のように書かれています。

「衛生改革運動は、沼沢地から発生した瘴気《しょうき》にせよ、宅地周辺の有機物の分解から発生した瘴気にせよ、有毒ガスが病の主な原因であるという医学的見解をもとに牽引されており、そのような病のなかには、一八三一年以降、イギリスで何万人もの人命を奪ってきたコレラも含まれていた」(原注7)

スノウはこのような「瘴気説《しょうきせつ》」(19)を馬鹿げた説であると考えており、不快な業種を駆除しようとしていた国会の特別委員会にもそのように伝えています。ある高名な書物には、スノウは歴史上重要なコレラに関する二つの疫学研究を発表したと記されていますが、以下の二つの研究によって、彼は二一世紀にわたるまで名を残すことになりました。

当時、ロンドンには二つの水道会社が存在し、それぞれテムズ川の異なる支流から取水して住民に提供していました。一つ目の研究は、ロンドンの三二区域における二つの水道会社間の死亡

(16)　ロンドンのソーホー地区にある通り。
(17)　テキサス州ヒューストンに本拠地を置いていた全米でも有数のエネルギー・ITビジネス企業。巨額の不正経理・不正取引による粉飾決算が明るみに出て、二〇〇一年に破綻。
(18)　ヒューストンに本拠地を置く多国籍企業。資源サービスを主な業務としているが、同社子会社がイラク戦争の後方支援・復興にかかわる多くの事業を請け負っており、莫大な戦時利得を得ていたとされた。また、ブッシュ政権のチェイニー副大統領が就任前に最高経営責任者を務めていたこともあり、政府との不透明な関係が指摘された。
(19)　伝染病は、汚れた空気（瘴気）によって感染すると考える説。

率の差異を分析したものでした。もう一つの研究は、ゴールデン・スクウェアで大量に死者が発生したことと、ブロード・ストリートに設置されて、多くの人々に利用されていた手押しポンプ式の井戸の汚染との因果関係についての分析でした（原注8）。

特別委員会は、ドクター・スノウにはあまり好意的ではありませんでした。もちろん、ジョン・スノウはコンドリーザ・ライス[20]とは異なり、事前に質疑内容に目を通すことはできませんでしたが、次のような発言をしています。

「私は、感染症というものに対して重大な関心を注いできました。とくに、コレラに対してですが、実のところ公衆衛生全般に対してであります。その結果、いわゆる不快な業種に関してある結論に辿り着きました。その結論とは、不快な業種の多くは伝染病の蔓延を助長するものではなく、実際には公衆衛生上、何ら有害とは言えないという見解であります」

このときスノウは、ベンジャミン・ホール卿[21]という名の人物からの質疑を受けました。彼は、いぶかしげに次のように聞いたのです。

「ということは、骨粉煮沸業の件について、煮沸施設から排出される悪臭がどれほど不快であろうとも、当地区の住民の健康にはいかなる害も与えないと考えられるということを委員会は認識すべきだ、と言いたいわけだね？」

「いかにも、それが私の見解でございます」とスノウは答えて、問題の根源は別のところにあることを説明しました。

現代のスノウとも言えるルドルフ・ウィルヒョー〔二三三ページの註参照〕は、かつて次のように論じています。

「社会科学としての医学、また人体科学としての医学は、問題を提起し、理論的な解決方法を見つけ出すという義務を負っている。一方、人類学実践者としての政治家は、実際の解決手段を見つけ出さなければならない（原注9）」

さあ、あなた方は本校を卒業すべく今日ここに集まっています。多くの方々は、すでに経験豊富な実践者でありましょう。科学者もいれば保健大臣になるかもしれない方もいるでしょうし、まだスタートしたばかりの方もいるでしょう。いずれにせよ、あなた方すべてが、何らかの問題を提起して解決を見つけるために励むことになります。地球規模での結果のギャップこそが今日の医療と公衆衛生が直面している最大の問題である、ということこそ、私が固く信じるところなのです。

（20）（Condoleezza Rice, 1954～）二〇〇五年～二〇〇九年のジョージ・W・ブッシュ政権（二期目）で国務長官を務めたアメリカの政治家。

（21）（Benjamin Hall, 1802～1867）当時、ロンドンの再建計画を担当する特別委員会の議長を務める、イギリスの有力国会議員。

乏しいリソースをめぐって争っている私たちのようなプライマリー・ヘルス・ケアの専門バカ、結果のギャップ、マサイ族の切歯《せっし》に見た隙間《ギャップ》、ヴィクトリア湖畔の失われた世代、悪臭を気にも留めなかった今は亡き著名な白人、これらすべてに共通するものとは何でしょうか。

3　健康と人権

初心者の方々のために説明しておくと、これらはすべて人権にかかわることであると言えます。あなた方の卒業証書は、世界人権宣言の宣言文とセットになって授与されるわけですが、これは何度も読み返すだけの価値があると言えるでしょう。しかし悲しいかな、このような崇高な構想ですら、テロリズム、イラク戦争、この国をはじめとするあらゆる国における囚人に対する不適切な処遇、アフリカにおけるエイズ治療普及の必要性、国民健康保険制度の必要性といった、さまざまな苦境から私たちを救出してくるわけではないのです。

公衆衛生ほど多様な試みが求められるものに対して、あなた方はこの広い世界でこれから実践してゆくわけですが、その際、一つのコンパスだけで足り得るということはありません。時には、戦争を含む暴力と公衆衛生はまったく相容れないものであるという難しい問題を提起しなければならないことがあるかもしれません。制限のない富の蓄積と根強く残る貧困に関する問題提起も、また然りであります。

むろん、このような問題を投げ掛ければ、人気者コンテストで優勝することは望むべくもありません。とは言いながら、あなた方が生活の糧を稼ぐために公衆衛生の分野に進むことは誰もが理解するところです。

しかし、本来ならば、公衆衛生の専門医は病気になった人々や病気になる可能性のもっとも高い人々の味方につくことが求められます。普段は臨床医として働いている私たちであっても、ウィルヒョーやスノウのように、人間の苦しみの根源と向き合うように求められるときがあるかもしれないのです。友人からはベルトルト・ブレヒト［九七ページ参照］の詩を乱用しすぎていると非難されてきましたが、改めてここで、彼の「労働者の医者への語り掛け」と題した詩を紹介したいと思います。

あなたのところに来ると
ボロ服を引きはがされる
そしてあなたは、私たちの裸の体をあちこちと聴いていく。
病気の原因なら
ボロ服を一目見ただけで
もっとよく分かるはずである。

それは私たちの肉体と洋服を
ボロボロにしたのと同じ原因なのだ。

肩に痛みを感じる
あなたは湿気が原因だと言う。
アパートの壁のシミも同じ理由だ。
それなら教えてほしい
湿気はどこから来るのか？（原注10）

公衆衛生の役割とは、この「湿気」がどこから来るものなのかを突き止め、解決法を見つけ出すことに尽きます。最後に、公衆衛生の実践現場であなた方が直面するであろう三つの課題を挙げて終わりにしたいと思います。

第一点目は社会正義の問題と関係しているのですが、平等を実現するための新たな計画が切に求められているということです。一九世紀における公衆衛生の英雄たちは、社会正義こそが自らの努力の中核であるべきだと確信していました。それ以来、科学技術は新型の大量救済兵器を開発する手助けとはなってきましたが、もっとも必要としている人々にこのような救命手段を届けるためには、平等のための計画が必要なのです。

第二点目は、医療と公衆衛生の分野における「バルカン化」［二四五ページ参照］に取って代わるものが求められているということです。たとえば、エイズの問題がそのよい例だと言えるでしょう。つまり、予防と治療を統合すれば、臨床医、疫病学者、政策決定者、科学者、活動家の間で共通の目標をつくり出すことができるのです。また、治療する側とされる側の間や、金持ちと貧困者の間にも共通の目標をつくり出すことができるでしょう。

第三点目は、「乏しいリソース」をめぐる争いには少なからずの「まやかし」が付きものであるということです。やるべきことを成し遂げるために必要なリソースは、この惑星に十分存在しているはずなのです。しかも、この必要なリソースというのは、この戦争の推進派が説得力に欠ける大義名分によってはじめた戦争の費用に比べればはるかに少ないのです。

任務を完成できない、それどころか半分も達成できないほどわずかな金をどうすればより効率的に使えるかといったことを議論するのではなく、医療ケアの権利を打ち出す大胆な一歩が踏み出せてこそ、公衆衛生の理念を前進させることができるのです。

さて、これで私は冒頭の約束を守ったことになります。唯一、簡潔にとどめるという約束を除いてですが。要求されている専門用語はすべて使いましたし、公衆衛生の巨匠たちに敬意を表することもしました。三点のポイントを述べましたし、センシティブな話題を含めた時事問題について語りつつも、ポップカルチャーに触れて面白おかしくしてみたつもりです。そのうえ、公衆衛生にまつわるジョークすら披露しました。

もし、公衆衛生がそもそもジョークにならないのであれば、私たちは大量救済兵器、そしてそれを世界でもっとも必要としている人々が享受するのにふさわしい「平等のための計画」をつくり出すために一致団結しなければなりません。

この任務の責任は、あなた方の世代が担っていると言えます。あなた方は、手遅れになる前に世界を修復してくれることでしょう。ここにいる私たちみんなが、あなた方の幸運をお祈りしています。みなさん、おめでとう！　そして、ありがとう！

公衆衛生に光を当てる

（ジョンズ・ホプキンス大学ブルームバーグ公衆衛生大学院の卒業式・二〇〇六年五月二四日）

「こんにちは、公衆衛生の戦士たち。そして、おめでとう！」

まず、この言葉を一番に伝えたいです。卒業スピーチというものを重視している私は、招かれた大学についてあらかじめ下調べをしています。とくに私は公衆衛生大学院での卒業スピーチが好きなのですが、その理由の一つは、そこには校歌もなければラクロスチームも存在しないからです。とはいえ、これほど多様な聴衆を相手に、陽気でありつつも真面目でありながら、高い関心を集めるスピーチをするのは容易なことではありません。

ここには、あなた方の家族もいれば、友人もいます。政策通がいると思えば生物統計学の先生方もいます。赤い州の出身者もいれば、青い州[1]の出身者もいます。イスラム教徒、キリスト教徒、ユダヤ教徒、費用対効果の専門家、人権タイプ型人間、右脳人間、左脳人間、さそり座、てんび

（1）赤は共和党を支持する傾向がある州。青は民主党を支持する傾向がある州。

ん座、菜食主義者もいれば肉食者、医師、疫病学者、金星人、火星人、Mac ユーザー、Windows ユーザーなどなど……。

最近分かってきたのですが、卒業式のスピーカーの仕事は聴衆を楽しませることと、指導を施すことの二つあるようです。どちらかというと楽しませることのほうがメインのようですが、指導の部分をとることにして、今回のスピーチタイトルは「公衆衛生に光を当てる」とさせていただきました。

あなた方の記憶のなかに「医療と公衆衛生の平等のための計画」というテーマさえ残っていれば、このうえなく光栄に思います。たとえ、私の名前、肩書き、卒業マントの色を忘れてしまったとしても、です。それにしても、この卒業マントのなんとまぬけなことか。ここにいる半分の方々には、まるでホグワーツ特急から降りようとしているように見えることでしょう。(2)

さて、本校の卒業式のスピーカーたるものは、この二〜三年間、ここボルチモアであなた方が経験したことについての内輪ネタを面白おかしく披露するという手段に訴えることができます。いわゆるローカル・ネタというやつです。ところが、考えれば考えるほど、この町について知っているべきことを、実はほとんど何も知らないということに気付いたのです。とはいえ、のちほどボルチモアについて触れるつもりですが、その前に、先日アメリカ中西部を車で走ったときの、ある教訓的なお話をさせていただきます。

この話にはいくつかの重要なテーマが含まれているのですが、何より話が短いという点でご満足いただけると思います。事実、この簡潔さこそが成功の鍵であることに、卒業式のスピーカーはすぐに気付くものなのです。

1　オンスターはすべてを解決してくれるか？

ということで、話をはじめましょう。私の親戚の一人が、セントルイス（St. Louis）［ミズーリ州東部］で宗教の集会に参加していたときに病に取り憑かれました。精神病の発作らしきものに襲われて、町からさほど遠くない民間病院に運び込まれたのです。

彼は、『精神疾患の診断・統計マニュアル（Diagnostic and Statistical Manual of Mental Disorders）』（第七巻改訂版）に掲載されている専門用語で言うところの「ハイになっている」状態で、とても自分で飛行機に乗ってボストンまで帰れるような状態ではなかったので、私がまず飛行機で現地に赴いて、そこでレンタカーを借りて病院まで迎えに行くことになりました。

彼には、健康保険に加入していないという問題がありました。時計の針は刻一刻と過ぎていきます。病院側から追い出される心配はなかったのですが、料金メーターは確実に回り続けていま

（2）J・K・ローリングの小説『ハリー・ポッター』シリーズに登場する、ホグワーツ魔法魔術学校の最寄り駅に停車する架空の汽車のこと。

した。とにかく、一刻も早く彼をボストンの「かかりつけ医」に送り届けたかったのです[3]。ミズーリ州西部のカンザスシティ（Kansas City）に住む妹に相談して、私がまずカンザスシティまで飛行機で行って、妹と合流してから車でセントルイスまで行き、親戚を引き取ってそのまま車でボストンに連れて帰ることにしました。車での長旅となりました。

姉妹たちはそろってみな陽気な性格のもち主なのですが、五番目の妹はそのなかでもずば抜けていました。その彼女がレンタカーを借りることになったのです。石油戦争の真っただ中ゆえお恥ずかしい話ですが、妹はボストンまでの長旅に備えて大きめの車を借りることにしたのです。「アップグレードよ」と言いながら、彼女は光り輝く白いキャデラック［ゼネラルモーターズ社の高級車］の鍵をジャラジャラと鳴らしながらレンタカーの事務所から出てきました。車内を覗くと、ダッシュボードの上に「オンスター搭載」と書いてあるのが目に入りました。

オンスターなるものが何なのか皆目見当がつかなかったのですが、そのとき私は雑事に気を取られていました。なにせ、たくさんの書類にサインをしなければならないし、請求書だって心配なわけです。やがて、期待はずれなほど小さなミシシッピー川を渡ると、ゲートウェイアーチ[4]を探したのを覚えています。そのあと、ボストンへ向けてひたすら東へと車を走らせたのですが、妹を運転席に、患者を安全な後部座席に乗せて、どでかいキャデラックは一マイルごとに中東への石油依存を高めていきました。

すべてがうまく運んでいるように見えました。少なくとも、妹がバックミラーをいじくり出すまでは。彼女は、間違ってボタンを押してしまったのでしょう。突然、流暢な男性の声が車中に響きわたったのです。

「オンスターのグレッグでございます。運転中、どのような緊急事態が起きたのでしょうか？」

これには、かなり驚きました。幸い、親戚には薬がしっかり効いていました。神はトラゾドン［抗うつ剤］を、創造すべくして創造されたのです。

含みのある沈黙が続いたあと、ようやく妹が尋ねました。

「あらまあ、あなただったの？」

「いいえ、私はオンスターのグレッグです。どのようなご用件でしょうか？」

「初めまして、グレッグ」と妹は、自らが「電話のオペレーター風」と呼ぶ声で答えました。

「あなたの手を煩わすつもりはなかったのよ。ミラーを調整していたら、うっかりボタンを押しちゃったの」

「お手を煩わすなんてとんでもございません、マダム」と、グレッグの声がまた大音量で響きま

（3）　国民皆保険制度をもたないアメリカでは、かかりつけ医のいるクリニックではなく、急患を受け入れるＥＲ（緊急救命室）などの設備をもつ病院にかかる場合、医療費用は非常に高額なものとなる。

（4）　セントルイス市のシンボルでもある巨大なアーチ型の記念碑。

した。「何かお手伝いできることはございますか？」

たいていの人はこの時点で会話を終えるでしょうが、私の妹は違ったのです。

「そうね、グレッグ。あなたはいったいどこにいるの？　どんな服を着ているの？」

「マダム、私どもはお答えすることが許されていないのです。でも、万が一、あなたに何らかのトラブルが起きたときには、あなたがどこにいらっしゃるか、私どもはしっかりと把握できるようになっております」

「なんですって⁉　これって、新しい盗聴プログラムなわけ？　私のキャデラックを盗聴していたの？　盗聴マイクが隠されてないか徹底的に調べたはずなのに」

「いいえマダム。この車はＧＰＳ機能を搭載しているのでございます。私どもは、サービスを提供するためにお仕えしているのです」と、グレッグは真摯に答えました。

「どんなサービスでもしてくれるってことかしら？　国民皆保険はどう？　もし、助けてくださると言うなら、今ちょうど必要なのよ」

妹がこれ以上続けることはできないだろうと判断した私は、兄らしく介入するためにグレッグを追い払うボタンを探したのですが、見つからなかったので彼にお礼を述べたうえ冷静な対応に感謝し、何も問題がないことを知らせました。

「ありがとう。では、さようなら」

彼との交信を終えたあとも、まだ私たちの会話が聞かれているような気がしました。ここ最近、このような感覚に襲われたことはありませんか？　誰かがいつも聞いているような。しかし、この感覚さえも妹を止めることはできませんでした。彼女は調子に乗ってこう言いました。

「オンスターね。どんな危機に遭遇したとしても、オンスターのボタンさえ押せばいいってわけね？」

いくつかの州を通り過ぎ、少なくともナイアガラの滝に辿り着くまでの間、私たちは助けを乞いたくなるような恐怖のシナリオを数えきれないほど挙げていったのです。

・四〇〇〇万人の人々が健康保険に未加入だって！　さあ、オンスターのボタンを押そう！

・公衆衛生の投資が減っているって！　オンスターだ！

・ちょっと待ってくれ、エイズ・結核・マラリアの世界三大殺人感染症にワクチンが存在しないだって！　オンスターを呼ぼう！

・おっと、戦争だって。オンスターの出番だ！

・ダルフールでジェノサイドだって！(5)

（5）二〇〇三年にスーダンで勃発したダルフール紛争中に、スーダン政府が支援するアラブ系民兵「ジャンジャウィード」による非アラブ系黒人住民に対する組織的な民族浄化が行われた。近年の死者は約二〇万人、難民は数百万人に上るとも言われている。

・ハリケーンの季節がもうすぐ来るって？

もうお分かりでしょうね。魔法のボタンを押せばいいのです。しかし、ここから見わたすかぎり、ホグワーツのマントが見えるにもかかわらず、振り回す魔法の杖は一本も見当たりません。ということは、万人のために医療と公衆衛生に光を当てるという使命のために、ここ数日間で卒業を迎える学生のなかでも、あなた方には多大な労力が求められることになるのです。

話を脚色しすぎたかもしれませんが、病院のことは事実であり、大きな白いキャデラックを借りたことも、オンスターのグレッグの話も本当です。事実、もしあなた方のなかにベライゾン社(6)の顧客がいるのならば、彼は今ここで私のスピーチを聞いているかもしれません。

ところで、この話は医療の公平性とどのように関係しているのでしょうか。初心者のみなさんのために説明しておきますが、これはすべて健康保険制度の欠陥についての話です。親しい友人であるハワード・ハイアット(7)は、アメリカの健康保険制度についての著書に『医療救命ボート(Medical Lifeboat)(8)』というタイトルを付けたのですが、その理由は、彼がアメリカ医学界のリーダーとして、医療制度からはじき出された人々の存在を懸念してのことです。ハイアットは、一九八九年にペーパーバック版が出版された際の序文のなかで、「問題は間違いなくそれほどまでに深刻化しており、あえて読者の不安を煽《あお》るために」このタイトルを選んだと述べています。

私はハイアットと活動をともにしていますが、今日に至るまで彼は、医療に光を当てることを訴え続けてきました。ここで、彼が二〇年ほど前に書いた医療制度についての一説を紹介しましょう。

> われわれがこの問題と真剣に向き合うまでに、どこまで状況は悪化するであろうか。「救命ボートだって？」、今乗っている船が難破したり沈没したりしないかぎり、乗船者たちは「ボートに乗り移る」ことなどはないのだ。アメリカの医療船は、少なくともほとんどのアメリカ人にとってはまだ岩礁に乗り上げるほどではないが、確実にその方向に進んでおり、昨年だけでも船はスピードを上げて突き進んでいる。（原注11）

ハイアットがこの本を執筆してから数十年の間、この船はさまざまな意味で加速しながら前進を続けているのです。

（6）（Verizon）オンスターが通信システムを利用している、アメリカの大手電気通信事業者。

（7）（Howard Hiatt, 1925〜）アメリカの医学研究者。一九七二年〜一九八四年までハーバード公衆衛生大学院学長。ポール・ファーマーとともに国内外の保健医療格差に取り組む専門家を養成するためのグローバル・ヘルス・平等科をブリガム・アンド・ウィメンズ病院に設立する。

（8）邦訳は『医療〈救命ボート〉に乗り遅れるな——アメリカの医療に学ぶ』（遠藤明訳、日本医事新報社、一九八九年）。

2　ボルチモアでの先進的な取り組み

さて、ここまで来たところで、テーマの核心に迫るまでにあなた方をしっかりと引き込むことができたと思っています。では、今日、私たちはどのように医療と公衆衛生に光を当てることができるのでしょうか。あなた方は、ハイチやルワンダでの活動について私が話し出すのではないかと思っていることでしょう。もちろん、そのつもりです。しかし、今日卒業するあなた方全員がすでにご存じの通り、まさしく私たち自身の恵み豊かな国においても深刻な問題が存在しているのです。では本当に、ハワード・ハイアットが二〇年前に記した内容よりも状態は悪化しているのでしょうか。

おめでたい今日という日に水を差すようなことは慎みたいのですが、実に医療関連の出費ははるかに膨れ上がっていることをお伝えしておきましょう。しかも、その理由は人口の高齢化によるものだけではありません。ここ二〇〜三〇年の間、出費は倍増する一方で、健康指標は改善どころか悪化したものさえあります。セーブ・ザ・チルドレンは、ちょうど今週、世界保健機関が工業国三三か国を対象として調査を行ったところ、アメリカの乳児死亡率が同点二位になったことを発表しています。(原注12)

二週間前の五月五日、経済学者ポール・クルーグマン(9)が〈ニューヨークタイムズ〉誌のなかで、

「アメリカ人であることは健康に悪いのか?」という問いを投げ掛けています。この問いこそ、医学雑誌の〈ジャーナル・オブ・ジ・アメリカン・メディカル・アソシエーション（Journal of the American Medical Association）〉に発表されたばかりの調査結果がいみじくも示唆するところではないか、と彼は論じているのです。

この論文のなかで彼は、アメリカの医療支出額は先進国のなかでもっとも高いにもかかわらず、健康指標についてはカナダ、多くのヨーロッパ諸国、日本よりも低いといったといった周知の事実を概観したうえで、新たな研究に着目しています。その研究は「アメリカとイギリスにおける病気と損失」といったもので、この点について次のような見解を述べています。

同研究の共著者らは、五五歳から六四歳までのアメリカ人の糖尿病や高血圧といった病気の罹患率と、同年齢層のイギリス人における同じ病気の罹患率を比較している。アメリカ人の比較対象としてイギリス人を選んだのは、アメリカの問題を強調する意図があってのことではない。

事実、イギリス人一人当たりの医療支出額はアメリカ人の四割でしかないうえに、イギリ

（9）（Paul Krugman, 1953〜）アメリカの経済学者、コラムニスト。プリンストン大学教授、ロンドン・スクール・オブ・エコノミクス教授を兼任。二〇〇八年にノーベル経済学賞受賞。

スの医療制度は一般的に近隣諸国、なかでもフランスと比較すると劣っていると考えられている。それだけでなく、イギリスは健康的な食生活やライフスタイルで知られている国でもない。

ここで補足しておきますが、イギリス人は歯科医療で知られているわけでもありません。

にもかかわらず、同研究は「アメリカ人はイギリス人よりも罹患率が高い」と結論づけている。たとえば、中年のアメリカ人は同じ年代のイギリス人に比べて糖尿病にかかる可能性が二倍も高くなっており、それだけでも衝撃的な発見と言える。

さらに衝撃的なのは、アメリカ人であることは、人種や社会的階級にかかわらず健康に有害なようである……アメリカ人はイギリス人と比較して格段に不健康であるため、所得の高いほうから三分の一に入るアメリカ人ですら、所得の低いほうから三分の一に入るイギリス人よりも健康状態が悪いのだ。（原注13）

二〇〇六年五月時点の調査にしては、極めて驚くべき結果であると言えます。医療へのアクセスが、必ずしも健康面での主な決定要因とはならないことは承知しています。それでもなお、アクセスはいかなるときにおいても重要なものです。そして、私たちの提供するサービスに対するアクセスを改善するということは、あなた方の仕事の一部でもあるのです。そうですよね？

それでは、医療への平等なアクセスを重視すると、どのような変化がもたらされるでしょうか。ボルチモアにおけるエイズ治療の普及策を例に取ってみましょう。

とくに、抗レトロウィルス治療の時代に入ってから、エイズの治療結果には著しいばらつきが生じるようになりましたが、それは効果的な治療薬が利用できるようになる前であっても同じでした。病気の分布状況についてはさておき、一度感染すると、不治の病であればすべての患者が同じ経過を辿るのではないかと思われる方がいるかもしれません。ところが、エイズとともに暮らす人々にとっては死因となる主要な日和見感染症《ひよりみかんせんしょう》をいくら診断して治療しようとしても、特定の抗レトロウィルス治療や血清検査が開発される日まではもち堪えることができませんでした。

アメリカでは、そのような日和見感染症はニューモシスチス肺炎でしたが、診断や治療の開始が遅れることで、多くの人々が命を落とすことになりました。同肺炎やその他の日和見感染症を抑制するために、生涯にわたって続けることになる抑制療法を中断した場合も同様でした。

一九九〇年初頭のボルチモアにおいても、人種という要因が迅速に治療を受けられるかどうかを左右することが明らかになっていました。つまり、ＨＩＶ感染者の黒人は、発症時の病期《びょうき》［進行度］にかかわらず、最初にＨＩＶ専門病院を受診した際に抗レトロウィルス治療やニューモシ

スチス肺炎の感染予防措置を受けられる可能性が白人に比べてずっと少なかったのです。(原注14)

ＨＩＶに感染してから死亡するまでの経過は、主要な日和見感染症が感染力のより強い結核の場合にはさらに早まることになります。とくに、貧困地域でこの傾向が顕著に見られます。(原注15)そのため、エイズが「自然歴[10]」を辿ることは幻とも言えるのです。

このことは、健康保険に加入していないアフリカ系アメリカ人の「超過死亡率[11]」と専門的に呼ばれるものを調査していたボルチモアの研究者や臨床医にとっては明白な事実でした。もっとも、人種差別やその他の形態の「構造的暴力」といった用語は彼らの研究には使用されていませんでしたが、まさしくそのような実態が超過死亡率として浮き彫りになったのです。でなければ、そのほかのどんな理由によって臨床成果における人種間の格差を説明することができるというのでしょうか。

どのような用語を使用したにせよ、エイズ感染症を理解しようとするアメリカ国内の疫病学者であれば、この病気の分布と結果の両方に見られる社会的な決定要因を無視できる者はまずいません。馬鹿げた話に聞こえるかもしれませんが、なかには特定の「人種」そのものに悪い経過をたどる内因があるとさえ論じた者もいたくらいです。

疫学的な観点から、人種や貧困を考慮しない場合の標準的な「リスク要因」については、それほど顕著な差は見られませんでした。ところが、人種による生存率の格差が立証されると、ボルチモアの臨床医や研究者は、人種や保険加入の有無といった条件が治療へのアクセスの決定要因とならない対策を施したとすればどうなるかと考えたのです。しかもこれは、三剤併用の抗レトロウィルス療法が日常的に適用されるようになる前のことです。もちろん、彼らはオンスターのボタンを押したわけではありません。そうではなく、治療を提供する際の障害を取り除こうと試みたのです。

治療段階での明らかな経済的な障害を取り除く試みに加えて、交通費の支給やその他のインセンティブ、さらには薬物依存症から主な精神病といった併発している問題の対処についても検討されました。また、患者にとってエイズ治療をもっと便利なものにするために、また社会的に受け入れられやすくするために、地域密着型《コミュニティー・ベース》の治療による改善策も実施されました。その目標は、医療制度や地域社会のいかなる要素も、貧困者や社会的に疎外された患者が標準的な治療を受けるうえにおいて障害とならないようにすることでした。

その結果、二〜三年後には劇的な変化が現れました。人種、性別、注射麻薬の使用状況、社会経済的地位といった各項目において、その格差は調査対象者の間でほぼ消滅していたのです（原注16）。言い換えれば、このようなプログラム改善策は、必ずしも国民健康保険の欠落に対処したわけでも、

（10）放っておいた場合に病気が自然にたどる経過のこと。
（11）集団間の死亡率における格差。

ましてや人種差別や都市部の貧困問題に取り組んだわけでもないのですが、エイズによる早死になどの形で社会的な不平等が具体化する機会を減少させることができたのです。

ボルチモアの経験は、アメリカ国内におけるエイズ感染の将来の道筋を指し示すものでした。つまり、アメリカにおける貧困と不平等に関係するすべての人々にとって、大きな意味をもつものであったと言えます。

これまで見てきたように、市場原理によってどんな治療を受けられるかが決定されるという状況下では、裕福な国においても犠牲となる人が十分に多いのですが、私が同僚と活動しているような場所では、まさしく絶望的とも言えるような状態となります。これがどういう意味をもつのか、すぐに想像できないかもしれないので、生々しい事例を紹介することにします。

私は三月中ずっとルワンダに滞在していたのですが、それはパートナーズ・イン・ヘルス（ＰＩＨ）がクリントン財団とルワンダ保健省から、ルワンダの農村における三つのタスクを依頼されていたからです。第一に公衆衛生部門の再建に協力すること、第二にエイズ予防・治療統合プログラムを立ち上げること、第三に私たちのハイチでの活動と類似の活動を展開できるように、ルワンダ人にトレーニングを施すことでした。

ちょうど一年前、私たちが新居を構えることとなったリンクワヴ（Rwinkwavu）という場所を訪れたのですが、そこで目にしたのは、一九九四年の内戦と大虐殺以来、廃墟と化した病院でした。四〇万人もの人口を抱える二つの行政区に、医師が一人も存在しなかったのです。一人も、です。

困難な任務を背負い込むことになったわけですが、たとえオンスターのボタンを押せなくても、私たちは何をやるべきかをしっかりと把握していました。ここで言う「私たち」とは、ハイチ人の同僚数人、一握りのＰＩＨの医師たち、新たに雇用され、トレーニングを修了した大勢のルワンダ人のことです。

手短に言えば、この大仕事は成功しました。八か月のうちに病院と周辺地域の診療所を再開させ、一〇〇〇人以上もの患者をエイズ治療プログラムに迎え入れ、この業務に必要な三〇〇人以上ものルワンダ人を

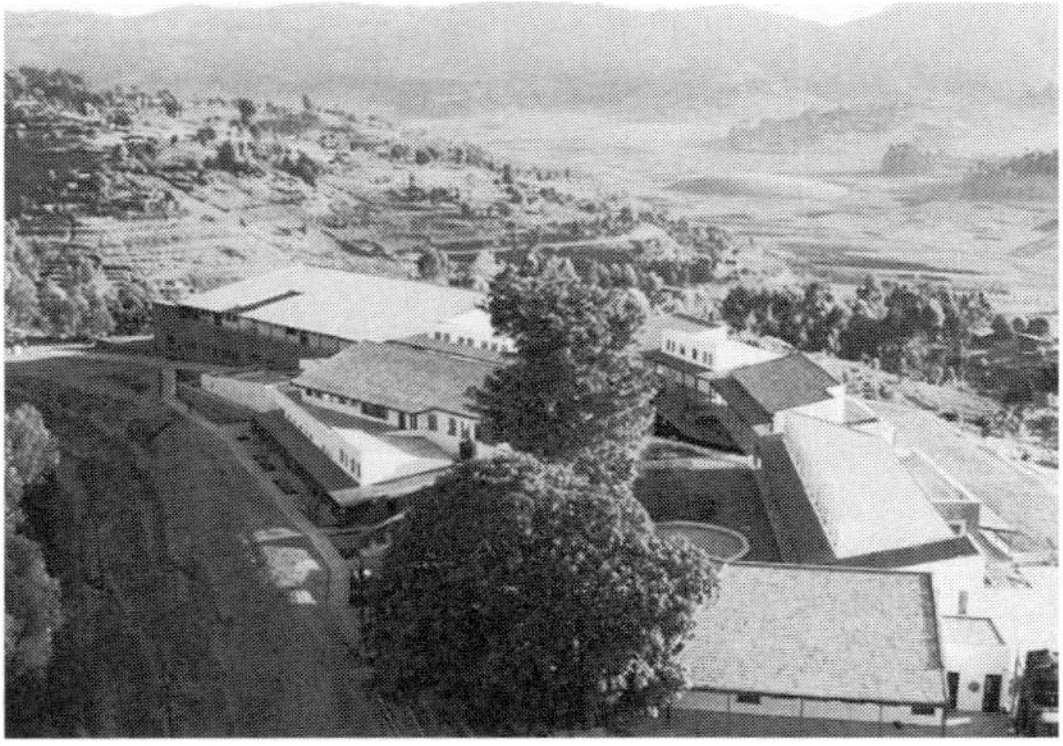

ルワンダ北部の人口約 40 万人のブレラ地区で唯一の公立病院である「ブタロ病院」は、パートナーズ・イン・ヘルスによりルワンダ保健省のために建設された、医療の平等を実現するための官民パートナーシップ事業である。2012 年半ばには、中央アフリカ初のがん治療センターが当地にオープンしている。（写真：Inshuti Mu Buzima）

トレーニングしました。

先ほど、医療の権利の必要性を訴える生々しい事例について話すことをお約束しましたが、三月二二日水曜日、私はモーニングレポートを聞いていました。医師でない方々に「モーニングレポート」について説明しておくと、医療スタッフが取り上げたい症例をプレゼンテーションとしてまとめ、目上の医師に報告することを言います。

その朝は、専門用語で言ういわゆる「切開排膿《せっかいはいのう》」[12]についての報告を受けました。いくつかの症例を聞き終えたあと、入院病棟に行って数人の患者を診たのですが、小児病棟にいたある幼少の男の子は、数日間にわたって抗生物質を受けているにもかかわらず、熱が下がらずに元気のない状態でした。その原因は、左の太ももに膿がたくさん溜まっていたからです。

このような場合には、実際にオンスターのボタンが存在するのですが、それは「メス」と呼ばれるものです。この治療には、体内深くの感染部位から膿を出し切らなければなりません。今、隠喩を用いようとしていることがお分かりになった方もいるでしょうが、隠喩は卒業スピーチでは必要悪と言えるでしょう。

これを言うと、いささか芝居がかっているように聞こえるかもしれませんが、私はその日の朝一〇時までに、次の患者すべてを診て回っています。エイズ、結核、マラリアを患う青年や子どもたち十数名、そしてコブラにかまれた青年（もちろん無償で、南アフリカから取り寄せた蛇毒血清を投与しました)、そして牛の放牧中に地雷をオモチャか何かと思って拾うという不幸に遭遇した二人の少年です。二人とも学校には一度も通ったことがなく、一人は孤児でした。

幸いみんな生き残りましたが、極めて不安定な状態にあり、メスや抗生物質だけではどうにもならないほど多くのことが必要とされていました。もし、あなたが貧しい身であり、コブラにかまれたらどうするでしょうか? もし、貧しい身のあなたが地雷を拾ってしまったらどうするでしょうか? オンスターのボタンなど存在しないのです。

では、私たちは、どのようにしてルワンダの農村で医療と公衆衛生に光を当てることができるのでしょうか。商品として販売するという方法以外に、です。ルワンダの農村で現代医療を使用できるようにする唯一の方法は、医療費を支払えるごくわずかな人々だけではなく、必要とするすべての人々が入手できるようにすることです。

私たちはオンスターのボタンを好きなだけ押すことができるでしょうが、グレッグは今私たちが抱えている医療の窮状を救ってくれることはありません。私たちの窮状は、あなた方にとっての窮状でもありますが、実のところ、この窮状は医学的発見の未来に影響を与えることはないのです。

(12) 化膿した部分を切開して膿を出すこと。

医学がどこへ向かっていくかは知る由もありませんが、新たな発見が続くかぎりしかるべき方向へと進んでいくはずです。というのも、臨床医である私たちは、新しい診断法や治療法をベンチ・サイエンス［実験室での研究］に頼るしかないのですから。

そして、もっとも若い科学である医学は、急速な進歩を遂げているだけでなく、そのスピードも加速しています。しかし、ここでもまた平等のための計画が求められているのです。基礎科学における発見は、いくらエイズのワクチンやより良い薬剤をもたらしたとしても、それを分配する計画がなければ極貧の病人にとっては何の意味もないのです。これは、私たち自身の裕福な国においても同じです。

私たちは、もしかしたら遅延放出性の地雷を拾ってしまったのかもしれません。あるいは、さらに隠喩を込めて言うならば、私たちの制度には膿が溜まっている部分があり、壊疽《えそ》に侵される前に切開排膿《せっかいはいのう》が必要とされているということです。

この任務こそ、現代の公衆衛生を実践するうえでもっとも重要なものと言えるでしょう。では、私たちはそのためのツールを備えていると言えるでしょうか。そして、そのツールをさらに発展させることができるのでしょうか。

3　貧困者のためのマンハッタン計画

この質問に肯定的に答えるために、友人であり恩師である李鍾郁《イ・ジョンウク》へ[13]のささやかな賛辞を述べることで、このスピーチを締めくくりたいと思います。

李鍾郁先生は、先週末に急逝するまで世界保健機関の事務局長に就いていていましたが、二〇〇一年の夏、彼が世界保健機関の結核プログラムを指揮していたとき、公衆衛生の投資増大を訴えるアドボカシー活動においてもっと大きな役割を果たすように、と私の背中を押してくれました。その後、私がエイズ・結核・マラリアのワクチン開発のための基礎研究に力を入れる必要があることを議会で陳情するという機会があることを知った彼は、リチャード・ローズ[14]の著書『原子爆弾の誕生（The Making of the Atomic Bomb）』[15]を私にわたして、「銅の不足についての部分を読むように」とだけ言いました。

そこで私は、関連する箇所を見つけました。マンハッタン計画[16]の指揮官レズリー・R・グロー

（13）（Lee Jong-wook, 1945～2006）二〇〇三～二〇〇六年に世界保健機関の事務局長に就任した韓国の医学者。
（14）（Richard Rhodes, 1937～）アメリカの作家・ジャーナリスト。
（15）邦訳は、神沼二真・渋谷泰一訳の同タイトル（紀伊國屋書店、一九九五年）がある。
（16）第二次世界大戦中にアメリカが極秘で進めた原爆製造計画。

ヴス准将[17]は、先任者の一人であるケネス・ニコルス大佐[18]が「供給に関するある重大な問題」に対処する任務を任されていたと記していました。ここで、リチャード・ローズの著書からの引用をご紹介しましょう。

合衆国では、電磁石のコイルとして通常使われる最良の金属の銅がひどく不足していた。回収可能な使用にたいしては、財務省は銅の代わりに銀を使えるようにしようと提案した。マンハッタン管区はその提案を試みることにし、ニコルスが財務次官ダニエル・ビルとのあいだで借用契約を交わした。
「その交渉にさいして、ニコルスは……五ないし一〇トンの銀が必要になるだろうと言った。これが冷淡な返答を招いた。『大佐、財務省では何トンの銀などということはございません。私どもの単位はトロイ・オンス（訳注：約三一グラム）です』」と、グローヴスが書いている。

結局、三億九五〇〇万トロイ・オンス（一万三五四〇トン弱）の銀が、ウエストポイント国立銀行から提供された。銀は円筒形ビレットに鋳造され……、使用された銀は三億ドル以上の価値があった。[原注17]（『原子爆弾の誕生（下巻）』神沼二真、渋谷泰一共訳、紀伊國屋書店、一九九五年、一六〇ページより）

私が国会での陳述を行ったのは二〇〇一年九月一一日の直後だったのですが、不謹慎だと思われないようにと願いながらも、このことに触れました。なぜなら、私が訴えていたのは、大量破壊兵器ではなく新たな大量救済手段についてであったからです。しかし、たちまちのうちに大量破壊兵器を実現させた「やればできる精神」と高度な科学知識が、もし平等なグローバル・ヘルスの促進に費やされたとしたらどうなるかと想像してみてください。また、貧困者の病気に立ち向かうためのマンハッタン計画といったものを想像していただきたいのです。

親愛なる卒業生のみなさん、これこそが、あなた方がこれから従事することになる使命なのです。感染症という名の殺人鬼との闘いは、貧困と社会的不平等との闘いでもあります。そして、貧困と社会的不平等は、国内においてすら十分に酷い状況ですが、国境を越えた世界各地ではさらにスキャンダラスな状況となっているのです。

社会の病に対処する方法については激しい議論が闘わされているところですが、私たちは毎日数万人もの人々の命を奪っている病気を予防し、治療する術《すべ》を知っているのです。基礎科学、臨床研究、新薬開発への投資を増やすこと、そしてこれらの研究成果を、すべての苦しむ人々に効率的

（17）（Leslie R. Groves, 1896～1970）アメリカ陸軍の軍人。マンハッタン計画を指揮した。

（18）（Kenneth Nichols, 1907～2000）アメリカ陸軍の軍人。レズリー・グローヴスの側近。

な方法で分配できるようにするための対策に投資を増やしてこの闘いに挑もうではありませんか。そして、私たちの能力を、かつてない方法で発揮することで、全力で公衆衛生に光を当てようではありませんか。つまり、貧困に由来する病原菌の重荷に耐えて暮らしている人々と共通の目標をつくるために、国家・民族・言葉の壁を超えて彼らに手を差し伸べようではありませんか。そうすれば、私たちは、現代において世界の多くの地域で不平・不満の原因となっている貧困と社会的不平等に大きな一撃を食らわすことができるでしょう。

そうです、これこそ二〇〇六年の卒業生に対する私からのメッセージなのです。さあ、羽ばたくのです、この国の津々浦々へ、さらに世界の四方へと。そして、公衆衛生に光を当てるのです。この使命を成し遂げるうえでもっとも大切なことは、現代医療や公衆衛生を受ける機会がもっとも乏しい人々のことを考えることです。このアメリカという国にさえ、そのような人々は大勢いるのです。オンスターのグレッグは、この問題を解決してはくれません。あなた方自身の手で解決してゆかなければならないのです。

グッド・ニュースは、あなた方は意のままにできる数多くのツールを手にしているということです。そして、さらなる知性を注ぎ込めばもっと多くのツールを開発することができるということです。

みなさん、卒業おめでとうございます！　第一線で再会しましょう。

「非・自然災害」における医療ケアの権利

（テューレーン医学校の卒業式・二〇〇八年五月一七日）

この素晴らしき町に戻って来ることができるとは、なんと喜ばしいことでありましょう。かつての私の教官が今はあなた方の学長であるということに、ことさら感謝しなければなりません。というのも、あなた方に門出のメッセージを贈るだけで、私はフレンチ・クウォーター[1]で美味しい食事を二度も楽しめるのですから（原注18）。

おめでとう、二〇〇八年の卒業生のみなさん。そして、驚きと希望に満ちあふれ、ワクワクするような医学の世界へようこそ。この素晴らしくも困難な時代に、あなた方の名前に「医学博士」という肩書が加わるわけです。しかし、それだけではありません。あなた方は、二〇〇八年の卒業生の一員であるという理由から、もう一つの別の経験においてもベテランであると言えるのです。ハリケーン「カトリーナ」[2]がこの地を襲ったのは、ちょうどあなた方が本校で二年目を

（1）ニューオーリンズ市内にあり、フランスおよびスペイン植民地時代の面影が残る歴史美観地区。

スタートさせたときのことでした。

実は、このことについて、何を伝えるべきかを考えるのに相当悩みました。二日前、ボストンからニューオーリンズに向かうタクシーの中で私は、携帯電話に向かって大声でがなり立てていました。ある人に、今日ここで伝えるのにもっとも適したメッセージは何かという相談をしていたのです。

運転をしてくれていたリックは親しい友人でしたが、私の荷物を車から下ろすのを手伝いながら、尋ねたわけでもないのにアドバイスをくれました。一字一句間違いなく、彼は次のように言いました。

「もし、本当に前衛的《アヴァンギャルド》になりたいんだったら、カトリーナについては一切触れないことだね」

この言葉は、私をさらに悩ませることになりました。というのも、リックを尊敬しているということもさることながら、カトリーナの話ではじまる現代医療に関する考察をメインテーマとした原稿の大部分をすでに書き終えていたからです。誰しもがカトリーナにまつわる物語をもっていますが、私も自分なりの物語をもっていたのです。しかしそれは、聴衆にとって関心のあるものでしょうか？　また、テューレーン大学にふさわしい内容なのでしょうか？

ボストンからニューアーク空港経由でニューオーリンズに向かう長旅の間ずっと、私はリックのアドバイスについて考えていました。確かに、彼の言葉にも一理ありました。ハーバードの教授がやって来て、カトリーナについてのさまざまな理論や論評をくどくどと説明されることほどうんざりすることはないでしょう。

前回、テューレーン大学を訪れたのは二〇〇五年八月の終わりでしたが、そのときもあなた方の多くが私の講演を聴きに来てくれました。このことは、スピーチをするにあたって私の強みになるのではないかと考えていましたが、正直なところ、確信がないままだったのです。

というわけで、私を乗せるだけの優れた運転技術をもっている誰かにもう一度、別のアドバイスをもらうことにしました。

昨日、テューレーン大学の職員であるカモンドがフレンチ・クウォーターの高級ホテルから（ありがとう、テューレーン大学！）本校まで車で送ってくれて、グローバル・ヘルスに関心のある学生や教職員に会わせてくれました。ボストン人のリックとは違い、カモンドは一〇〇パーセントニューオーリンズ人でした。彼は、「ニューオーリンズ生まれのニューオーリンズ育ちだ」と言っていました。私のカトリーナ物語を手短に話したあとにスピーチのアドバイスを求めたところ、彼は快く答えてくれました。

「ニューオーリンズの話は是非すべきだよ。不適切なんてことはまったくない。カトリーナを生

（2） 二〇〇五年八月末にアメリカ南東部を襲った大型ハリケーンで、犠牲者一八〇〇人以上というアメリカ史上最悪の大災害となった。当大学のあるニューオーリンズの街は八割が冠水し、甚大な被害を受けた。

き残ることができたんだから、医師として遭遇したことならどんなことにだって立ち向かいなさいと、学生たちに伝えてやってほしい」

ありがとう、カモンド。では、そうさせていただこう。

1　私のハリケーン「カトリーナ」物語

本校は、過去二〇〇年あまりの間に、いかなる輪廻転生かはともかくとして二度だけ閉鎖されたことがあります。一度目は南北戦争の間、二度目は二〇〇五年です。驚くべきことに、カトリーナと戦争にはある共通点があります。それは、両者とも「自然災害」ではなかったということです。そうです、実は違ったのです。あなた方がこれから診断や治療を施すことになるであろう数知れない病気と同じく、人的災害《マン・メイド》だったのです。「マン・メイド」ではなく「ヒューマン・メイド」という言葉を使う人もいますが、いずれにせよ現在のところ、戦争もハリケーンや洪水への不適切な対応も、この国であれ、ミャンマーであれ、本来は人的災害だと言えます。

この二五年間、私はハイチとボストンの間を行き来しています。今夜もまた、ボストンに戻ってからハイチへ向かう予定となっています。三年前となる二〇〇五年の夏、私たちのハイチでの経験を、一九九四年の大虐殺というもう一つの人的災害から著しい復興の歩みを見せているルワンダにおいて展開するというまたとない機会に恵まれました。

ルワンダからニューオーリンズまでの旅路はとても長いので、「二日間だけのために行くのはあまりにも遠すぎる」と言ってくれる同僚もいました。しかし、ルイジアナ州立大学とテューレーン大学に行くと約束した以上、それを必ず守ると心に決めていました。ここで、思い出せる範囲で、当時の私の軌跡をたどってみることにします。

まず、ルワンダの首都キガリを出発して、ナイロビ、ワシントンDC、シンシナティ、バトンルージュまでは飛行機で行き、そこからニューオーリンズまではルイジアナ出身の友人が車で送ってくれました。その途中、街中の排水ポンプ場を通り過ぎるときに彼が口にした言葉を忘れることができません。

「このポンプはジョークなんだよ。こいつらは動きやしないさ。いつか、みんな水に浸かっちまうのさ」

この男性のことを「予言者ジョン」と呼びましょう。超一級のサッカー地[3]のスーツを着こなす聖ジョンです。

そういうわけで、偶然にも私は、この町、いやこの国にとって歴史的な恐怖の瞬間の直前に、

（3） 縞模様の入った、縮れた薄織りのリンネル。

ここテュ―レーン大学を訪れたのです。二〇〇五年八月二二日、病院でスピーチを終えてからフレンチ・クウォーターで一夜を過ごしたあと、私はルワンダに向けて飛行機に乗り込みました。ルワンダの病院に到着したちょうどその日、カトリーナがバハマの沿岸で発生しています。時差ボケが解消するずっと以前に、カトリーナは私の出身地であるフロリダ半島で猛威を振い、その後、メキシコ湾の沿岸を北上していったのです。

テレビなど存在しないルワンダの農村で、私がどのようにしてこの様子を追い掛けていたかを想像してみてください。折しも私たちは、インターネット回線を設置して、多くのルワンダ人に数か月間の訓練を行ったばかりでした。当時、彼らのほとんどはノート型パソコンなどに触れたことがなく、ましてや使ったことなどありませんでした。しかし、二〇〇五年の九月までには、まるでアトランタでCNN放送を見ているように、ニュースや映像を映し出してくれる新技術の熱心なユーザーとなっていたのです。

ということで、私はルワンダの人々の目を通してカトリーナについての情報をたくさん得たわけです。日を追うごとにニューオーリンズの映像は私の心を痛め、ルワンダ人の同僚たちにショックを与えました。

「これがアメリカの様子だなんて信じられない」という言葉は、その週にもっともよく聞かれた感想の一つでした。さらに、友人の何人かは医師としてこの地で働いていました。そのなかには、この危機の間ずっとチャリティー活動に参加して、果敢に闘い続けていた親友の一人も含まれています。その彼女を知る共通の友人が、「当地から彼女が脱出できるように助けてくれ」と言ってきたとき、私は「恐らく彼女は、すべての患者の消息が分かるまで当地を去ろうとしないであろう」という返事をしました。

以上、私のカトリーナ物語を簡単にまとめるとこのようになります。カトリーナの被害状況が徐々に明らかになるのをアフリカの真ん中から見つめながら、ちょうど別れを言ったばかりの親しい友人たちのことを心配していました。

ところが、カトリーナの実際の破壊力は、従来の気象学上の測定基準によると、それほど大きなものではなかったことが明らかになりました。病人、貧困者、弱者、飢えに苦しむ人々、ホームレスといった、本来私たちが活動対象としているような人々が必要とした初歩的なニーズに対して、一致団結して対応することに失敗したという事実が被害を拡大したより大きな要因であったということが分かってきたのです。

2　病院と地域の生きたつながり

テューレーン大学を二〇〇八年に卒業するみなさん、あなた方はこの困難な時期を乗り越えてきたわけですが、その経験はまた啓示的な意味をもつ経験でもあるはずです。麻酔科・内科・外科・基礎科学研究・地域医療・小児科・精神科のいずれの分野に進もうとも、あなた方はこの経験から得られた教訓を私よりもずっとよく理解しているはずです。この教訓を一文で表すとしたら、もっともふさわしい表現は何でしょうか。私は次のように考えてみました。
「医学のどの分野を選択しようとも、あなた方は、自分の天職がもたらす恩恵を受けてしかるべき人すべてのことを考える義務を負っている」ということに尽きるでしょう。

確かに、カトリーナは多くの犠牲をもたらしましたが、それと同時に、医療分野でのセーフティーネットのあらゆる欠点を明らかにする機会ともなりました。このことは、世界に存在するすべてのものが、商品のように売ったり買ったりすることはできないということを思い知らせてくれました。基本的な権利として扱うべきものも存在するのだ、と。

一言で言うと、これこそがあなた方の世代にとっての闘いなのです。では、高質の医療ケアを受ける権利を推進するために、どのように闘えばいいのでしょうか。すべての人にとっての権利、として、です。

そのために私たちは、生物医学の文化というものを修正していく必要があります。この文化のなかには、拮抗する考えや矛盾する考えが渦巻いています。私が研修を受けたハーバードの提携病院においてすら、ある種の男らしさ《マチズモ》が美徳であるという考えが存在していました。つまり、タフであることが求められていたのです。

たとえば、「強いインターン」を自負する者は、問題となっている患者がたとえより多くのケアを必要としていても、チームメイトに作業を振り分けることはめったにしません。また、緊急救命室においても、入院患者数を減らす者は「壁」と呼ばれて男らしさが賞賛される一方で、入院患者を受け入れてしまう弱さをもつ者は「ざる」と呼ばれているのです。

では、この図式の何が問題なのでしょうか。

私たちの国の教育病院は、私の経験から言うと、世界最高の教育病院からはほど遠い状況にあります。つまり、地域の医療センターとしての役割をまったくと言っていいほど意識していないのです。病院勤務のスタッフが患者の家庭を訪問することなど、まず聞いたことがありません。その一方で、慢性病の治療が実にきめ細かく行われている素晴らしい地域も存在します。このような地域は、ここニューオーリンズでは「拒絶の島（isle of denial）」と呼ばれていると聞いています(4)。

カトリーナ以来、国内最古の医学校の一つである本校と、その周辺地域のつながりを強化するためにさまざまな対策がなされてきました。親愛なる二〇〇八年の卒業生のみなさんこそが、教育病院の固く閉ざされた世界と、その外側であなた方のケアを必要としている人々との間で「生

(4)　ニューオーリンズ市内のテューレーン大学を含むミシシッピー川沿いの一部の地域は高台にあり、二〇〇五年のハリケーン・カトリーナの災害規模が比較的に少なかったため、このように呼ばれるようになった。

きたつながり」という役割を果たすことができるのです。

私は医学生時代に、数人の友人とともにパートナーズ・イン・ヘルス（ＰＩＨ）という組織を立ち上げました。二〇年以上が経った今では、一〇か国で数千人ものスタッフを抱えるまでに成長しましたが、そのほとんどは地域で活動するヘルスワーカーです。しかし、いかなるプロジェクトにおいても、私たちは医師と看護師にも患者の家庭を訪問してもらうようにお願いしています。それは、コミュニティー・ヘルスワーカーだけでは対応しきれないからという理由ではなく、むしろ医療を提供する施設とそれを受ける地域が生きたつながりをもつ必要があると考えているからです。

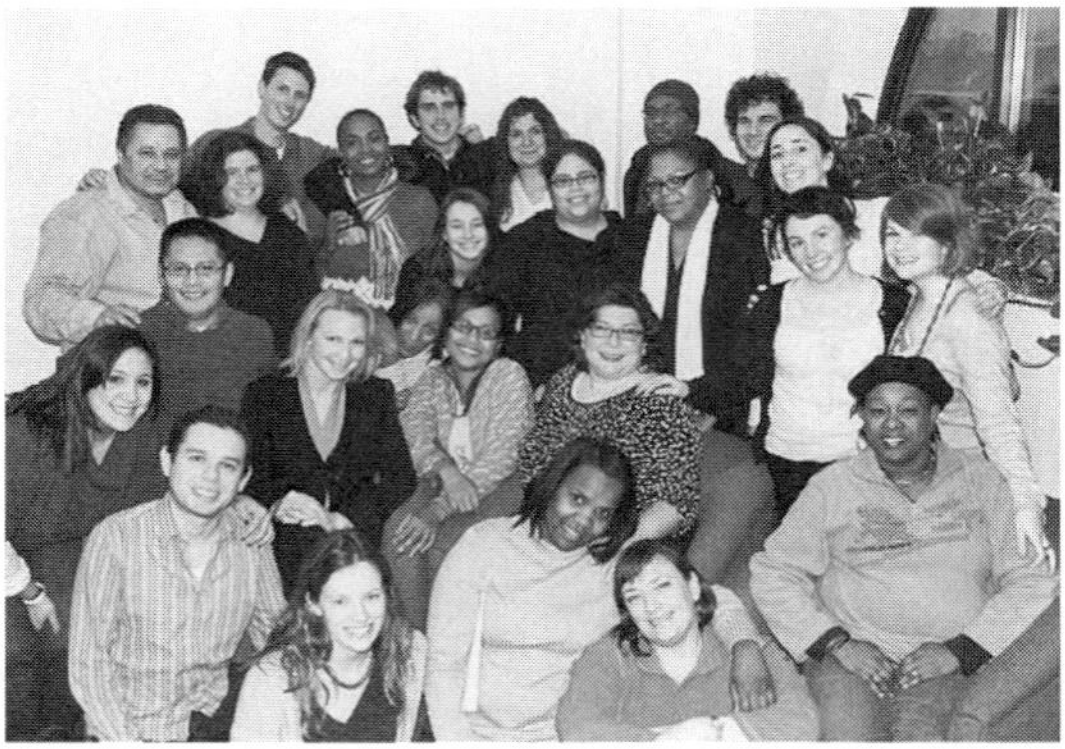

ハイチ農村で開発されたコミュニティ・ヘルス・ワーカーを活用するモデルは、1990 年代半ば以降、アメリカ国内の貧困地区における慢性病治療にも効果があることが判明している。ハイディ・ベーフォロウズ（Heidi Behforouz）博士（写真中央）は、ボストンの「予防・ケア・治療へのアクセス・プログラム（Prevention and Access to Care and Treatment Program: PACT）」の責任者である。（写真：PACT）

ハイチで得たこのモデルを、私が教えているハーバードの教育病院から数マイルの所にあるボストンの貧しい地域のいくつかで実践しています。コミュニティー・ヘルスワーカーと家庭訪問の重要性を強調するにあたって、ハーバードの医療ケアのレベルをハイチのレベルにまで引き上げようとしているだけだ、と私が論じたことが理由で少々厄介なことになってしまいましたが。

3　真の意味での医療提供者とは

これに加えて、もう少しだけ個人的なアドバイスをさせていただきます。ほとんどの方が来年からインターンシップがはじまるのでしょうが、なかには、その前に調査活動をしたり、私のように大学の病院から離れて一年を過ごしたりする人もいるでしょう。いずれにせよ、同じ経験をすることになります。つまり、医大生である期間はほんのわずかでしかなかったのに、次の瞬間には自分の名前のうしろに医学博士号が加わり、実際の責任を負うことになるのです。しかも、多くの場合、それは生死を分かつ責任となります。

あなた方がスキルを身に着けるだけでなく、チームワークがいかに重要かを理解するようになるのもこの数年間のことでしょう。担当する「患者」にたった一人で治療にあたる「医師」というロマンティックなイメージも、インターンシップやレジデンシーの間にどこかへ消え去っていくことでしょう。

それから、患者とその家族だけでなく、看護師ともよい関係を築くことが重要となります。見ていないときに、人工呼吸器の設定をめちゃくちゃになどしたら、どうなることでしょうか！同じように、ソーシャルワーカー、薬剤師、病院の清掃係とも仲良くする必要があります。

最後のメッセージとなりますが、真の意味でのケア提供者になることを恐れてはいけません。ケアを提供するということは、患者に対して、本来の意味での「同情心」をもって接することをあなた方に強いるものです。

この「同情心」とは、「ともに苦しむ」ということを意味します。患者と一緒になって苦しむことを、どうか恐れないでください。あなた方が病理学のレジデントであれ、内科兼小児科のレジデントであれ、「患者と距離を置くように」という声には耳を貸してはいけません。扉から入ってくる患者一人ひとりと正面から向き合うのです。そして、あなた方の扉はいつも開けたままにしておくのです。

私の見解では、二〇〇八年に卒業するみなさんは、アメリカ医学界においてもっとも重要な存在となります。あなた方は、さまざまな動機からここに集まってきたわけですが、二年目のはじまりにカトリーナがもたらした現実と直面しなければなりませんでした。それは、この国の人種と階級という現実でもあったわけです。

あなた方こそが医学の未来であり、私たちの多くはあなた方が受けたエリート教育を、世界中の数百万人のニーズ、いや、数十億人のニーズと結び付けてくれる能力に大いに期待しています。私たちがグローバル・ヘルスという言葉を使うときには、すべてを包括するということを意味していることを忘れないでください。

そうです、ハイチやルワンダもこのネットワークの一部です。しかし同時に、ルイジアナ州もまたこの地球上にあるではありませんか。そして、アッパーナインス(5)も地球上にあるではありませんか。あなた方がどこへ行こうとも、同じ地球上に生きているということ、そして現代医療に変革をもたらすリーダーの役割を担っているということを決して忘れないでください。

卒業生のみなさん、二〇〇五年に本校にお招きいただいたことに感謝するとともに、今日またこうして呼び戻してくださったことに深く感謝いたします。

おめでとう！　親愛なるドクターたち。

（5）　ニューオーリンズ市第九地区内に位置し、現在は「バイウォーター（Bywater）」と呼ばれている地域。「拒絶の島」の一部であり、カトリーナによる洪水被害を免れたため、多くの生存者がこの地に流れ込んだ。

「隣接可能性」を探る

（ジョージタウン大学の卒業式・二〇一一年五月二一日）

こんにちは、ホヤのみなさん！　ホヤがどんな意味かはよく分かりませんが、この群衆を見わたせば、自分が善良な人々の大集団を眺めているってことだけは伝わってきます。(原注19)今、あなた方の親切そうな顔を見てほっとしているところです。私はジョージタウン大学がとても好きではありますが、実は、二〇一一年五月二一日だからというだけで今回のスピーチを引き受けることにしました。というのも、今日は「携挙《けいきょ》」(1)が起こる日だと聞いていたので、実際にスピーチをする必要はないと思っていたからです。

いや、まじめな話、この世の終焉の日でなく、あなた方の大学生活の最後の日にご一緒できること、また役立ちそうなメッセージを贈る機会に恵まれたこと、そして何より、あなた方を祝福できることをこのうえなく光栄に思っています。

「役に立つメッセージ」という部分に関しては、私が最後にホヤと同じくらい起源があいまいな「角帽《かくぼう》」をかぶって着席していたときに考えていたよりも難しいテーマとなります。この「難しい」というのは、学生、両親、教職員の方々を含む多様な大群衆を相手に話をしなければならないというだけでなく、卒業式というものが、定義によれば「修了」を意味するからです。つまり、これまで学んできた内容を吟味して、説得力がありつつも手短な表現でまとめあげるときだ、ということです。

さて、医学校で教務を執る人であれば、学生は「テイク・ホーム・メッセージ」〔二三ページ参照〕を期待しているということ、しかもそのメッセージの数は三点であることが好まれるということに気付くでしょう。そこで、今日あなた方のために、私は以下の三点を用意させていただきました。

1　歴史を忘れないように心掛けよ

一点目は、私たちを取り囲むより広範な社会的世界と、その世界が築かれている土台となっている過去について忘れないように心掛けよ、ということです。「社会的世界」というのは、物理的世界以外のものすべてということではなく、むしろ私たちのすべてを包含した、ありのままの世界を意味します。そこには、私たちの問題、私たちの成功、私たちの関係性も含まれます。

（1）プロテスタントのキリスト教終末論で、イエスが天から再臨するときに地上の信者が空中に持ち上げられ、イエスと出会って永遠の命を得るという思想。

しかしながら、このことはあなた方にとっては容易なことではないでしょう。というのも、あなた方の生活は、ちょうど修了したばかりのリベラル・アーツ［教養教育］の内容といった一般的な事象から、仕事上のタスク、大学院での研究、家族関係といった具体的なことにまで激変するからです。たいていの場合、卒業すると世界は小さくなるものです。つまり、あなた方の視野は、より重く、より狭い責任に限定されるようになるということです。

基礎科学を例にとってみましょう。今日の科学的発見は、たとえもっとも難解で特化された分野であっても、多様な見地から見ることで、また細部の綿密な観察を、私が「忘れてはならない」と言っている長期的かつ広範な視点に根差したものの見方と結び付けることで、もっとも効果的に行われるようになってきています。

このような考え方を、物理学からの比喩を用いて「フラクタル」と呼んでいる人々がいます。そこで、フラクタルの定義を『メリアム・ウェブスター辞典』で調べてみたところ、次のようになっていました。

「多様かつ極端に不規則な曲線もしくは図形のうち、適切に選んだ一部分を等しい大きさまで拡大もしくは縮小すると、元の図形の大きい部分もしくは小さい部分と似た形になるもの」

別の言い方をすれば、ある視点からはまったく異なるように見えても、別の縮尺で別の視点から見ると同じように見えるもの、ということになります。

ところが、まったく異なる部分が集まっても同じような形の全体像にならないというささか不可解な現象が起こることがあります。もし、このような現象が物理学でもあり得るならば、社会的世界ではどれほど頻繁に起きていることでしょうか。つまり、社会的世界は、どれほど不規則であり、断片的であり、不均衡なものであろうか、ということです。

昔から使われているスローガンに、「グローバルに考え、ローカルで行動せよ」というものがあります。しかし私たちは、この時代のもっともやっかいな問題に取り組むために、そしてあらゆる領域でイノベーションを起こすために、一度にいくつかの縮尺でフラクタルに考える必要があると言えます。たとえば、すでにあなた方の未来を変えてしまった先の金融危機(2)を例にとってみましょう。

経済学の学位などなくても、金融アナリストたちが推し進めたある種の還元主義的な考え方(3)が、過剰評価された証券化債権商品の売買と、無謀なレバレッジ(4)の乱用を日常的な商売として成り立たせてしまったということが想像できるわけです。

(2) 二〇〇八年のリーマン・ショックに端を発した世界的な金融危機のこと。
(3) 複雑な現象でも、それを構成する要素に分解して一部だけを理解すれば、事象全体が解明できるとする考え方であるが、統合的な分析や要素間の関係性が見落とされるという指摘もある。
(4) 他人の資本を使うことで自己資本に対する利益率を高める効果を狙うものであるが、同時にリスクも高い。

どの分野でもこのような還元主義に陥る危険性があり、特定の政策や実践の原因と結果を見えにくくしてしまうことがあります。これは、個々の顧客や企業レベルにおいて、収益性の高いものは経済全体においても収益性が高いはずであるという前提に基づいているものですが、フラクタルに考える人は、この前提を受け入れる前にひと呼吸置くことでしょう。

フラクタルに考えるということは、すぐにでも実行できる処方箋のように思われるかもしれませんが、実はそれほど容易なことではないのです。なぜなら、私たちがどこから来てどこへ向かっていくのかを理解するためには、自分にとっての知的・社会的な快適ゾーン、つまり日課となりがちな精神面での日常生活の枠を超えて考える必要があるからです。しかし、人口過密で不平等なこの惑星で繁栄するために不可欠となるイノベーションが求めているものは、このようなフラクタルな考え方なのです。つまり、忘れてはならない関係性が求められているのです。

それはまた、私たちの惑星と種族がどのようにして今日の姿になったのかについて知ることを求めるものであり、そのために歴史をひもとく必要も出てきます。人類は記憶という優れた能力を備えている反面、忘却という残念な能力ももっているのです。

例として、パートナーズ・イン・ヘルス（ＰＩＨ）とハーバード医学校が活動してきた経験のなかから、昨年の出来事をご紹介しましょう。ちょうど今から三週間前にはハイチにいたのですが、かの地には傷跡が無数に残っています。その傷跡には、昨年の大震災や現在も続いているコレラ感染などといった最近のものから、困難でありながら時として輝かしくもあるハイチの歴史に深く根付いたものまでがあります。

ハイチの都市インフラの多くを破壊し、恐らく公務員の五分の一の命を奪った最近の大打撃からの救済と復興は、この地についての深い知識を活用して進めなければなりません。にもかかわらず、援助に訪れた多くの人々にとってハイチの歴史がはじまるのは、自らが飛行機から降り立った瞬間なのです。

たとえハイチという国とその人々についてもっと知ろうと思いつつも、まだ十分には知識のない人々が善意によって一致団結し、被災者の救助といった当面の仕事に当たることは必ずしも悪いことではありません。ところが、多くの人々が、ハイチの無秩序な状態や医療設備や物資の不足に苛立ちを覚えて、適当なタイミングで去ってしまったのです。もちろん、私たちはみな、とくにハイチの人たちは、これほどまでに大規模に集結した人道支援の手がもっと多くの命や家屋を救済せず、生存者に食料を供給してくれなかったことに対して不満を募らせました。

では、このような大惨事を目の前にして、フラクタルに考えることで実際にプラスになったことはあるのでしょうか。それは、震災が単なる「自然災害」ではなく、社会的な根源をもつ「社会的災害」でもあったことを明らかにしてくれたことです。結局のところ、そもそも数十年の間、建築基準が欠如したまま粗雑な建設が続けられてきたということが、ハイチの首都を「自然災害」に対して極度なまでに脆弱なものにしてしまっていたのです。

ハリケーン「カトリーナ」もまた、アメリカの地で同じような社会的欠陥を露呈することになりました。具体的には、湿地の劣化がハリケーンの破壊力と合わさったこと、居住地そのものの問題や、ハリケーンが来る前に避難できなかったことが理由で黒人の多い貧困地域がもっとも大きな損害と苦痛という重荷を背負ったこと、そして再建のプロセスが不均衡であったことなどが挙げられます。さらに、日本で起きた［東日本大震災による］原子力発電所の危機もまた、「自然災害」の社会的足跡を示すこととなった頭の痛い事例であると言えるでしょう。

過去に思いをめぐらせ、フラクタルに考えることで、私たちは知識や経験の蓄積のうえに新たなものを積み重ねていくことができるようになります。それだけでなく、理論生物学者のスチュアート・カウフマン[5]が「隣接可能性《りんせつかのうせい》（adjacent possible）」と名づけたものに出合うこともできるでしょう。この点については、スティーブン・ジョンソン[6]が、優れた発想はどうやって生み出されるのかというテーマで書いた最近の著書で次のように述べています。

> 隣接可能性については奇妙で美しい真実がある。それは、その境界を探ると、当の境界で区切られる範囲が広がるということだ。新たな組み合わせが見つかるたびごとに、別の新たな組み合わせが隣接可能性の領域に呼び込まれる。ドアを開けるたびに魔法で家が広がるよ

うなものと考えてみよう。最初は四つのドアのついた部屋にいるとする。それぞれのドアはまだ入ったことのない別の部屋につながっていて、その四つの部屋が隣接可能性となる。ところが、そのドアを一つ開けて、その向こうの部屋に入ると、また別のドアがいくつか目に入る。それぞれが、最初の部屋からは行けなかった新たな部屋につながっている。ドアを次々と開けていくと、いずれ大宮殿になるだろう。[原注20]（『イノベーションのアイデアを生み出す七つの法則』松浦俊輔訳、日経ＢＰ社、二〇一三年、三九〜四〇ページより）

この「大宮殿」の話についてはあとでまた触れることにしましょう。しかしながら、イノベーションの速さやそれが世界を形づくるのに与える影響に対して畏敬の念をもたずして、二二二回目の卒業式を祝賀する本校でこのような場に立つことは到底できないわけです。むろん、この影響に関しては、良いものと悪いものの両方が含まれるでしょうが、ほとんどの場合は良いものであると私は信じています。一つだけ確かなことは、コミュニケーション技術とソーシャルメデ

（5）（Stuart Kauffman, 1939〜）アメリカの複雑系の研究者。生命の誕生と進化は、混沌の状態から自発的に秩序が形成される現象である自己組織化の結果であると説明した。この思想は、経済学などの他分野にも影響を与えている。

（6）（Steven Johnson, 1968〜）アメリカの科学を専門とする作家で、メディア評論家。

[7]ィアは、今ここにいる私たちのつながりはもちろんのこと、かつてここを訪れたことのある人々とのつながりまでも知ることができるという新たな手段を数多くもたらしてくれました。そして、このことは、フラクタルに考えることを多少なりとも容易なものにしてくれます。

あなた方は今、私が一九八二年に大学を卒業したときの世界とはまったく異なる新時代の世界に足を踏み入れようとしています。しかし、当時においてさえ私は、数多くのドアに出合うことができ、さらにはそのいくつかを開くという幸運に恵まれたため、「隣接可能性」たるものによって大いなる衝撃を受けてきました。具体的には、実験室から医学人類学のクラスにつながるドアへ入っていき、そこからハイチへと開かれたドアに導かれ、さらに再び顕微鏡に戻ったあと、今度は社会医学へと導かれていきました。

この社会医学というものは、たとえ容易ではなくとも、細胞・組織・器官・患者・家族・社会・地球といった異なる縮尺の間を行き来するという意味で、世界をフラクタルな観点から眺めることにもっとも重きを置いた医学分野であると言えます。

私は大学卒業後の一年間をハイチで過ごしたのですが、フラクタルなものの考え方に興味をもったのもこのときでした。というのも、この考え方が強調していたのは、世界の分裂ではなく、むしろつながりだったからです。このとき、私が遭遇した現状とは次のようなものでした。

- 補助金を受けた海外からの「食糧援助」による食糧がより安価なため、農村で働く農夫たちが自分たちの農作物を売ることができない。

• 森林伐採により岩礁に土砂が流出したことが原因で、漁業資源の枯渇した海で地元の漁師が流し釣りをしている。

• 民主主義の高まりが、外国の後ろ盾によるクーデターや禁輸措置によって中断される。

• 外国から病原菌が持ち込まれる傍ら、それに対する治療法が入ってこない。

これらすべてが、互いにつながっているように見えたわけです。

ハーバード医学校の学生寮の天井には、フランスの偉大な生化学者ルイ・パスツール［第2部の原注（10）を参照。四七八ページ］の格言が刻まれており、誰の目にも留まるようになっています。「チャンスは、それに備えている者に味方する」というその言葉は、今日では、スティーブ・ジョンソンが気付かせてくれたように、「チャンスはつながっている者に味方する」という意味を日増しに帯びるようになってきています。

コミュニケーション技術は、遠方の人と近隣の人のつながり、また過去の人と現在の人のつながりの活用を可能にしてくれることによって、社会的世界が抱える病との闘いにおいて強い味方

（7）　フェイスブックやツイッターなど、誰もが参加できるインターネット上での個人間のコミュニケーションを基盤として展開されるサービスの総称。

となってくれることでしょう。とくに、あなた方の世代は、かつてないほど大量の情報へアクセスすることが可能となりました。

しかし、その多くの情報は価値のない、あるいはそれ以下のものであるため、あなた方にとっての挑戦は、ただ単に情報を得ることではなく、真に価値のある情報を見分けることとなります。ちょうどこの数か月間だけでも、フェイスブックやツイッターなどの新しいソーシャルメディアは、エジプト、チュニジア、イエメン、恐らくリビアやシリアでも、民主主義への移行を後押しするために貢献したと言われています。多少、不謹慎かもしれませんが。その事実関係については、すぐに明らかになるでしょう。

ところで、この式典中に携帯メールをしたり、ツイッターでつぶやいたりした人は手を挙げてください、などと言ってあなた方に恥をかかせることはしませんが、そのようなコミュニケーション手段を頼りにしている人は挙手してくださいと尋ねたら、手を挙げないのは、古風な教職員、曽祖父母、そしてごく稀にラッダイト運動(8)に賛同する若者といったごくわずかな人々になるでしょう。むろん、本校はイエズス会系の大学であり、トラピスト修道会系(9)ではないのですから、それも納得できるところです。

ところで、二〜三週間前のことですが、私の医学生たちが旧式のコンピュータについて懐かしく語り合っていたので、思わず私は「タイプライターを持っていたこともある」などと口を出してしまって、もう少しで会話を中断させてしまうところでした。今、困惑したような沈黙が流れましたが、ひょっとしたらあなた方は、私がパピルスで書状を送ったことを自慢したとでも思ったのでしょうか。

2 世界を批判的に見よ

さて、新しいソーシャルメディアがはらんでいる危険性を二点指摘するとすれば、一つは歴史を消し去ってしまうこと、もう一つは批判的な分析をしなくなってしまうこととなります。それは単に、一四〇文字以内では社会的な複雑さは語りきれないということだけではなく、安易な結び付きを追い求めることで批判する習慣が追いやられてしまうということです。

これは、当然のことと言えます。つまり、あらゆるタイプのコミュニケーションを絶え間なく続けていると、これまで読書、執筆、熟考といったことに使っていた時間がなくなってしまうわ

(8) 産業革命期のイギリスで、機械化による失業の脅威を受けた労働者による機械破壊運動。現代アメリカでも技術革新、IT(情報技術)社会を嫌悪し、その使用を控えた生活を実践する人たちは「ネオ・ラッダイト」と呼ばれている。

(9) カトリック修道会の一つで、厳重な沈黙、完全な共同生活、菜食、労働の重視などを特色とし、より禁欲的で知られている会派。

けです。新しい技術が世に出るたびに、人々の間で読書や知的活動の時間が減ってしまうなどと嘆いて年寄りじみた愚痴をこぼすつもりはありませんが、みなさんは「流行性のＡＤＤ（注意欠陥障害）」というものがやって来るであろうという予言を耳にしたことがありませんか。

　自由や知識を増進するためのイノベーションの凱旋パレードは、わが信頼すべきパピルスへの手書きにはじまり、コデックス[10]へ、さらに可動式のタイプ型印刷機へ、そしてインターネットへと続いていきます。その最後尾についているのが新しいソーシャルメディアでありますが、私が思うところでは、これを率先して歓迎している人々は、重要なことを過分にして単純化する傾向があると言えます。

　このような現象をアダム・ゴプニック[11]は、「ホイッグ史観の有線（wired《ワイヤード》）バージョン」と揶揄しています。[12](原注21) このように、進歩がもてはやされてばかりいるうちに私たちは何かを失ってしまうかもしれないのです。そして、その何かとは、私たちを取り巻く社会的世界が抱える問題を鋭く察知したうえで診断を下すために必要となる「批判的な自己反省の習慣」というものです。

　というわけで、二つ目のアドバイスはイエズス会の教えに従いなさいということ、つまり世界を批判的に見る能力を養いなさいということです。ジョージタウン大学を卒業するほどのみなさんであれば、カトリックの社会教育が貧しい人々への奉仕だけでなく（これについては、すぐあとに触れますが）、物事に対する洞察力を身に着けることも要求していることをご存じの方もいらっしゃるでしょう。

「見て、判断して、行動すること」は、まさしく慎重な調査と熟慮を要すると言えます。たとえば、空腹の人々に食料を施すこと自体は間違っていませんが、それを同時に、地球全体の食料生産能力と流通能力は伸びているにもかかわらず、なぜ空腹もしくはそれ以上に悪い状態が根絶されないのかということに考えをめぐらせてほしいのです。

この先数か月、いや数年先までも、あなた方の前途に影響を与えることになるグローバル金融危機から脱却する道を切り開くためには、マルティン・ルーサー・キング［一六三ページ参照］の言葉をもう一度振り返ってみる必要があるでしょう。

「真の同情というのは、乞食に貨幣をばらまくこと以上のものである。それは、乞食を生み出すような機構が、いま再建を必要としていることを意味しているのである」（原注22）（『黒人の進む道』猿谷

（10）パピルス製の巻物のあと、四世紀に主流となった皮紙による冊子状の写本のことで、現代の書籍の原型となる。

（11）（Adam Gopnik, 1956～）アメリカのエッセイスト、評論家。

（12）ホイッグ史観とはイギリス史の概念で、対立関係にあったトーリー党（現在の保守党の前身）に勝利したホイッグ党（現在の自由民主党の前身）が、それまでのイギリス史を自党の主張の実現に向かって進化した必然の結果であったと読み替える歴史記述を行ったことに由来している。進化に抵抗した者を敵方、進化に貢献した者を勝利者とする、自由主義かつ進歩主義的な歴史観のこと。

要訳、サイマル出版会、一九六八年、一九八ページより）

構造的かつ社会的に複雑な問題を解決するためには、その問題の本質を理解せずして、いかに達成し得るというのでしょうか？

ここで、ハイチからもう一つの事例をご紹介しましょう。世界を批判的に、そしてフラクタルに見ることによって、ハイチがいかに長期的に、ビル・クリントンの楽観的な言葉を借りるとすれば「より良く復興」すべきかについて一つか二つのことが見えてきます。

今日、私たちがこうして集まっている間にも、ハイチの復興は停滞した状態にあります。現地では、実現するまでに時間のかかる長期的な投資が切実に求められていると同時に、瓦礫を撤去し、住宅を再建し、数十万人の失業者に賃金労働を提供するために、すぐにでも着手できるプロジェクトが必要とされています。ハイチの復興支援には総額一〇〇億ドルの寄付金の公約が発表されたものの、実際に届くのはそのうちの二〇パーセントにも満たないのです。さらに、ハイチ人の手にわたったのはそのうちのごく僅かでしかありません。

海外援助を批判的かつ長期的に見ると、援助提供者はプレスリリースや写真撮影の機会が過ぎ去ると、援助の約束を往々にして反故《ほご》にしてしまうことがあります。二〇〇八年、四週間のうちに四つの台風がハイチを襲ったのですが、復興支援のために公約された寄付金のうち、ハイチに送られたのはたったの一五パーセントでした。

さらには、数値を超えた批判的な見方をすることで、ハイチへの海外援助の交通ルールを見直す必要があることが分かってきます。いみじくも「ＮＧＯ共和国」と呼ばれている通り、ハイチでは数十年にもわたってＮＧＯ主導で開発事業が行われてきたわけですが、先の大震災によって、その成果がほとんど現れていないという事実が浮き彫りとなったのです。というのも、公共部門を無視して、ＮＧＯを含む民間部門に援助金を流し込むという海外支援の標準的な慣習が、不本意にもハイチ政府を弱体化させてしまっていたからです。

つまり、公共部門がもともと活力を失くしていたために、公衆衛生や公共教育は震災のずっと以前から崩壊していたというわけです。そして、コレラの大流行は、公共部門が無視されると何が起こるのかということを示すもっとも最近の事例となりました。つまり、いかなる民間事業であっても、確実な公共水道事業に取って代わることはできないということです。

海外援助の歴史から得られる知識と功罪が混在する援助の結果を概観すれば、海外の支援提供者や慈善団体は、単に寄付をすればいいわけではないということが見えてきます。むしろ、ハイチの「より良い復興」を支援するためには、公共部門や民間部門の地元の団体に付き添うという新たなアプローチが求められていると言えます。(原注23)

批判的な分析をすること、すなわち根本的な原因について深い疑問を抱くことによって、私たちは変わるものと変わらないものが見えてくることに気付くでしょう。卒業生のあなた方の目前にあるチャレンジは、機会に恵まれた者であれば誰もが直面するものです。そのチャレンジとは、変わり続ける世界、そして互いにつながりをもつ世界において、ポジティブな力になるというものです。

一八世紀の終わりにイエズス会がジョージタウン大学を創立したときにも、創立者たちの心の中には同じような考えがあったにちがいありません。そして、厳しく分析する習慣が大学教授だけの専売特許でもなければ、常に学習するという習慣が大学生だけに有用なものであるということではありません。

批判的に物事を考えることは、飢餓、自然災害からの復興、地球をこれ以上傷つけることのないようなエネルギー源の発見といった根深い問題を解決するうえで、あなた方の一助となってくれることでしょう。あなた方の教養、そして自らの恵まれた境遇を活かして、世界の緊急課題に立ち向かうのです。

3　他者のために奉仕せよ

それでは、最後となる三番目のアドバイスは、他者のための奉仕に従事せよ、となります。恐らく、どんな種類の奉仕でもよいというわけではないでしょうが、考えられる奉仕の方法をリストアップするとすれば、とても長いものになるでしょう。

名前は伏せておきますが、卒業後にアメリカ大統領を二期務めた、本校のある著名な同窓生が『Giving《ギヴィング》』［与えること］という小さくも立派な本を書いていますが、そのなかで彼は同様の主張をしています。

「あらゆるタイプのギヴィングは、真の意味でポジティブな変化を生み出してくれるものである」（原注24）

また彼は、政治活動の一環として公共サービスを行うのと「公共益《パブリック・グッズ》を実践する一般市民が急増していること」を区別して、自分自身がもっと後者を実践すべきであったと振り返っています。

「大学一年生のときは、ジョージタウン大学がワシントンDCの貧困地区で実施していたコミュニティー・プロジェクトにわずかな時間だけ参加して、ときどきは慈善活動に貢献してはいたものの、自らの自由時間の大半を友人やキャンパスでの活動に費やしていた。学部での最後の二年間を過ごしたオックスフォード大学、そしてイェール・ロー・スクールでは政治にのめり込み、それ以外に時間やお金を費やすことはほとんどなかった（原注25）」

これに聞き覚えがないでしょうか？　わざわざ手を挙げていただくまでもありません。答えは分かっているはずですから。

社会的進歩というものは、たとえばイノベーション全般と同様に、一匹オオカミの功績であることは稀であり、むしろチームワークの賜物であることが多いものです。そして、社会的世界というものは、時と場所、そして私たちには如何ともしがたい勢力といった要素によって形づくられています。

しかし同時に、社会的世界はその基本構造を構成する個人や団体がつくり出したものでもあるわけです。それがゆえに、誰かが単独で試みようとしないかぎりは、つくり出すことも、つくり直すことも私たちの手に委ねられています。そして、私が医師として得た大きな教訓の一つは、私たちが力を合わせ、つながっているときにこそ、大きな事業が達成できるということでした。

時には、私たちのグローバル・ヘルスの活動が地球上のあらゆる場所の人々を結び付けてくれることがあります。二〇〇九年の暮れにハイチまで訪ねてきてくれたナタリア・モレノという名前のジョージタウン大学の学生が、震災後、ここにいる仲間とグループを結成して、私たちの救済活動にと三万ドル近くもの寄付金をわずか一晩で集めてくれました。彼女がこれを実現できたのは、自分と仲間の力を足した以上の大きな力を結集させたからです。

彼女はコロンビアの首都ボゴタに住むアーティストのお兄さんにお願いをして、「ハイチのためにここにいる」というロゴ入りのとても素敵な帽子をデザインしてもらい、私にも一つプレゼントすると約束してくれました。けれど、私がもらったのはこのみすぼらしい角帽《かくぼう》だけでした！言うまでもなく、奉仕の倫理はジョージタウン大学においては失われていなかったのです。むしろ、本校の精神の一部としていまだに健在しているばかりか、より効果的に活用されることを待ち望んでいるのです。

それだけでなく、あなた方の前途にはこれよりずっと困難な任務が待ち構えています。それは、あなた方が「ティーチ・フォー・アメリカ（Teach For America）」(13)に参加しようが、大学院に進学しようが、金融界に入ろうが同じです。つまり、私たちの世界では、この国も含めて、いまだかつてないほど不平等な状態が深刻化しているということなのです。あなた方に過酷な現実の責任を押し付けるつもりはありませんが、このような現実のすべてが同じことを指しています。つまり、「もてる者」と「もたざる者」の格差がますます大きくなっているということです。

この傾向は「自然」の成り行きで起きたものなどではなく、政策によって生み出されたもの、さらに言えば、ある者はとても多くをもち、ある者はあまりにも僅かしかもたないという状況を、良しとしてきた社会環境によってつくり出されたものなのです。ここでまたクリントン氏が登場することはお察しの通りですが、彼は「与える」ということをテーマとした先の著書のなかで次のように表現しています。

（13）名門大学の卒業生を、卒業から二年間、教員免許なしで低所得地域の学校に教師として派遣するという、アメリカのNPOが運営するプログラム。

現代世界は、そのすべての恩恵に関して不均衡であり、不安定であり、持続不可能である……貧しい国々で生活する一億人以上の子どもたちが学校に通うことができていないかぎり、政治的社会的な不安定性は存続することになり、それは全地球的な影響を示唆している。富める国であれ、貧しい国であれ、グローバル経済によって生じた経済成長が幅広く共有されてこなかった地域では、グローバル経済に対する反感が高まっている。世界人口の約半分は、いまだに一日二ドル以下の生活を送っている。(原注26)

このような世界は、あなた方が自分の子どもたちに受けわたしたいと思っている世界ではないはずです。というのも、そこではより少数の者がより多くの機会を得る一方で、大多数の人々が子どもたちにどのようにして食事を与えようか、教育をどのように受けさせようか、また子どもたちの身の安全をどのようにして守ろうかといった厳しい決断にさらされているのです。このような格差は、世界を物騒で危険に満ちた場所に変え、簡単に手が届くはずの機会が欠如していることに対する根深い憤りを生み出す温床となっているのです。

ここで「隣接可能性」の話に戻りたいと思いますが、私たちの誰もが、無数のドアを開くことで新しい見事な大宮殿を築きたいと願っています。しかし、古い意味での宮殿、つまり誰も修復できないほど華美な装飾が施された宮殿などは必要ありません。この隠喩を最後まで引っ張ることになりますが、むしろ私たちは、より多くの人々が共有できる宮殿を築く必要があるのです。求められているのは、イノベーションを活用しながらも多くの人々の手に届く宮殿です。そして、それは、無償で開放されるオープンソース（open-source）宮殿です。

私たちの活動では、このことを医療分野で実現するために、電子カルテの導入から正面玄関から入ってくる全患者を受け入れる体制づくりまで、あらゆる手段を駆使して試みてきました。現在進行中の野心的なプロジェクトの一つは中央ハイチに新しい教育病院を開設することですが、これは、私たちがこれまで協力してきたなかで最大規模の病院となるでしょう。（原注27）

この病院が、人々に癒しをもたらす大宮殿となるだけでなく、私たちが共有するもの、あるいは共有すべきものである「コモンズ」に対する認識を深めてくれることを願っています。

恐らく、これら三つのメッセージを混ぜ合わせて、もっともうまく伝えるためには、マルティン・ルーサー・キング牧師が暗殺される直前にエベネザー・バプティスト教会で行った最後の説教を引用するのがよいでしょう。キング牧師による罪の贖《あがな》いのための教えについてもっとも秀でた点は、私たち一人ひとりに、いかなるときも自分自身よりも他者の幸福を優先することの大切さを気付かせてくれたことです。たとえキング牧師ほどのビジョンや勇敢さを備えていなくとも、私たちはみな、思いやり、正義、利他主義のために努力することができるはずです。キング牧師は次のように言いました。

「すべての人は、偉大な存在になることができます。なぜなら、誰もが奉仕できるからです」

さあ、私たちの国と私たちの世界が長引く金融危機（貧困者にとっては新しいことではありませんが）、環境災害、戦争、拡大する不平等に直面しているこの瞬間こそが、あなた方が隣接可能性を模索し、奉仕するべきときなのです。

今こそ、多くのジョージタウン大学の卒業生たちがすでに実践してきた行い、そしてこれからも継続するまであろう行いに倣《なら》い、それを引き継いでゆく絶好の機会となるのです。その行いとは、思いやりと連帯の膨大な蓄えを活用すること、そして何よりも、私たちの時代のもっとも困難な問題に一丸となって立ち向かうことです。そのような問題は数多くあり、複雑なものでもありますが、ここからホヤたちの満開の花畑を見わたすかぎり、未来は善き者の手にあることが伝わってきます。

ありがとう！　あなた方一人ひとりに神の恵みがあらんことを。

第4部

奉仕、連帯、社会正義

本書の最終章には、書いたり話したりすることが難しい内容のスピーチが含まれている。ここで触れられているのは、喪失感や深い悲しみ、苦痛や死に対する意味づけ、さらに慰めや連帯といった、臨床現場では毎日のように向き合っていることではあるが、医学や公衆衛生の分野ではあまり議論されることのないテーマである。怪我人が頻繁に発生し、早死にする人が多く見られる場所では、このような話題は避けて通ることができない。

私自身の研究や執筆活動に多くの示唆を与えてくれている人類学の先生や同僚は、言ってみれば、人々がどのように死の意味を理解するかについての専門家である。しかし、第4部に収められたスピーチは、そのような専門的な観点からの主張に基づいたものではなく、むしろここでは、説教やその他の形式の講演を紹介する。

そのうちのいくつかは、大学以外の場で行われたものもあれば、卒業式以外の機会に行われたものもある。そのようなスピーチの一つ目は神学校で行われたもの、二つ目は教会の礼拝で行われたもの、三つ目はマルティン・ルーサー・キング牧師の生誕を記念して行ったものであり、彼の歴史的なスピーチにインスピレーションを受けたものである。

苦痛について考察することは、苦痛に対処することと同義ではないものの、ここで紹介する考察は、困難な時代における実践経験に根差したものであり、その分析が効果的に行動につながっていくことを期待するものである。ここでの問い掛けは、医学・人類学・公衆衛生の範疇をはるかに超えたものであるが、具体的には次のようなものが挙げられる。

- 時期尚早の病気、あるいはそれと同じ根源である貧困を原因とする苦痛をどのように捉え直せばよいのだろうか？　そして、それにどう対処すればよいのか？
- どこにインスピレーションや希望を求めればよいのだろうか？

そのために人権論をもち出す者がいる一方で、私のように、神学に拠り所を求めてきた者もいる。誰もが神学全般から実に多くを学ぶことができることは確かであるが、なかでも解放の神学[1]はグローバル・ヘルスの活動分野において正しい質問を投げ掛けてくれるものと言えよう。

とはいえ、「苦悩と邪悪に満ちたこの世で、どうして全能の神が慈悲深い存在だと言えるのか」といった疑問は、ここでの関心事ではない。また、この疑問の個人バージョンとも言える「どうして善良な人々に災いが降りかかるのか」という問いは、苦痛を被るすべての人にとって、つまり万人にとって避けることのできない問いとなるが、これについても、私は他の大勢の医師より優れた答えをもっているわけではない。

（1）一九六〇年代のラテンアメリカを起源とし、社会的抑圧や経済的な貧困の視点からキリスト教を再解釈し、構造的な暴力から民衆を解放しようとするカトリック神学の運動で、社会正義・貧困・人権など貧困者が直面している社会問題を重視し、解放のための実践を提唱する。

「解放の神学の父」と呼ばれているグスタボ・グティエレス[2]は、私が成人を迎えて以来ずっと師と仰いでいる人物であるが、彼は、構造的暴力の存在が現代の苦痛に対する意味づけを人々に強いるようになったという見解を機会あるごとに述べている。かといって、「善良な人々」の苦痛を出発点とするのは誤りであろう。むしろ、「貧しい人々」「傷ついた人々」「脆弱な人々」こそが、世界の実情を暴き出してくれる存在と言える。

グティエレスが解放の神学の基礎を構築するのに貢献した二〇年も前に、ディートリッヒ・ボンヘッファー[3]はナチスの強制収容所から次のように問い掛けた。

「確固として立つ者は誰か」

実のところ、ボンヘッファー、オスカル・ロメロ大司教[4]、グティエレス神父といった人々が抱いたこの問いは、数千年の間、投げ掛けられたままであった。そして、この問いのもつ重要性は、「どこで確固として立つのか？　なぜ、そして誰と？」という質問が加わるまで顧みられることがなかった。しかし、ボンヘッファーは、自らの精神的な先祖が二〇〇〇年前に悟ったように、ついにこの問いに対する答えを得たのである。それは、「下からの視点こそが世界を理解する唯一の方法である」ということだった。

確固として立つことは困難を要するわけだが、このことは、ボンヘッファーが絞首刑に処される以前からすでに理解していたように、戦時下ではとく真実味を帯びることになる。というのも、戦争、すなわち構造的暴力の真っただ中で生じる「事象としての暴力」は、実に多くの人々に苦痛をもたらすからである。さらに戦争は、道徳的な選択の幅を狭めてしまうがゆえに、目前には明らかな選択肢しか残されていないように見える状況をつくり出してしまうのである。

ファシズム時代に生きて、確固として立つことを貫いた偉人たちが直面した選択肢と比較すると、むしろ今日では、明確な選択肢が存在しないことを嘆く者も出てきている。このようなことは前世紀に起きたいずれの紛争でも言われてきたことであり、時として無理もないことであった。ところが、さらによく調べてみると、もっとも知られているはずの伝説の主人公たちですら（とくに、ボンヘッファーやロメロ、その他の受難者については実に多くのことが知られている）、彼らの前に敷かれたいずれの道にも、誘惑、良心の麻痺、致命的な妥協といったものがはらまれていたかということが分かってくる。

いかなる苦闘も、このような危険を伴うものである。私は貧困と不平等に対する闘い、つまり

（2）（Gustavo Gutiérrez, 1928～）ペルーのカトリック司祭・神学者で、解放の神学の提唱者の一人。
（3）（Dietrich Bonhoeffer, 1906～1945）ドイツのルーテル派教会の牧師で、二〇世紀を代表するキリスト教神学者の一人。第二次世界大戦中にヒトラーの暗殺計画に加担し、ナチスによって処刑される。
（4）（Óscar Romero, 1917～1980）エルサルバドルのカトリック司祭で、解放の神学の提唱者の一人。貧困者の側に立って権力に立ち向かい、人権の擁護を訴え、軍事政権下の暴力や不正を告発するが、一九八〇年にミサの最中に暗殺された。二〇一五年にローマ教皇庁より聖人に次ぐ福者の地位に認められる。

構造的暴力に対する闘いこそが、唯一この世で「神聖な闘い」と呼べるものであると確信している。そしてこの闘いは、ボンヘッファー、ロメロ、マルティン・ルーサー・キング・ジュニアが闘ったような、またグティエレスが今まさに闘っているような方法で闘うことがもっとも効を奏するものである。

つまり、彼らの非暴力的な忍耐力、そして貧困者・被抑圧者との連帯は、はるかに効果的かつ実践的な形の団結を表すものなのである。そして、私たちもまた、武器を手にすることによってではなく、学校や病院を建てることによって暴力を減らす道を模索しているところである。

当然のことながら、貧困との闘いにおける真の主役は、自らを貧困から解放するために闘う者でなくてはならい。この点は、先に挙げた人物のいずれもが主張しているわけだが、なかでもグティエレスは、自らの著書『自分の井戸からの水を飲む（We Drink from Our Own Wells）』においてテーマとして取り上げている。しかしながら、貧困者と被抑圧者は、ボンヘッファーの命を奪ったヨーロッパ戦線であれ、マルティン・ルーサー・キング牧師の命を奪った公民権運動であれ、ロメロの命を奪ったラテンアメリカ解放運動であれ、同盟者の存在を切に必要としている。

同様に貧困者は、自らの幸運を自覚しつつも、他者の苦しみから目をそらすことのない恵まれた境遇の人々を必要としている。本書に収められたスピーチは、主に成功を体験してきた若者を対象としたものであるが、彼らは社会的な認知を得るために努力することを奨励されてきた人々であり、あくまでも個人的に成功するために社会化されてきた人々である。

自らの能力を探求するための努力と他者との競争に勝つための努力は、キング牧師がもっとも有名な説教の一つで取り上げているテーマであり、私自身のスピーチタイトルとしても借用させてもらった。しかし、このような努力を万人の利益のために活かすことは極めて重要な任務となる。それゆえに、これを押さえつけることは不可能なだけでなく賢明ではないと言えよう。

自分自身の能力の探求を十分に昇華できずして、他者、とくにもっとも脆弱な人々に奉仕するために何ができるというのであろうか。もっとも貧しい人々の苦しみがいかに固定化されたものであるかを理解することは、それと闘うこととは異なる。しかし、知識が実践に命を吹き込むことができると信じるのであれば、つまり実質的な連帯としての実践(praxis)を信じるのであれば、貧窮している病人に付き添い、社会正義を推し進めるうえにおいて、構造的暴力を見抜こうと努めることが最善の策となろう。

「付き添う《アカンパニー》」という言葉は、固守するというよりは、むしろ一緒に歩いていく、また他者と旅路をともにするということを意味している。旅の出発点では、道がどこに向かっているかは必ずしも明確ではなく、ましてや終着点が分かっているということはない。不確かさを残しておくこと、開かれていること、忍耐強くいること、謙虚な気持ちでいることは、付き添うことと切っても切れない関係にあると言える。

社会正義や連帯といった高尚で重みのある話題について話すときは、このような概念を理解したり計測したりすることがいかに難しいかを認識しておくことが大切となる。これればかりは、「重要業績評価指標」や「プロセス測定」といったものは助けにならない。優しさ・品位・社会正義といったものや、病人・囚人・虐げられた人々に忍耐強く付き添うことを一つの決まった概念で表すことは容易なことではない。しかし、付き添うことで得られる効果、もしくは付き添うことを強化する善行をいまだに数値化できないからといって、その実践を先延ばしにしてよいというわけではない。

私の経験によれば、付き添うということこそ、個人の能力の探求に内在する落とし穴から人々を守るために、そして、たとえどんなにゆっくりでも公平・正義・同情・連帯といったものを前進させるために、もっとも確実な手段を提供してくれるものと言える。

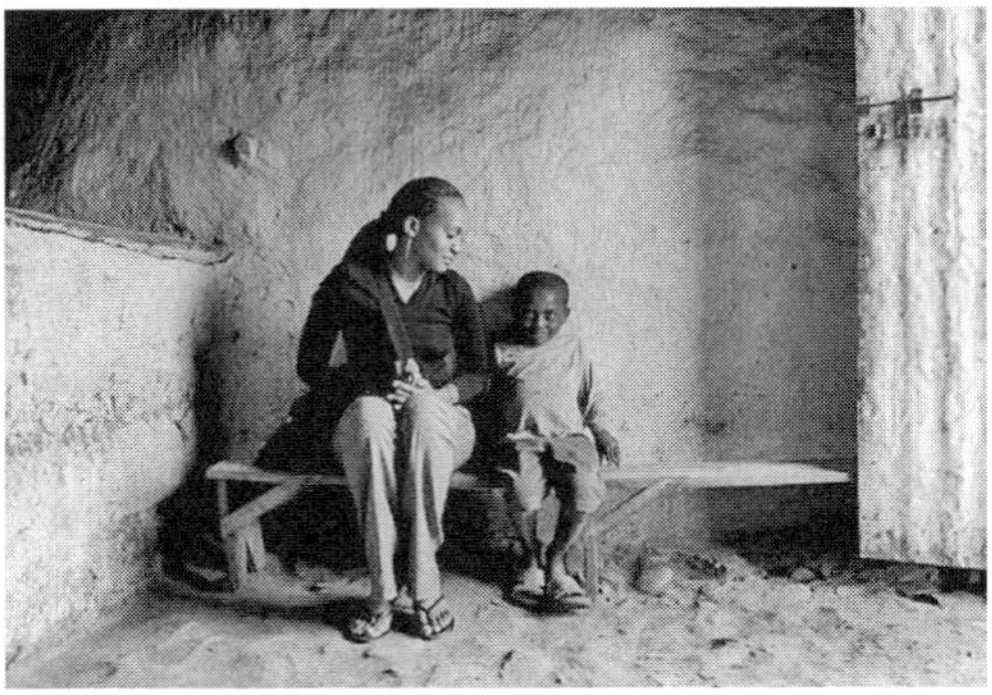

小児患者を訪問するルワンダのソーシャル・ワーカー。「付き添い」はパートナーズ・イン・ヘルスの中核である。（写真：Ilvy Njiokiktjien）

確固として立つ者は誰か？

（ユニオン神学校におけるユニオンメダル授与式でのスピーチ・二〇〇六年一二月六日）

先週の火曜日のことです。ハイチ人の同僚三人、アメリカ人のボランティア一人、そしてヒッチハイクで同乗していた運の悪い通りがかりの一人が、私とオフェーリア［一二六ページ参照］が二五年間近く活動してきた村カンジュとポルトープランスの間で、拳銃で脅されて誘拐されるという事件が起きました。その二日後、身代金と引き換えに彼らは解放されました。

一九四五年四月九日、連合軍によるドイツでの勝利宣言と時を同じくして、ディートリヒ・ボンヘッファー［三二九ページの註参照］はフロッセンビュルク強制収容所にて絞首刑に処せられています。

誘拐されることと処刑されること、社会秩序が崩壊することと実際に戦争が起きること、生き残ることと死ぬこと、これらの間には天と地の開きがあります。しかし、ハイチであれ、ルワンダであれ、グアテマラであれ、この国の一部であれ、いかなる場所でも貧困者の味方となって彼らとともに生きることは、未来においてもリスクを伴うことになるであろうということについて考えながら、ボンヘッファーの最後の言葉のいくつかを振り返ってみましょう。

言うまでもなく、私は貧窮した病人について考えたいのですが、それだけでなく囚人や犯罪者について、また今日のユニオンメダルの受賞が私とオフェーリアにとって、またともに活動している四〇〇〇人の人々にとって何を意味しているかについても考えたいと思っています。（原注1）

最初に、ボンヘッファーがユニオン神学校と関係があること、（1）そして『ボンヘッファー獄中書簡集』が今日なお偉大なインスピレーションとガイダンスの原典であり続けていることを考慮して、彼にまつわる話からはじめたいと思います。

「一〇年後――一九四三年に向かう年末に書いた報告書」と題された彼のエッセイの最終段落は、私たちの多くにとってとくに重要な個所となります。「下からの視点」という見出しのもとに、彼は次のように記しています。

> われわれは、世界史の大きな出来事を一度下から、つまり、社会から締め出された人々、疑われた人々、虐げられた人々、権力なき人々、抑圧されあざけられた人々の視点から、簡単に言えば、苦難を受けている人々の観点から見ることを学んだのであり、これは比べることもできないほどの価値を持った体験として残る。（原注2）（『ボンヘッファー獄中書簡集』村上伸訳、新教出版社、一九八八年、一九ページより）

このシンプルな見識は、一九八三年五月に私が幸運にもオフェーリアと中央ハイチで出会って以来、私たちに大きな影響を与え続けてきました。さらに同年の暮れには、ユニオン神学校の卒業生である母親をもつジム・ヨン・キムと出会いました。かくして、今夜ここに同席しているトッド・マコーマック(2)、そしてトム・ホワイト(3)や実に多くのハイチ人とともに、私たちは「常に下からものを見ること」を目指すパートナーズ・イン・ヘルス（ＰＩＨ）を立ち上げました。

しかしながらこの見識は、私たちが互いに教え合ったものでもなければ、ボンヘッファーやこの考え方をもっとも一貫して取り入れている解放の神学［三二七ページ参照］から教わったものでもありません。実に私たちは、これをハイチから学んだのです。そういう意味で、ハイチという国とその人々は、二〇年以上もの間、私たちにとってもっとも偉大な教師であったと言えます。

今日はちょうどハイチから戻ってきたところですし、そこではＰＩＨの最大規模の事業が行われていることから、ハイチやその他の地域で今何が起きているかについて、現地で得た観点から

(1)　ボンヘッファーは、一九三〇年から一九三一年にかけて米ユニオン神学校にて学んでいる。
(2)　(Todd McCormack) PIH の共同創立者の一人。スポーツ番組をはじめとするアメリカの大手総合メディア企業「ＩＭＧメディア」の役員。
(3)　(Tom White, 1920~2011) ボストンの開発業者。ＰＩＨの共同創立者の一人で、創設時以来の資金提供者。

いくつかの疑問を投げ掛けたいと思います。では、冒頭の誘拐の話に戻りましょう。ちなみに、誘拐は私たちにとって初めての経験ではありませんし、残念なことに、これが最後となる保証もありません。

　私たちの乗用車二台が、ポルトープランスのちょうど北に位置する大きな市場のある町に近づいたときのことです。一台目のジープの同乗者が、いわゆる「武《ぶ》装強盗《そうごうとう》」や「ギャング・メンバー」と言われる武装グループと警察との間で行われている銃撃戦の音を聞いたのです。警官一人と民間人数名が、このときと、その夜半に繰り広げられた警察による報復攻撃によって死亡しました。

　ＰＩＨの規則に従っていれば、一台目に乗車していた者は、二台目に乗車していた者に「引き返すように」合図を送っていたはずでした。規則に従っていれば、彼らはそもそも夕暮れ時に外出などしていなかったはずです。しかしながら、私たちはみな、必ずしも規則に従えるとはかぎらないのです。

　というわけで、二台目に乗車していた者は、この騒ぎに気付かないままスピード・バンプの所で足止めをされたのです。ところで、このスピード・バンプですが、もっとひどい障害物のせいで道路がとっくに凸凹になっていることを考えると、まったく馬鹿げたおまけと言えます。

かくして、この車の同乗者たちは若者グループによって人質に取られたのです。若者たちはかなりの武装をしていていましたが、彼らに向けて発砲している警官のほうと言えば、さらに重装備をしていました。

若者たちは同僚らを歩かせて、道端の鬱蒼《うっそう》とした茂みのなかへと連行しました。乗用車は置き去りにされましたが、その理由は、アメリカ人の人質がジープよりも高価であることを誘拐犯が知っていたからです。

同僚たちと不運なwoulibe（ハイチの言葉でヒッチハイカーを意味する）は、星空の下でみじめな二晩を過ごすことになりました。彼らは目隠しをされて、収容所のような所まで何時間も歩かされただけでなく、頭に拳銃を突き付けられて身代金を支払うようにと脅されたのです。人質のうち、実際に手荒な扱いを受けたのは一人でしたが、全員が命の危険にさらされるという恐怖を味わうことになりました。しかし、人質五人は、懸命に動いてくれた友人たちのおかげで無事に解放されました。

というわけで、ここではボンヘッファーの模範に倣《なら》いつつも、話の筋書きをまったくとまでは言わないものの、多少変えさせていただくことにします。

人質は総じて幸運でした。雨季にもかかわらず二晩とも雨が降らなかったし、殺すと脅されながらも食事は与えられていました。人質の一人は暴力を振るわれたものの、そのほかの人質は指一本触れられませんでした。さらに、若い女性は邪魔されることなく入浴も許可されました。

また、人質らの金品は奪われたものの、身代金の支払後にはアメリカ人の財布は返却されています。その場では財布の中身を確認しなかったものの、あとで見たところ、クレジットカードに関しては入れた場所が違っていましたがすべてそろっていましたし、誘拐犯は四〇ドルを残していたうえにパスポートには触れることさえありませんでした。

昼間は目隠しをされていましたが、夜間は目隠しを外されていたために誘拐犯の多くが一〇代であることが分かりました。「武装強盗」のうち、年上のメンバー数人は常習犯でしたが、身代金の使い道に関して、「自分や家族が警察の残虐行為の犠牲になってきたので、もっと性能の高い武器を買うのだ」と得意げに話していたということでした。少なくとも一人のティーンエイジャーは、両親とも治安部隊によって殺害された、と人質たちに語りました。

もちろん私は、友人を誘拐した人々を弁護するつもりはありません。そうではなく、私が問い掛けたいのは、そもそもなぜこのような出来事が起きてしまったのかということです。ポルトープランスのあちこちに「立ち入り禁止区域」がありますが、それはブラジルのほとんどの主要都市でも、ヨハネスブルク市内でも、さらにはアメリカ国内の都市でも同じです。ほとんどどこにでも暴力は存在するのです。これに対して、このような犯罪の根源を理解しようとする者もいれば、とくにアメリカ国内であれば、暴力の根源を探ろうとするだけで犯罪を許容することになると考える者もいます。

いずれにせよ、パートナーズ・イン・ヘルスは、このような疑問を無視するという選択肢はもち合わせてはいないのです。なぜなら、私たちは貧困と不平等という環境で活動しなければならないのであって、当然、そのような環境は暴力とは切り離せないものだからです。

これまでのところ、私たちは実に幸運に恵まれていたと言えます。幾人かは脅されたり監禁されたりしましたが、殺害されたことはないし、重症を負わされたこともありません。ハイチにしては素晴らしい記録です。このように、これまでうまくやって来られた大きな理由は、身の周りで起きる暴力に対して、私たちが武器ではなく、食料・水・学校・診療所・病院といったものによって闘ってきたからです。

先週日曜日のミサのあとは、起きたばかりの誘拐事件の話題でもちきりとなりました。私たちのゲストであった当のアメリカ人は、「三ツ星にも満たないホテルで二晩滞在しただけさ」などと冗談めかして言っていました。実際、彼らは地面の上で眠りに就きました。さらには「食事はいまいちだった」などと不満を述べて、この事件の一部始終を面白がってすらいました。

しかし、この誘拐事件が発生した村の出身者である友人や患者の多くは、この誘拐という流行病が大々的にはじまったのは、二〇〇四年のハイチ大統領の誘拐事件がきっかけであったと口をそろえて言います。現に今では、ポルトープランスを「世界の誘拐首都」と呼ぶ人もいるぐらいです。

ハイチ人の友人や患者の言っていることは本当なのでしょうか？　ジャン＝ベルトラン・アリスティド大統領(4)は誘拐されたのでしょうか？　私たちが知っていることは、選挙で選ばれたハイチ大統領が「自らの意志に反して政権から降ろされた」と語っていたことだけです。

彼のこの主張は、アメリカの議員や特定の人権団体のメンバーなどが繰り返し訴えています。同時に私たちは、ハイチ大統領がアメリカ政府の航空機によって連れ去られたことも分かっています。まもなく辞任する国防長官［ドナルド・ラムズフェルド］は、この主張を「馬鹿げたことだ」とはねつけているほか、前国務長官［コリン・パウエル］は、ハイチ大統領が「自ら選んだ目的地」に飛んで行ったのであり、「これは拉致ではない」と主張しています。(原注3)

自国の閣僚の誠実さに関する見解はさておき、ハイチ大統領が、一度も訪れたこともない国、数か月前にクーデターが起きていて、無法状態にあることでも知られている中央アフリカ共和国を自らの目的地として選ぶなどありえないように思えます。そう言えば、ＢＢＣ［イギリスの公共放送局］はちょうどこのころ、中央アフリカ共和国の首都であるバンギ（Bangui）を「世界でもっとも危険な都市」と呼んでいました。

当然のことながら、ハイチ人は誘拐について多くのことを知っています。というのも、そもそもハイチ人のほぼ全員がアフリカから誘拐されてきた人々の末裔なのですから。むろん、ハイチの外から来る専門家は、そのような昔の話などどうでもよいと一笑に付すわけですが。

世界で初めて成功した奴隷反乱を導いたハイチ人のトゥーサン・ルーヴェルチュール将軍(5)は、一九世紀初頭、フランス軍との和平交渉に招かれました。敵対する軍隊の首長間で行われる交渉であるという約束のもとに招かれたのですが、待っていたのは和平交渉などではなく拉致だったのです。ルーヴェルチュールは鎖で拘束された状態でフランス行きの軍艦に乗せられて、のちに同国の寒冷地にある監獄で命を落とすこととなりました。死因は、フランス側によると結核とされています。

ディートリヒ・ボンヘッファーは誘拐ではなく逮捕されたわけですが、彼自身そのことを予感していたと考えられます。ここユニオン神学校にいた友人のなかには、確かにこのことを予見していた者がいました。彼らは、ボンヘッファーにアメリカに留まり、戦争が終わってから帰国するようにとすすめていたのです。

むろん、彼は危険を承知していましたが、家族のもとへ、そして神父の仕事へと戻るために、

(4)（Jean-Bertrand Aristide, 1953〜）ハイチの元司祭で、解放の神学の熱心な実践者であった。のちに政治活動に身を投じ、一九九〇年にハイチで初めての民主的な選挙で大統領に選ばれるが、数か月後に軍のクーデターで失脚。二〇〇〇年の大統領選挙で再び当選するが、二〇〇四年に国内での混乱が激化するさなか、中央アフリカへ飛び立つ。この出国に関する真相はいまだ明らかになっていない。二〇一一年に亡命先の南アフリカからハイチに帰国。

(5)（Toussaint L'Ouverture, ?〜1803）ハイチの奴隷出身の独立運動指導者で、ハイチ建国の父の一人。

あえて危険に立ち向かったのです。彼の周囲の至る所にドイツ市民がおり、その大多数はユダヤ人でしたが、彼らは拉致されたり連行されたりしたまま再び戻ることはありませんでした。かくして彼は、獄中にて「確固として立つ者は誰か？」と問い掛けたのです。

確固として立つ者は誰か？　戦時下においてとるべき行動を、私たちはどうやって知り得るのでしょうか？　パートナーズ・イン・ヘルスは非宗教的な団体ですが、私たちはみな、福音書（「マタイによる福音書」25章34節）のなかで極めて明確に謳われているような慈悲に満ちた肉体労働を尊重しています。その教えは、決して漠然としたものではありません。

「飢える者には食べさせよ、渇ける者には飲ませよ、宿なき者には泊まらせよ、裸の者には着せよ、病の者を訪ねよ、牢にいる者を訪ねよ、死した者を埋葬せよ」

ハイチでの活動の継続、さらにはアフリカ、シベリア、ラテンアメリカ諸国へ活動の拡大を決断するにあたって、この教えをじっくりと検討することが私たちにとっての唯一の選択肢だったのです。

実を言えば、この教えこそが私たちを導いてくれる哲学となっていました。ところが、パートナーズ・イン・ヘルスが成長してくいなかで何よりも驚いたことは、私たちの同業者たち、つまり国際保健や開発の分野における「専門家たち」の間でこの哲学がいかに論争を巻き起こすことになったかということです。

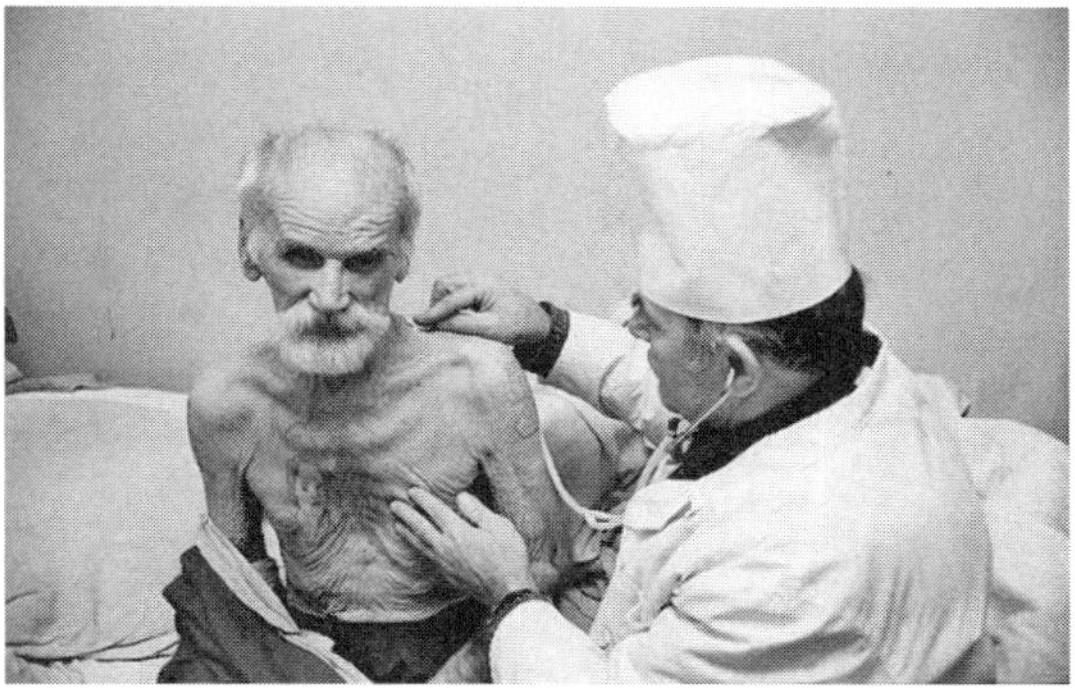

トムスク（シベリア）の囚人患者を診察するロシア人の結核専門医。結核は高齢の囚人だけでなく、男女ともに若年層の囚人にとっても突出してトップの死因であった。医師を含む刑務所従業員までもが罹患していた。（写真：パートナーズ・イン・ヘルス、1999年撮影）

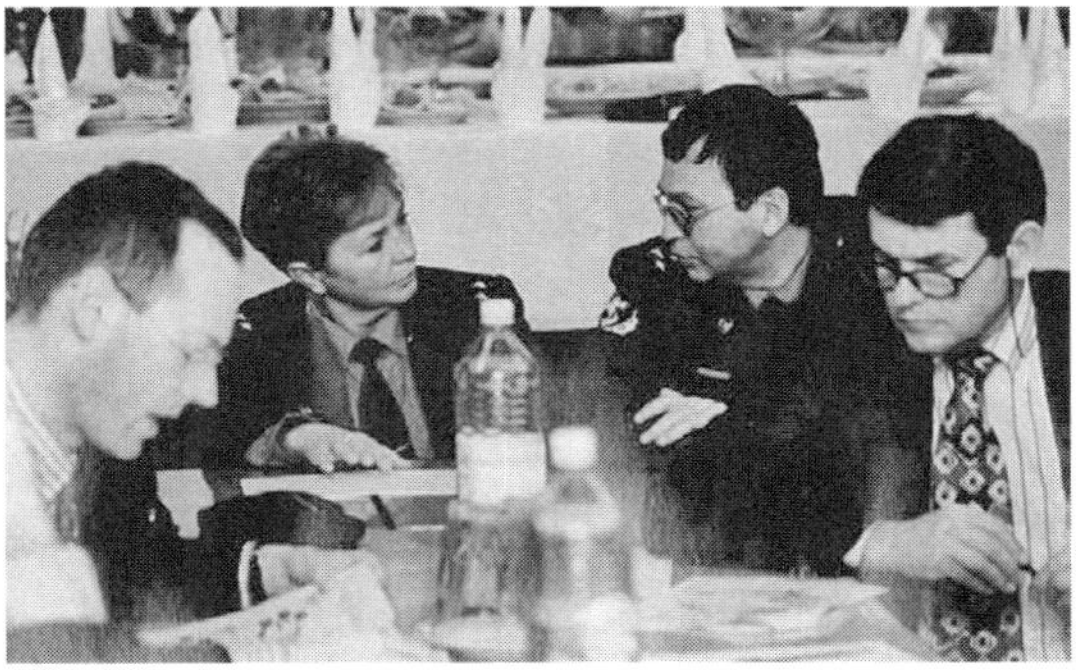

結核を患う囚人のために、ロシア法務省およびアメリカ疾病予防管理センターのスタッフとともに治療成果の検査データに目を通すポール・ファーマー。（写真：Sergei Gitman、1999年撮影）

たとえば、飢えた者たちに食料を与えることは持続可能ではないという声を耳にしました。また、ハイチでエイズ治療を行うことは非現実的、あるいはそれ以下であるなどと言う同業者もいたので、当初は相手にされることがありませんでした。むろん、患者本人たちからは一度もそのような意見を聞いたことはないにもかかわらずです。さらに、敵意を込めて次のように言う者さえいました。

「エイズにかかったハイチ農民のために家を建ててやるなんて、冗談に決まってるだろ？　費用対効果が悪すぎる」

いかにも、私たちはこのような活動についてさまざまな叱責を浴びてきたのです。たとえば、次のようなものがあります。

- 医師や看護師が家庭訪問するなんて時間の無駄でしかない。
- 獄中で活動なんかできるわけがない。あまりに政治的すぎる。
- シベリアの囚人に対して、ロシアの市民が受けているよりもよいケアなど提供すべきでない。
- ＨＩＶに感染したアフリカ人女性は貧しいから、母乳育児以外の選択肢はないはずだ。
- 子どものエイズ感染リスクを下げるために清潔な水と粉ミルクを提供するなんて、アフリカの農村では「現実的」ではない。

もちろん私たちは、国際保健や持続可能な開発の分野での専門知識を十分に使いこなせるよう努力をしてきましたし、実際にそれを実践することで多くのことを学んできたわけですが、それよりも私は、大昔に「マタイによる福音書」に書かれたこの基本原則からより多くのことを学んだと信じています。

では、いったい何を学んできたのでしょうか？　それは、パートナーズ・イン・ヘルスが不安定な立場に置かれているということでした。つまり、たとえ病気の治療のために寄付金を受け取ることができても、飢えた者を食べさせるために新たな資金を見つけてこなければならないということです。仮に、お腹を空かせている子どもたちが給食代を支払えないことを知っていても、学校を建てなければならないのです。本来、給食は子どもたちの権利であるはずなのです。

私たちは自分たちの活動地域において早死にが顕著な特徴でなくなるように努力しているわけですが、そのうえで、たとえ棺桶《かんおけ》をつくる人を雇ってでも死者は埋葬しなくてはならない時には、遺族が望むように、集団墓地から遺体を掘り起こして適切に埋葬し直すこともありますが、それに伴うリスクを負わなければならないこともあります。

また、シンシン刑務所であれ、グアンタナモ収容所であれ、シベリアやルワンダであれ、囚人であったとしても私たちは訪問しなければならないのです。もし、友人たちを誘拐した犯人が劣悪なハイチの刑務所で服役することになったとしても（と言っても、今の状況では即決の処刑か銃撃戦で命を落とす可能性のほうが高いわけですが）、彼らを訪れる必要はないのでしょうか？ 食べ物を持って行くことはないのでしょうか？ ちょうど先週の土曜日にハイチの刑務所を訪れたのですが、お腹を空かせた病気の囚人のうち、何人が誘拐犯だったのでしょうか？

私たちには知る術《すべ》もありません。しかし、有罪が確定している者などほとんどおらず、彼らはただ拘留されているだけの状態なのです。しかもそのなかには、「マタイによる福音書」が説いている訪問に加えて、緊急の医療措置を必要とする者もいました。

ルワンダ東部にある刑務所に医療品を届けに行くとき、一九九四年に起きたジェノサイドに加担した七〇〇〇人以上もの人々を目の前にして、肩をすくめながら、そのような罪を犯した人々など医療ケアには値しないなどと言えるでしょうか？ 彼らは懲罰としてではなく、懲罰のために監獄に入れられているのだと言い切れるでしょうか？

人身保護令状(6)がアメリカ政府にとって権利ではなく選択肢の一つとしてなってしまった今日、また「特例拘置引き渡し(7)」が誘拐を指す最新用語となった今日、私たちは肩をすくめて、「まあ、戦時中だからしょうがない」と言って済ますことができるのでしょうか？

もっとも古い隣人であるハイチの大統領がはるか遠くの中央アフリカ共和国に「引きわたされた」とき、アメリカ国内の多くの人々がそうしたように、その権力者を誹謗中傷《ひぼうちゅうしょう》したり、記憶から消し去ろうとしたりする行為を黙認していいのでしょうか？

イラクの大量殺戮兵器の存在やアルカイダとの関連が疑われたときもそうだったように、結局のところ大多数の「理性的な」人々は、ハイチでの直近のクーデターやルワンダでのジェノサイドのことを第三世界における性質《たち》の悪い指導者や民族紛争のせいにして追いやってしまうのでしょう。また「理性的な」人々は、アメリカはイラクでは解放者として歓迎されるだろうと私たちを納得させたのです。この国の有力紙は、実際、そのように報道をしていたではありませんか。

最後に、ボンヘッファーのもう一つの考察を紹介することよってスピーチを締めくくりたいと思います。「確固として立つ者は誰か？」という見出しのもとで、彼は自らの同業者たちを次のように非難しています。これを読むと、彼の同業者たちは、私たちの同業者と非常に似通っているように思いませんか。

最も良い意図をもちながら現実を素朴に見誤り、支離滅裂におちいった世界をいくらかの理性で再びつなぎとめることができるなどと考える「理性的な人々」の失敗は今や明らかな

---

(6)（habeas corpus《ヘイビアス・コーパス》）不当に人身の自由が奪われている者の身柄を裁判所に提出することを求める令状のことで、不当に拘禁されている者を解放する手段としての機能をもつ。

(7) テロなどの容疑者を法的手続きなしに拘留し、他国へ引き渡すこと。引き渡し先で、拷問など非合法な取り調べを受ける危険性がある。

である。彼らは眼力不足のゆえに、あらゆる方向に際して公正であろうとして、最も小さいことすら達成できぬままに、相反発する力によってすりへらされる。彼らは、この世の非条理に失望し、自らの不毛が断罪されていると考える。そこで彼らは諦めてわきへひっこむか、ふらふらとより強い方に屈服するのである。(原注4)（『ボンヘッファー獄中書簡集』村上伸訳、新教出版社、一九八八年、四ページより）

今日の「より強い党派」が誰であるかについて、確信をもって言える人はいないでしょう。また、誰もが自分は理性的であり、効率的であると思われたいと願っていることも事実でしょう。少なくとも今夜だけは、この部屋にいる誰もが、誘拐やもっと悪いことを恐れる必要はないでしょう。しかしながら、社会正義のための活動というものは、貧困者のための医療ケアの領域においてさえいつもリスクと隣り合わせなのです。そのうえで、自分が理性的になりすぎているとき、また「なすべきこと」を「できること」にすり替えてしまったとき、自分自身に対して疑問を呈することが求められるのです。

パートナーズ・イン・ヘルスは、この受賞の機会を、とにかくあらゆる場に顔を出す、そして力のかぎり最善を尽くすという任務を継続するために活用させていただきたいと考えています。あなた方は、私たちに名誉を授けてくださいました。なぜなら、貧困のなかでももっとも貧しい生活を送る人々の間で、また彼らのために、何ができるかという点についてこれまで提案されてきた見識に対して私たちは疑問を呈し、抵抗してきたからです。

もし、必要となれば、私たちはリスクを犯すことも辞さないでしょう。もっとも貧しい人々の間で慈悲深い肉体労働を実践するために、必要であれば、時には理性を捨てて甲高《かんだか》く叫ぶことさえあるかもしれません。

私たちの誰もが、投獄やもっと悪い事態に直面したとき、ボンヘッファーほどの勇敢さをもって闘うことなどとうてい約束できません。しかし今夜、長年にわたって尊敬してきた方々からこのように表彰していただけたことで、これまで行ってきた活動を継続するためのインスピレーションだけでなく、不毛だと断罪されてくじけそうな心を立ち直らせてくれるだけの勇気をも与えてもらいました。そして、今後も活動を拡大させていくなかで、時として確固として立つことができるようにと望むばかりです。

この素晴らしい栄誉をいただいたことに、感謝の意を捧げたいと思います。

グアンタナモ時代の勇気と思いやり

（エモリー大学の卒業式・二〇〇七年五月一四日）

親愛なる卒業生およびご家族・ご友人のみなさま、もし私が本校の卒業式のスピーカーを務めるのにいささか怖気《おじけ》づいているように見えれば、どうかお許しください。申し上げるまでもなく、私はこのことを大いなる光栄と受け止めています。しかしながら、本日の式典のなかでもスピーチの部分に関しては、非難の集中砲火が浴びせられてきたことをあなた方も認めざるを得ないところでありましょう。

私自身、第二候補になることには慣れているために、ウィル・フェレル[1]やクリス・ロック〔一四七ページの註参照〕といった人気の高い高等教育への貢献者と比べて見劣りすることについては気にしないようにしています。

いずれにせよ、ここにいる友人たちが本校の学生新聞〈ウィール（Wheel）〉に掲載された論説や投稿のコピーを送ってくれているので、誰が卒業式の講演を行うべきかという論争に関して、エモリー大学が少なくとも礼節をもって対応してくださったことは理解しております。やはりこれも〈ウィール〉で読んだことなのですが、たとえば、ジョージ・ワシントン大学では、学長自らが卒業式のスピーチをすると発表したときに次のような論争が起きたそうです。

> 学長の決定に反対するグループが立ち上げたフェイスブックでは、学長は「ペテン師」や「悪魔の権化《ごんげ》」などと呼ばれた。一方、エモリー大学では、学生はジェームス・ワグナー[2]の決定には反対しながらも、彼に対する敬意を失うことはなかった。
>
> また、エモリー大学の理事会は、はるかにうまく学生の懸念に対応した。ジョージ・ワシントン大学では、いまだに卒業式の基調講演のスピーカーが不在のままである……。
>
> 一方、エモリー大学は外部からの講演者ポール・ファーマーの招聘に成功した。彼は学生の間で広く知られているわけではないものの、少なくとも講演内容は、本校の理念にふさわしいものとなるであろう。

というわけで、ここに立つことになった私は、ここでは誰にも知られていないうえに、有名人や政治家のような魅力をもち合わせているわけでもありません。しかし、〈ウィール〉でさえ私

（1）（Will Ferrell, 1967〜）アメリカの俳優、人気コメディアン。

（2）（James W. Wagner）二〇〇三年より同校の学長。

が何か役立つことをしゃべるのではという期待を示してくれていますし、親切にも、私こそが悪魔の権化ではないかといったコメントがフェイスブックに投稿されたという記事は掲載しないでいてくれました。私にとってはグッド・ニュースと言えます。

そして、あなた方にとってもグッド・ニュースがあります。それは、まず私の話が簡潔であるということ、そして筋書きのある実話に基づいているということ、さらにエモリー大学が、あらゆる研究大学と同様に培おうとしている理念のいくつかを反映したものであるということです。また、悲しいかな、自分の専門分野でありながら、つまらない話題だけに集中することは避けるようにいたします。

おっと、心配ご無用であります。そもそも私は、暴走する伝染病や疫病全般、紛争・人種差別・その他の暴力に触れずにスピーチをする術《すべ》を知りませんし、医師として出会った人々に触れずに話をすることもできないわけですが、今日はあなた方の卒業式なので、このような怖い話をできるだけ明るいトーンで話すように心掛けたいと思っています。

それでは、ある家族の苦闘についてお話をさせていただきます。

1　ハイチの友人ジョーの物語

これは、勇気とコミットメント、友情と寛容についての話です。またこれは、この国への移住の話であり、一二年のうちに、四つのまったく異なる国をつなげる話でもあります。さらに、故郷ハイチから米軍基地が存在するグアンタナモを経由してアメリカに渡り、さらにイラクへと続いていく話です。つまり、四か国、一二年にわたる話となります。

今日は戦争についてはあまり話さないと約束したので、しないでおきましょう。また、病気や暴力についてもあまり話さないと約束したので、これについてもしないでおきましょう。今日は、勇敢で寛大な一人の若者の物語を中心にして話します。彼はまだイラクにいるので、仮にですが「ジョー」と呼びたいと思います。彼は、今日卒業するあなた方と同年代です。かつて彼の母親の物語について話したことがありますが、彼自身について話すのは今日が初めてです。

大学卒業以来ずっとハイチで活動を続けてきた私がジョーに初めて出会ったのは、ハイチで起きた一九九一年のクーデターのときでした。ジョーの両親は、貧しくも読み書きはできましたし、他者への奉仕活動にも関心をもっていました。

彼らは、一九九〇年一二月にハイチ初の民主的な選挙が行われたころに本格化した成人識字運動に深くかかわっていました。この選挙では、ある解放の神学の実践者［アリスティド大統領］が圧勝して大統領の座に就き、ハイチに根強く残る貧困問題に対して、より多くのリソースがようやく割り当てられることになりました。ところが、選挙から七か月後、暴力による軍事クーデターによってハイチの民主統治は早くも挫折することになったのです。

その後の民衆に対する抑圧は恐るべきものとなりました。そのため、難民が都市部から丘陵地へと流れ出し、ドミニカ共和国の国境を乗り越えましたが、当地で歓迎されるはずもなく、やがて外洋へと出ていくことになりました。

当然、誰一人として自宅を立ち去ることを望んでいる者はいませんでした。ましてや、幼い二人の息子を抱える若い夫婦となればなおさらです。しかし、一九九二年四月二七日、ジョーの母親のヨランド・ジャンは逮捕され、警察署に連行されました。ヨランドは三人目の子どもを妊娠しており、外見から分かるほどお腹は大きくなっていたのですが、暴力を振るわれたのです。

刑務所に入って二日後、彼女は流産をしましたが、何ら手当を受けることはありませんでした。そのとき彼女は、この拘禁をどうにか生き延びることができたら国外へ逃げようと決心したのです。翌日、彼女は刑務所から釈放されました。その後まもなく、彼女は息子たちを親戚の女性に預けてハイチ北部へと向かいました。夫は潜伏していたので、とうとう再会することはありませんでした。

物語の次章では、四か国のうちアメリカとキューバの二か国が登場します。では、なぜキューバなのでしょうか?　なぜなら、そこがアメリカ沿岸警備隊の監視船がヨランドを連れていった場所だったからです。このときの体験を、彼女は次のように語っています。

私がボートに乗船したのは五月一二日でしたが、一四日には彼らが捕らえにやって来ました。彼らは、行く先については教えてくれませんでした。そのとき私たちは、まだハイチの領海にいました……。アメリカ軍人が私たちのボートに近づいてきたときには、まだウィンドワード海峡(3)にすら到達していませんでした。けれども、彼らが助けに来てくれたのかもしれないと思ったのです……。ボートの上には病気になった子どもたちもいました。その日のうちに、私たちはグアンタナモにある基地に到着しました。(原注5)

ハイチはヨランド・ジャンのような人々であふれかえっており、すぐにグアンタナモ収容所もあふれかえりました。一九九二年五月二四日、ブッシュ大統領はケネバンクポートにある夏の別荘(4)から「大統領令一二八〇七号」を発布し、ハイチからの難民船について沿岸警備隊に次のように命じました。

「船舶および乗客は本国に送還すること……ただし、司法長官が自由裁量のもとで、本人の同意なしには送還されないと定める難民の場合はそのかぎりではない」

人権法律家委員会(5)は、皮肉を込めて「情けといったものがまったくなかった。ハイチ人はみな、

(3)　大西洋をカリブ海とつなぐキューバとハイチの間の海峡。
(4)　メイン州にあるブッシュ家が所有する広大な敷地の屋敷。

新たな命令のもとに送り返された」という見解を出しました（原注6）。

とはいえ、すべてのハイチ人が送還されたわけではありません。ヨランドは政治的難民と見なされると同時に、ＨＩＶ検査で陽性結果が出たごく少数のうちの一人となったのです。このようなお祝いの日にはあまりにも痛ましい話なので、彼女については一部始終を話すことは控えることにして、拘禁されていた間に虐待を受けたとだけ言っておきます。

ハイチ難民の悲惨な状況は、一九九二年のアメリカ大統領選挙戦で大論争となるまでに発展したため、立候補していたビル・クリントンとアル・ゴア(6)は、ハイチ人から小舟で国外に脱出する難民の強制的な本国送還の停止と、ＨＩＶ陽性であるハイチ難民のグアンタナモ収容所拘禁の終息を選挙綱領として掲げることになりました。

当地の軍事基地からの報告が実に恐ろしい内容だったので、私はその公約に賛同し、気をもち直すことができました。少なくとも、そのときはそう感じたのです。ところが、このグアンタナモ収容所は、連邦判事のスターリング・ジョンソン(7)がハイチ人とその支援者がアメリカ政府に対して起こした訴訟を審理するまで閉鎖されることがなかったのです。

ジョンソン判事は、証言を聞くにつれ、ＨＩＶ陽性のハイチ人を拘禁することは合衆国憲法修正第八条が規定するところの「残酷で異常な刑罰の禁止」に該当する違法行為であると確信するに至ります。一九九三年、ジョンソン判事は訴訟の判決のなかで、バルクリー収容所(8)に収容されているハイチ人の様子を次のように説明しています。

彼らは、鋭い有刺鉄線で囲まれた収容所で生活している。雨水が入り込まないように、建物の側面にビニールのゴミ袋を結び付け、簡易ベッドの上で睡眠をとり、わずかばかりのプライバシーを確保するためにシーツを吊り下げている。

軍隊の見張りがついており、警備なしで収容所から出ることは許されていない。ハイチ人被拘禁者に対しては、就寝中にもかかわらず、対暴徒用装備に身を固めた四〇〇人もの兵士によって夜明け前の一斉捜査が行われることがあった。まるで囚人のように監禁され、収容所の規則に違反した場合には事情聴取もないまま懲罰房に入れられた。（原注7）

のちにヨランドは、ほかの難民と一緒に正式に釈放され、アメリカ国内の各都市へと送られる

（5）（Lawyers Committee for Human Rights）現在の名称は「Human Rights First」。ニューヨークおよびワシントンDCを拠点とする人権保護のためのNPO。

（6）（Al Gore, 1948～）クリントンが選挙戦中に副大統領候補に指名し、当選後に副大統領に就任し、二期務める（一九九三年～二〇〇一年）。

（7）（Sterling Johnson, 1934～）一九九一年から二〇〇三年までニューヨーク東部地区連邦地方裁判所の判事。

（8）グアンタナモ米軍基地内で、ＨＩＶ陽性のハイチ人が隔離されていた施設。

ことになりました。この異常なほど過酷な体験が過ぎ去ったあと、私はニューヨークとボストンにいる彼女や、そのほかのハイチ難民を訪れました。ジョーと初めて出会ったのはそのときで、彼が一二歳ほどで、弟が一〇歳ぐらいのときでした。私は母親とばかり話をしていたので、彼らは私の弟との会話のほうに夢中になっていたように記憶しています。

私の弟は、当時、ワールド・チャンピオンシップ・レスリングに所属しているプロレスラーでした［二二三ページの註参照］。したがって、彼自身もこの町の市民であり、エモリー大学にはしばしば足を運んでいたわけです。ちなみに、私が本校で講演のために来るときは、本校の教職員のなかでも気のきかない友人たちはみな、もっぱら彼に注目していたことを思い出す人もいるでしょう。決して、嫉妬をしているわけではありませんよ。

それから一〇年が経過しましたが、その間、正直言ってジョーのことをあまり考えることはありませんでした。ところが、二〇〇五年のクリスマスの直前、私はジョーの親しい友人から二五〇ドルの小切手を受け取ったのです。ジョーはハイチで活動する私たちのパートナーズ・イン・ヘルスを支援したい、また、いつの日かハイチの貧窮した病人への奉仕活動を手伝いたいと言ってきてくれたのです。

確かに、ハイチでの活動に対する支援は必要でしたし、彼からの寄付金はありがたいものでした。しかし、もっと驚いたのはジョーがファルージャ[9]にいることでした。彼は海兵隊に入隊して、イラクに派遣されていたのです。

私が彼に返事を出すことでメールでのやり取りがはじまったのですが、時には電話で話すこともありました。どうやら、ハリバートン［二五七ページの註参照］のコールセンターが機能しているようでした。電話代がどれだけ高くつくかは、神のみぞ知る、です。

私たちは一年間ほぼ毎日やり取りをしましたが、戦争や日々の様子についてはあまり触れることがありませんでした。しかし、いよいよ心配になって私が彼の身の安全について尋ねはじめると、彼はためらいながらも重い口を開いてくれました。「有刺鉄線を越える」任務にはもう就いてはいないものの、パトロールに出動するほかの部隊に供給を行う任務に就いている、ということでした。そう言いながら彼は、ハイチで何が起きているかを知っているだけに、私のほうこそ身の安全に注意するようにと、たびたび案じてくれたのです。

しかし、イラクにいることは、彼にとって大きな葛藤であることは明らかでした。それは、対外的なものと内面的なものの両方においてです。グアンタナモ収容所について聞かされていた話に彼が深く傷つけられていることも知っていましたし、当収容所での母親の体験に関して思うところも当然あったことでしょう。

（9）　イラク戦争以降は、アメリカ海兵隊が治安維持を担当していたイラク中部の都市。

一度、私が戦地にいる彼にささやかなプレゼントを送ろうとしたときのことです。本を同封しようと思い、どんな内容がよいかと慎重に考えをめぐらせていました。何か軽い内容のものがいいと思ったのですが、彼はメールで、「いや、ハイチにかかわるものを送ってください。以前言った通り、いつかハイチに戻ってあなたと仕事がしたいのです」と言ってきたのです。そこで私はハイチについて書かれた本を選んだのですが、彼の母親の経験を詳細に記した内容が彼を苦しめることにならないかと心配しつつ送ることにしました。(原注８)

読み終えたあとジョーは、あれこれ言うこともなく、友人にこの本を一冊送ってほしいとだけ頼んできました。その際、「彼はネイティブ・アメリカンだが、この本のことを気に入るであろう」と書いてありました。そして彼は、いつかハイチへ行って私たちの診療所でボランティアをしたいと、もう一度繰り返していました。

一年間ほど、ほぼ毎日のように簡単なメールのやり取りを行い、私たちの関係は深まっていきました。そして先月、ジョーが彼の母親、弟、ガールフレンドに会うためにアメリカに戻ってきたとき、私たちは再会することになったのです。

私が「どの町でも、いつでもいい。美味しい食事をごちそうしよう。そして、お互いの近況を話そう」と言うと、月曜日に返事が返ってきました。そのとき私はハイチにいたのですが、彼のいるファルージャはもう夜で、ちょうどアメリカに向けて出発するところでした。到着したらすぐに電話をくれるということでした。

土曜日に電話が鳴ったあとすぐに、私はジョーとの再会のひと時をゆっくりと楽しむことができました。彼のガールフレンドとも会い、少しの間でしたが、弟とも会うことができました。

しばらくぶりに赤ワインを飲んだように見えた彼は、長い食事の間、自分がイラクに滞在している大きな理由は、いつ具合が悪くなってもおかしくない母親の面倒を見るため、弟をまともな大学に通わせるため、そして家を買い、家族をもつためである、と話してくれました。逆境に屈することのない楽観的なジョーは、「過去ではなく、未来を向いていたいんだ」とも語っていました。

ジョーがまだアメリカの市民権をもっていないことなど話しそびれたこともありましたが、彼の弟の計画についての話題は出ました。ジョーが家計を支えられなくなったときは、弟が軍隊への入隊を考えているということでした。ジョーは、「それは最後の手段にしなさい。大学を卒業するための資金はなんとか工面するから」とアドバイスをしていました。

まだまだしゃべり残したことがあったので、彼の休暇中、ほぼ毎日のように電話で話をしました。彼がファルージャに戻ったあとも、昨日、私が卒業式のためにここに到着してから話をしています。

2　三つのテイク・ホーム・メッセージ

ではいったい、この物語のテーマは何でしょうか。あるいは、医学校で言うところの「テイク・ホーム・メッセージ」とは何でしょうか。ポイントを三つに絞りましょう。

一つ目のポイントは、これはつながりについての話であるということです。あなた方が前途有望な人生に向かって旅立つにあたって、ここエモリー大学で築いたつながりを大切にし、さらに育んでいく必要があるということを忘れないでください。

私は一〇年もの間、ジョーのことを自分の人生から遠ざけていました。彼の母親のことも、弟のこともです。ありがたいことに、ジョーの寛大な心のおかげで私たちはみんなつながりを取り戻すことができました。これからは、彼らの消息を見失うことは二度とないでしょう。友情とは、かけがえのない貴重な贈り物なのです。

もちろん、この物語に見られる「つながり」はそれだけではありません。感傷的な意味合いは薄くなりますが、西半球で最古の共和国であるアメリカとハイチの密接なつながりについて、たっぷりと語ったつもりです。残念ながら、こちらも祝賀スピーチで話すような内容ではありませんでしたが。

さらに、アメリカとイラクのつながりもまた、世代を超えて深い悲しみをもたらすことになるのではと危惧しています。ファルージャでの惨事(10)はその代表例であり、すでに慣用句にまでなっています。

ちょうど二週間前、アンバール県(11)にいるアメリカ軍大佐が、対ゲリラ戦の作戦を説明する際に次のように語っていました。

「ラマーディーを掌握しろ。ただし、破壊してはならない。ファルージャの轍は踏むな《ドント・ドゥー・ファルージャ》」（原注9）

しかし、あらゆる場所のなかでも、キューバにあるあの特異な基地についてはどうでしょうか。ちょうど先月、ハーバードでグアンタナモ収容所について講演を行った友人が、この収容所について次のように語っています。

> グアンタナモとは、湾であり、港であり、隠れ場所であり、家であり、軍事基地であり、聖域であり、監獄である。つまり、キューバやアメリカの国内法も国際法も適用されることのない、国境と国境の間にある居留地なのである……。
>
> グアンタナモ湾の歴史はとても長い。インディアンのタイノ族がコロンブスと出会ったとき、カリブの海賊が統一されればかりの新しい国家の船舶を餌食にしていたとき、スペインが

---

(10)　二〇〇四年にアメリカ軍とイラク武装勢力が衝突し、市民を含む多数の犠牲者を出した。

(11)　イラクの県で、県都はラマーディー。ファルージャも同県に属する。

イギリスと衝突したとき、アメリカがスペインを破ったとき、ケネディがカストロと対立したとき、ジョージ・Ｗ・ブッシュがテロとの戦いをはじめたとき。グアンタナモを知ることは、私たち自身を知ることでもある。市民として、国家として、多国家からなる世界の一個人として。(原注10)

グアンタナモ収容所はいずれの国の憲法も適用されることのない区域であり、いわば「すべてのつながりが絶たれた場所」と言ってもよいでしょう。しかし、まさにこのような断絶こそが、あなた方と私を当地へ、また当地での出来事へとつないだわけです。このような断絶を放置することは責任放棄にほかならず、あらゆる同様の責任放棄のように、永遠に続くことはないでしょう。私たちが不穏な事柄といかに密接につながっているかを忘れずにいる責任を、あなた方がすべて引き受けてくれることを願っています。

卒業スピーチではラテン語はご法度であるということは知りつつも、少しずるをすることになりますが、キケロ(12)の言葉を引用させていただきます。

「自分が生まれる前に起きたことを知らないでおれば、ずっと子どものままだ」(原注11)

あなた方が外の世界に歩き出すとき、スーザン・ソンタグ(13)の教えを心に留めておいてほしいと思います。彼女は二〇〇〇年の時を経て、同じ教訓を厳しい口調で説いています。

悪の存在に耐えず驚き、人間が他の人間にたいして陰惨な残虐行為をどこまで犯しかねないかという証拠を前にするたびに、幻滅を感じる（あるいは信じようとしない）人間は、道徳的・心理的に成人とは言えない。

或る年齢を超えた人間は誰しもこのような無垢、このような皮相的態度、これほどの無知、あるいは健忘の状態でいる権利を有しない。（原注12）（『他者の苦痛へのまなざし』北條文緒訳、みすず書房、二〇〇三年、一一四ページより）

それでは、二つ目のポイントです。私にとってジョーの物語は、彼の母親の物語と同様、「どんな国に住みたいか？」という問いを投げ掛けるたとえ話のようなものなのです。

今日のエモリー大学の姿を見回して、わずか五〇年前の姿と比較してみてほしいのです。エモリー大学が、一九世紀前半に奴隷を所有していた人々によって創立されたことは恐らくご存じかと思います。しかし、エモリー大学が、白人の学生とアフリカ系アメリカ人の学生を同時に受け入れることを州法によって禁止されていたことはご存知ですか？　さらに、エモリー大学がジョージア州に対して訴訟を起こして、人種にかかわらず学生を受け入れる権利を勝ち取ったのは一

（12）（Marcus Tullius Cicero, BC106～BC43）ローマの雄弁家、政治家、哲学者。
（13）（Susan Sontag, 1933～2004）～アメリカの女性作家、批評家、人権活動家。

九六二年になってからのことであり、今日ここにいる方々の約半分は、すでに生まれていたという事実をご存知でしたでしょうか？

あなた方は、エモリー大学が将来どのような大学になっていてほしいと願っているでしょうか。CNN［ニュース専門のテレビ局］で記者をしている友人がちょうどこの町に住んでいたので、今日、私はどんなことを強調したらよいかと尋ねてみました。毎日のように、イラク情勢、大学キャンパスでの無差別発砲事件、何百万人の視聴者をもつトークショーの司会による粗削りなコメントといったものに目を通さなければならないなかで、彼は次のようなアドバイスをくれました。

「人々に敬意を払いなさい。そして、他者に手を差し伸べなさい、ということだね」

そして、少しの間を置いて次のように付け加えたのです。

「もし、周りのみんなが自分とまったく同じように見える人々だったら、何かがおかしいってことさ」

トップクラスの大学は、二〇年から三〇年前と比べれば多様性に富んできたとは言え、特権階級の孤島であり続けていますし、ジョーのような人々はまずいないと言ってもいいでしょう。そして、彼の弟はまともな大学に通いたいという憧れはもっているものの、現在通っているコミュニティー・カレッジから本校に転入できる可能性はまずありません。彼が勉強のほかに、ほぼフルタイムで働かなくてはならないということを考えれば、なおさらです。ジョーがイラクに滞在している理由の一つが、家に仕送りをするためであったことを思い出してください。

それでもなお、あなた方の周りを見わたして、もしこの国が移民の国でなければ、この場所はどのように見えたであろうかと想像してみてください。私たちは感謝の気持ちを込めて、この遺産を祝福しなければならないのです。にもかかわらず、今月号の〈ハーパーズ・インデックス(Harper's Index)〉誌によると、アメリカ国内で移民に反対するグループが、二〇〇五年一月以来、新たに三〇五団体以上も設立されているとのことでした。(原注13)

この国が、どのような場所であってほしいと思いますか？　ここにいる全員がアメリカ市民ではないことを知りつつ、あえてこのことを問いたいと思います。繰り返しになりますが、イラクで軍隊に従事しているジョーですらアメリカ市民ではないのです。

今日、ここにいるということは、多少なりともあなたがこの国の一部を成しており、この壮大な近代民主主義の実験の一部であると言えます。確かに、先に述べたような奴隷制やネイティブ・アメリカンのジェノサイドなどを考えると、私たちの国の名声は決して無垢《むく》であるとは言えません。しかし、アメリカは、つい最近まで世界の多くの地域でしばしば希望の光としての役割を果たしてきたのです。

では、ほかの国から、私たちはどのように見られたいと思っているでしょうか？　もしくは、

〈ウィール〉を再びもち出すとすれば、私たちが高く掲げたい理想とは何でしょうか？　アメリカが、拷問を容認したり、外注したりする場所であってほしいと望んでいるでしょうか？　ハイチ難民に対する闘いだけでなく、終わりのない「テロとの闘い」に利用されたグアンタナモ湾にあるような収容所をもつことを望んでいるでしょうか？　私たちは、アメリカが国内と国外の両方での暴力で知られる国となることを望んでいるでしょうか？

三つ目のポイントは、友人のジョーのような、不平を言わず、勇敢かつ寛容な人々を忘れてはならない、ということです。彼がハイチやニューヨークでなくファルージャにいる理由のいくつかを私は知っていますし、あなた方にもお分かりいただけたと思います。家族が離れ離れとなり、母親を「ＨＩＶ陽性者の強制収容所」に入れさせた勢力は、ジョーを一〇年後にイラクに行かせることとなった勢力と決して無関係ではないのです。

もし、祈る習慣のある方がいましたら、ジョーのために、そして国籍にかかわらず、今イラクの国境のなかにいる人々すべてのために祈りを捧げてほしいと思います。

今日、ジョーについて話そうと思ったのは、彼の寛大さを伝えたかったからです。あれほどの問題を抱えた状況にありながら、彼は他者のために奉仕することを考えていたのです。そして、その他者のなかには、幼少期以来帰ることのない、貧困に打ちひしがれたかの国の人々も含まれています。

イラクにおいてすら、ジョーは自分よりも不運な境遇にある人々のことを忘れてはいなかったのです。これこそが尊重されるべき理想であり、エモリー大学が掲げている奉仕の精神と無関係ではないような気がします。私たちが生きている世界に向けられたとてつもなく大きな希望が、本校の学生や教職員には宿っていると言えます。

今日の祝賀行事について、〈ウィール〉の最新号は次のように締めくくっています。

「この卒業式が、本校の卒業生の記憶に残る門出の祝いとなることを期待している」

今日という日をあなた方とともに過ごさせていただいたことを、私は絶対に忘れません。そして、目に見えるつながりと見えないつながりの両方について、また、たとえイラクのような場所にいても恵まれない人々のことを忘れないでいることの必要性について、そして、私たちみんなのためにこの世界をより良い場所にしようとする奉仕の重要性について考える機会をいただいたことに対して感謝の気持ちでいっぱいです。

今日の聴衆のなかには、ジョーのような旅路、国境を渡る道、階級を踏み越える道などを通って、苦境や適応を乗り越えながらこのマイルストーンに辿り着いた方々もいらっしゃることでしょう。また、エモリー大学があらゆる面で恵まれた人々と同様に、ほとんど何も持っていなかった人々に対しても分け隔てなくインスピレーションを与え、将来の道筋を照らし出してくれたということを知っても驚くことはないでしょう。この精神こそが、この国に意義を与え、研究と教育に基礎を置く大学に価値を与えてくれる理想郷の一部なのです。

ここでの自由と発見に満ちた特別な数年間から旅立つにあたって、あなた方をここに導いてくれた好奇心をいつも心の中に留めておいてほしいと思います。また時には、恵まれた境遇のもとで同じ機会を与えられているのであれば、成功したであろう人々との新しいつながりを育むことによって、その好奇心を活性化させてほしいと願っています。

あなた方のたゆまぬ努力の成果に、ご家族・ご友人のご支援に、そしてあなた方の向上心に、心からの祝福を捧げたく思います。今日という日を、あなた方とともにする栄誉をいただけたことに感謝いたします。

精神性《スピリチュアリティ》と正義

（オール・セインツ・パリッシュ教会での「精神性・正義賞」授賞スピーチ・二〇〇八年四月二七日）

このたびの受賞と、みなさまの前でお話しする機会をいただきましたこと、心より感謝の意を捧げたいと思います。授賞式となると、いわゆる「免責事項」でスピーチをはじめるのが多少なりとも通例となっているようです。というわけで、以下が私の免責事項であります。

そもそも私は、「精神性・正義賞」の受賞にふさわしい人物などでは決してありません。というのも、貧困のなかで暮らす人々の基本的人権を促進するための巨大なチームのなかで、私だけにこのような形で光が当てられるべきではないということです。

正義というものは、たった一人で促進できるものではありません。パートナーズ・イン・ヘルスのチームは何千人ものスタッフから成り、保健医療・教育・清潔な水を最貧困層にもたらすために実用的な介入を行うことによって、正義を促進してきました。

そのほかにも、自分自身の精神性の質についても懸念すべき点がいくつかあります。なぜなら、戦争、拷問、グアンタナモといった時代に生きる一人のアメリカ人として、人間に対してであれ、神に対してであれ、私の信念は毎日のように揺さぶりをかけられているからです。

また人類学者として、私はあらゆるタイプの宗教、儀式、宗教心を、どこにでも見受けられる「信仰システム」や、宇宙論といった社会学の観点から見るように訓練を受けてきました。ついでに読書家としては、精神性に関する愛読書と言えば、カトリック修道院で暮らす尼僧についての小説でしかありません。

ちなみに、この尼僧は実に空虚な精神生活を送っていたのですが、あるとき、激しい偏頭痛を患うようになったと思ったら、瞬く間に精神性を詠う詩人として名を馳せるようになりました。のちに脳腫瘍が判明した彼女は、自分が新たに見いだした信仰の起源を問わずにはいられなくなります。喜ばしいことに、この美しい中編小説『ライイング・アウェイク（Lying Awake）』は、ある善良なユダヤ人青年が書いたものであることが分かりました。

それから、ハイチで長年活動している一個人としては、ここ数年で二人の友人を失っています。そのうち一人は、ハイチの人権活動家であるロヴィンスキー・ピエール＝アントワーヌ[1]であり、依然として公式には「行方不明」とされていますが、この世にまだ存在しているという確信はほとんどありません。

このような体験を経てきた身としては、世界は「正義・力・愛」という三者複合体によって司られていると、何の根拠もないまま平然と口にすることはやはり難しいのです。同様に、自分を

「すこぶる宗教的な不信心者」であると語ったことで知られているアルバート・アインシュタイン[2]に異を唱えることもできないと感じています。一方で、彼は次のようにも書いています。

私は自然に対して、目的や目標、あるいは擬人化と受け取られかねないようなものを背負わせたことは一度もない。私が自然のなかに見ているものは一つの壮大な構造であり、それは、私たちがきわめて不完全にしか理解できず、ものを考える人間を謙遜の感情で満たしてしまうにちがいないものである。これは、神秘主義とはまったく何の関係もない、真の意味での宗教的感情である。[原注14]（『神は妄想である――宗教との決別』垂水雄二訳、早川書房　二〇〇七年、三〇ページより）

リチャード・ドーキンス[3]は、神の存在に関する自己の主張を支持するために、アインシュタイ

（1）（Lovinsky Pierre-Antoine）一九九一年にアリスティド政権を転覆したクーデターにより拘束された数百名もの政治犯の釈放を求める運動を指揮していたが、二〇〇七年に何者かに誘拐された。

（2）（Albert Einstein, 1879～1955）ドイツの理論物理学者。一九二一年ノーベル物理学賞受賞。「相対性理論」などを確立し、二〇世紀最大の物理学者と言われる。

（3）（Richard Dawkins, 1941～）イギリスの進化生物学者・動物行動学者。

ンの文言を都合のよい箇所だけ「つまみ食い」して引用する人々のことを痛烈に批判しています。(原注15)しかし、今日はより受けのいいほうに話をもっていきたいと思っていますので、その話題については触れないでおきましょう。

その代わり、アインシュタインのように、私自身もまた「自然」のなかに一つの壮大な構造を見いだしていることをお話しします。そして、このような精神性《スピリチュアリティ》こそが、もしそういうものであったとしたならば、私が常に拠り所にしたいと思うことなのです。

たとえば、現代医学によってたちまち病人の身体が快復していくのを見ているとき、あるいはより伝統的な例を挙げれば、ルワンダ北部の火山帯から荘厳な景色を眺めているとき、カルフォルニアでそびえたつセコイアの巨木を見上げているとき、マサイ族の居住地でびっくり仰天するような野生生物を見つけたとき、また、人の手で造られたとはいえ、庭園でコイの美しさに見とれているときなど、まさしくこれらこそが私にとっては自然に対してひれ伏したくなる瞬間なのです。

ちょうど今庭園の話が出たところで、もう一つ精神性についてお話をしたいのですが、これは世界でもっとも不快とされる場所で私が出会った物語です。そこで、先のアインシュタインの言葉を、彼とは切り離して自分流に言い換えてみたいと思います。

「時として、私が人間性のなかに見ているものは一つの壮大な構造であり、私たちが極めて不完全にしか理解できず、神秘主義とはまったく何の関係もないが、このような構造を見ていると、私は謙遜と不思議、そして新たな信仰の感情で満たされるのである」

それでは、ある不快な場所、具体的にはルワンダ最大の刑務所からの事例をご紹介しましょう。精神性《スピリチュアリティ》や正義で思いっきり満たされたいと願うならば、真っ先に訪れたい場所ではないかもしれませんが、ここにも精神性や正義は存在するのです。むしろ、刑務所だからこそ、犯罪や過酷な刑罰についてだけでなく、償いや赦《ゆる》し、そして運がよければ、たとえ凶悪犯に対してでも慈悲深い処遇を施すことは可能だということが学べるのです。

ちょうど三週間前に私は、オレンジ色のレンガ造りの高い塀に囲まれたシンダ刑務所(4)に収監されている患者を診察しました。二〇〇五年に初めてこの荒廃した場所を訪れたときには、一万三〇〇〇人もの男性と二〇〇～三〇〇人もの女性がとても狭い空間に押し込められていました。さらに、若年層は収監されてはいなかったものの、新生児が二～三日ごとに誕生するという状況でした。

成人の七〇パーセントは、ジェノサイドに関与した罪で逮捕されていました。カビが生えて崩

（4）（Nsinda Prison）ルワンダ東部のルワマガナ州（Rwamagana）にある刑務所。

れかかった巨大なテントの中では、仮設の寝床に囚人たちが積み重なるように詰め込まれており、あまりにギュウギュウ詰めだったので、まるでヒエロニムス・ボッシュの地獄絵のように見えました。[5]

辺りには悪臭が立ち込めていました。医師であればお分かりでしょうが、現代的な衛生条件が整っていない環境下でこれほどの過密状態であれば、結核・コレラ・肝炎といった伝染病の発生が必至であることは明らかでした。

しかし今日では、この刑務所はルワンダ最大であることには変わりないものの、囚人数は半数以下にまで減少したのです。正確に言えば、二〇〇八年四月三日現在、囚人数は六三三四人になりました。では、ジェノサイドのあと、刑事責任の免除措置なしに、どのようにして囚人数を半減させることができたのでしょうか。

先ほど言いましたように、大多数の拘留者はジェノサイドに関与した罪で収監されていました。この罪に関しては、実に多くの加害者がいたはずです。もっとも正確とされている推測では、一九九四年四月六日から一〇〇日の間に、政府の命令で一〇〇万人のルワンダ人が殺害されたとされています。実に、フツ族の男性人口の約一四～一七パーセントが、ツチ族と見なされたすべての人々、また殺害対象として苦境に追い込まれたツチ族に同情的とされる「穏健派」のフツ族の人々を殺害せよ、という命令に従ったとされています。

そこで、ジェノサイド後に就いた政権は、治安回復だけでなく、正義感を修復する任務も負うこととなりました。単純に計算すると、たとえ二〇万人が収監されていたとしても（恩赦の適応前には実際にそうだったのですが）、そのほか大勢の加害者が野放し状態であったことがすぐに分かります。

このことは、ルワンダにとってジレンマとなりました。つまり、犯罪者を収監するには費用がかかりすぎるし、感染症専門医の観点からいうと危険でもあります。その一方で、彼らを野放しにしておくことを容認する、つまり償いを免除することは、正義、犠牲者の記憶、そして遺族の感情に反するものであったわけです。

では、このジレンマをどのように解決すればよいのでしょうか。私の仲間の多くは「真実と和解のプロセス」と広義に呼ばれている措置を賞賛していますが、南アフリカで行われたこのプロセスには、たとえば電気が使える法廷、書物やコンピュータにアクセスできる弁護士、少なくとも二〜三人の独立した判事を要する法律制度（アパルトヘイトによってひどく腐敗してしまいましたが）といったものが必要となるのです。

ジェノサイド後のルワンダにはこのようなリソースは存在しませんでしたし、現在ですらほと

（5）（Hieronymus Bosch, 1450?〜1516）ルネサンス期のオランダの画家。

んど存在しないままです。実際、シンダ刑務所は一万三〇〇〇人もの拘留者を抱えながらも、医師は一人もおらず、看護師が一人いるだけでした。食料調達だけをとっても、誰だって圧倒されるような問題であったはずです。

膨大な数の加害者をどう裁くべきかという難問に対してルワンダ政府がとった解決法の一つは、「ガチャチャ法廷」という伝統的な制度を蘇らせることでした。「ガチャチャ」とは、「草の上の正義」と大ざっぱに訳すことができます。被害者が村の長老たちのもとに集会を開き、自分の訴えを公衆の面前で告白するというものですが、その際に人々が地面の上に車座になることに由来しています。

ジェノサイド後のルワンダでは、研修を希望する品行方正な人物であればほぼ誰でもガチャチャ法廷の判事になることができたのですが、二五万人近くがこの研修を受けたという話も聞いています。現に私は、料理人、看護助手、小作農でありながら判事をやっている人々を知っています。

この野外法廷は、ジェノサイドに関する重大な犯罪を扱うことはないものの、関連犯罪の大多数を裁くこととなりました。ガチャチャ法廷が開かれるときには公衆の面前で犯罪に対する償いが行われるわけですが、このことが、禁固刑を回避あるいは短縮し、その代わりとして地域への奉仕活動などに刑罰を切り替える確かな方法となりました。そのため、このような公然での自白の機会は、囚人が刑務所から出所できる絶好のチャンスとなったわけです。

行政機関はほぼ強制的に関与することとなっており、ルワンダ全国で三〇ある行政区のうち二～三区では、すでにガチャチャの手続きが完了しています。私がこのことを知っているのは、活動地域の一つとして私たちに裁判所の建物があてがわれ、それを病院に改装したからです。私がほとんどの時間を過ごしているリンクワヴ（Rwinkwavu）では、毎週火曜日がガチャチャ法廷の定例日であり、法廷が開かれるときには多くの活動がスローダウンします。

では、被告人はどのようにして、殺害現場あるいは被害者とその親族が住んでいる場所へと移動するのでしょうか。また、被告人が法廷に向かう最中に襲撃や報復殺人といった犠牲になることをどのようにして回避しているのでしょうか。

囚人を刑務所からガチャチャ法廷まで護送するのは刑務所の責任となっています。時には、囚人が拘置所からかなり離れた場所で被害者やその親族と対面しなければならないこともありますが、その場合は、法廷の開かれる町や村に向かう途中で護衛付きの施設に宿泊することもあります。

先月、初めてルワンダを訪れた同僚のナオミ・ローゼンバーグが、刑務所内での私の診察に同行する機会がありました。そのとき彼女は、穏やかな口調の刑務所長に、「これまで、出廷の移動中に危害を加えられた囚人がいませんでしたか？」と尋ねたのです。すると、「ここに来て以来、一人たりともいません」とルワンダ最大の刑務所の監督者であり、長年にわたってこの刑務所のために働いてきた彼は答えました。また、刑務所の外部の人々も、この制度が概して非暴力的に進められたことを認めていました。多くの「国際人権コミュニティー」に属する人々を含む専門家たちが、ガチャチャ制度は失敗するであろうと考えていたにもかかわらずであります。

その日は、エイズと結核、そして治療による合併症を同時に患っている患者を二人診察しました。これまでに私は、シベリア、ハイチ、ルワンダの刑務所にて一〇年以上の診療経験がありましたが、たとえ治療期間を考慮するにあたって（たとえば結核であれば数か月、エイズであれば生涯となるわけですが）囚人に刑期を尋ねる必要があったとしても、罪状や容疑について質問をしたことはありません。しかし、その日の私は、二人の診察で初めてそのような質問をしたのです。

一人の囚人患者とは逮捕前から面識がありました。彼とは、リンクワヴの病院や診療所で二～三度会っていました。彼は一五年の禁固刑を宣告されていましたが、現在控訴中であるとのことでした。そこで、控訴審はどのくらい先の予定かと尋ねたところ、「おそらく二～三か月のうちだろう」と答えてくれました。

私はアメリカで診察した囚人たちのことを思い出したのですが、彼らの場合は控訴審までに何年もかかっていましたし、ハイチに至っては、囚人の大多数が審理されないまま、もしくは判決が確定しないまま、ただ拘留されているだけという状態でした。先ほど、行方不明の友人のロヴィンスキーについて触れましたが、彼はハイチの刑務所の劣悪な状況を改善しようとしていた一人でした。

その日に診察したもう一人の患者は、ジェノサイド以来収監されていました。彼によると、宣告された一九年の刑期のうち一四年目を終えるところでした。彼に対しては、それ以上何も聞く必要はありませんでした。というのも、彼はもともとエイズを患っていたのですが、今度は結核のために、いわゆる「再治療」処方計画を受けることになっていたのです。この処方計画は、より長期の治療だけでなく、エイズの処方計画の変更を必要とするものだったのです。そこで、彼には刑期についてだけ尋ねたわけです。しかしながら、私自身の個人的な質問が声にならぬまま心の中に存在していたことは言うまでもありません。

その日の遅く、私たちは刑務所長と看護師二人と食事をともにしました。この刑務所に通う医師は依然として私たち二人だけでしたが、看護師は四人に増えていました。所長は年配のほうの囚人をとてもよく知っていましたが、それは大勢の収監者を抱えていることを考えると驚くべきことでした。所長は次のように語ってくれました。

「彼は、自分が何か間違ったことをしたと認めるのを拒んでいる数少ない一人なのです。それゆえ、彼は刑期を全うすることでしょう」

ちょうどそのとき、ロヴィンスキー［三七三ページの註参照］のことが頭に浮かんできました。彼はハイチにて、刑罰の免除を断固として拒否し、人権を尊重するような法制度を懸命に支援していました。彼はこの夢をあまりにも強く信じていたため、いや、今でも信じているためにほぼ間違いなくそのためならば喜んで命を捧げたことでしょう。こう言いながらも、彼が実際にそうしていないことを私は祈るばかりです。

すでに述べた通り、ロヴィンスキーの運命がいかなるものであれ、またそれについて考えるにつれ、私は自分自身の信条に対して疑念を抱かざるを得なくなるのです。ところが二〜三日後、ルワンダの農村からこのハイチの友人の運命についてまだあれこれと考えながら、ブタロ（Butaro）とリンクワヴの間をジープで移動していたときのことです。ちなみにブタロは、広い地域にもかかわらず病院が一軒もないために、私たちが病院を建設する予定の町でした。一方、リンクワヴは、ジェノサイド後に閉鎖されていた病院を私たちが再建した町です。

ジープを運転しているのはティエリーとう名前の若者で、その車には私だけが同乗していました。彼は母親の亡命先であった隣国のブルンジで生まれ、ジェノサイド後にルワンダに戻ってきていました。

このような話題は個人的な間柄でしか出てこないものですが、そのような場合でも、いつも出てくるとはかぎらないものです。しかし、このような長距離ドライブの最中には、ときどきほとばしる感情や身の上話を耳にすることがあり、その話題は、ほとんどと言っていいほど一九九四年の出来事についてでした。

このとき、ティエリーが自分の物語を私に打ち明けてくれたことを光栄に思っています。そのドライブ中に、彼の祖父母の四人すべてをジェノサイドの間に殺害されたことを知りました。それだけでなく、叔父叔母やいとこのほとんど、そしてティエリーにとってはもっとも辛いことに、ちょうど一九九四年にルワンダの学校に通うために離れていた兄もまた失っていました。一家のほぼ全員が、一か月も経たないうちに消し去られてしまっていたのです。

ティエリーが話している間、いくつか質問をした以外、私のほうからはあまりしゃべりませんでした。この若者が語ってくれたなかでもっとも驚いたのは次のような話です。彼の兄が殺されたブタレ（Butare）でガチャチャ法廷が進められているとき、彼は加害者の男性のもとへ出向いて、直接話してみることを決意したと言うのです。

「刑務所に行くことにしたのか？　どうして？」と私が尋ねると、彼は次のように話しました。

「私が祈ろうとしたとき、自分が兄を殺した男を赦《ゆる》していないことに気付いたんだ。加害者の一人たりとも赦すことができなかった。それから私は、自分が赦すことができないのに、どうして祈りを通じて神に語り掛けることができようかと自分自身に問い掛けるようになったんだ。このことについてたくさん祈った末、刑務所に行って彼と話をすることを決心したんだ」

ティエリーは、自分がこの男と顔を合わせたときに赦せるかどうかを試してみたかったのです。当時、彼は一九歳にも満たない若者でした。もちろん私は、面会した際にその男が何と言ったのか、とティエリーに尋ねました。

「彼は、ごめんなさいと言ったよ。本当に申し訳ないって。それから、政府が強要したんだと言っていた」

その瞬間、ティエリーはその場で男を赦《ゆる》したと語りました。

過去二五年以上の間、ズタズタに引き裂かれた私の信条をなお修復してくれる数多くの人々に幾度となく出会えたことは、私にとって実に幸運なことでした。イラクでの戦争が、監視機関だけでなく政治家の嘘を暴く立場にあるはずのジャーナリストすら見抜くことができなかった虚構によって開戦してしまうという世界で、私はティエリーのような人々に出会ったのです。この国を含む強大国が、ハイチで民衆の築いた民主主義を転覆するために共謀するような世界で、私はロヴィンスキー・ピエール＝アントワーヌのような人々に出会ったのです。また、高度な医療サービスを貧困者に提供することが「費用対効果が悪い」と見なされてしまう世界で、私はブリガム・アンド・ウィメンズ病院から来てくれた看護師や外科医に出会ったのです。彼らは先月、ルワンダにて無償で心臓切開手術を行ってくれました。

全人類が権利として享受すべきはずの基本的なサービスを民営化することで公共財を衰退させ

てしまうような世界において、アフリカの農村であっても公立病院は、コイが泳ぐ池さえある美しい庭園と清潔な空間だけでなく、充分な医療品とトレーニングを受けたスタッフを有するべきであり、また訪れるすべての患者に無償でケアを提供すべきであると信じている人々と活動をともにすることができたのです。そして、自分自身の家族が殺害され、ジェノサイドに関与した罪で収監されている囚人であふれかえった刑務所内に診療所を再開するための支援を申し出てくれた遺族たちと、活動をともにすることができたのです。

まさに、そこなのです。私たちを取り囲むこの世界、つまりもろくて、危うげな美徳に満ちている世界に根ざした精神性《スピリチュアリティ》、そして私たち人類が互いのために成す最悪の行いではなく、むしろ最高の行いに根ざした精神性にこそ、私は回帰するのです。復讐、無慈悲、無関心の代わりに、正義に対する精神性こそが、私たちを異なる道へと導いてくれるでしょう。

では、壊れてしまった世界を修復・再建するために私たちは何ができるでしょうか？　ことさら貧困者が暴力や終わりのない侮辱にさらされている世界において、平和と美徳を促進するためにいったい何ができるのでしょうか？　これらは、もちろん修辞上の問いですが、実践に関する問いであると同時に、精神性に関する問いでもあるのです。

最後に、これらが根本的には正義に関する問いであることを述べて、このスピーチを締めくくりたいと思います。ここで私は、そもそも自分が精神性に関する問いよりも、正義に関する問い

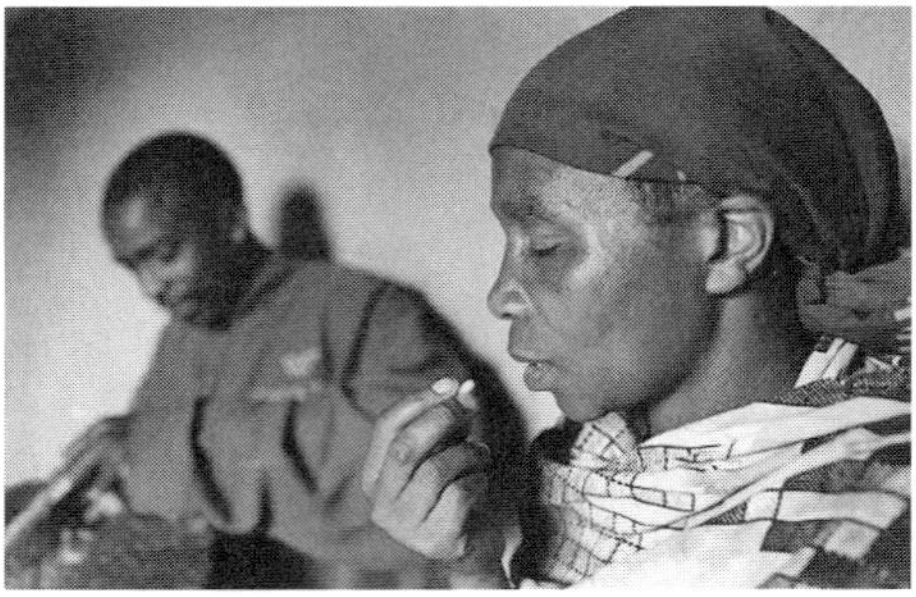

ルワンダではエイズ・結核・マラリア・出産時死亡が減少するにしたがって、その他の慢性病が主要な問題として現れてきた。パートナーズ・イン・ヘルスは、ルワンダ保健省やその他のパートナーと協力して、長生きできるようになった人々が健康に過ごせるように、常時医療サービスを届けるための仕組づくりを続けている。（写真：Matthieu Zellweger）

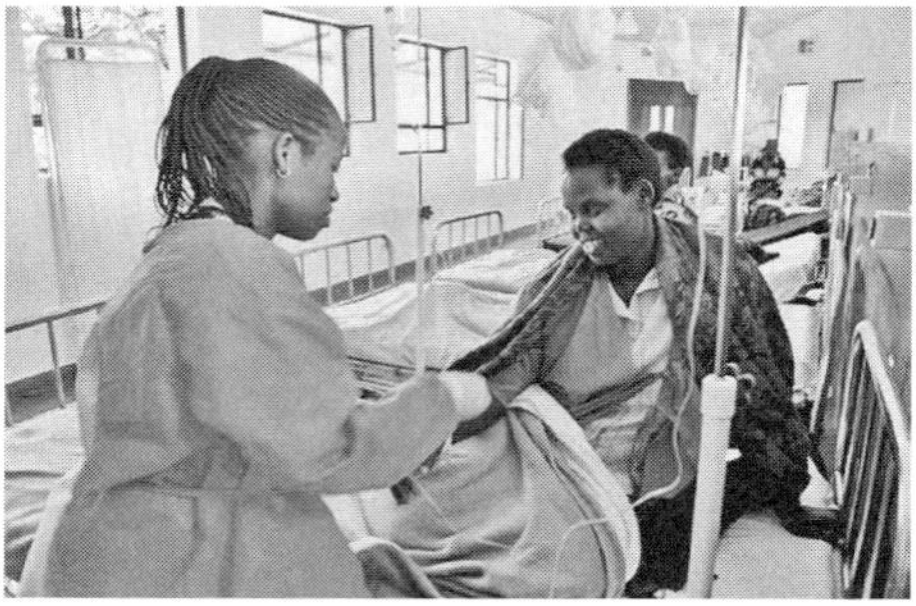

アフリカ農村部でのがん治療は、時として言われるように不可能ではなく、十分なインフラと資格を満たした一定数の医療従事者さえそろえば可能である（患者不足などあり得ない）。このモデルは、ルワンダ保健省、パートナーズ・イン・ヘルス、クリントン財団ヘルス・アクセス・イニシアティブ（Clinton Heath Access Initiative)、ダナ・ファーバーがん研究所（Dana Farber Cancer Institute)、ブリガム・アンド・ウィメンズ病院、ジェフ・ゴードン子ども財団（Jeff Gordon Children' s Foundation）により、ブタロにて実現されている。（写真：Aubrey Davis）

についてのほうに長年なじみがあることを白状します。それは、精神性と宗教心といった概念が、裕福かつしばしば傲慢なこの国において曲解されるのを目の当たりにしてきたからです。不正義に基づく戦争が継続されるだけでなく、「聖戦」とまで呼ばれるこの国で描かれているような信条に対して、私は疎外感を禁じ得ないのです。

というわけで、ルワンダからアメリカまでの道中、この説教を書きながらいったいどうやって終わらせようかと困り果てていたわけですが、ちょうど先週戻ってくるとき、ある人物から一冊の本を受け取りました。その人物とは、自らを「進歩主義者」と呼ぶ、福音主義者の牧師ジム・ウォリスです。(6)

『偉大なる目覚め（The Great Awakening）』という彼の著書をここ二〜三日で読み終えたのですが、多くの不正義が横行する世界で、宗教心と精神性を求める権利に対して生じた自らの疑念と和解する際の助けとなりました。ウォリスは次のように述べていますが、私はこれが根拠ある確信に基づいたものであることを願っています。

「宗教右派の時代は過ぎ去った。しかし、今まさに復活がはじまろうとしているのかもしれない――それは、正義の復活である(原注16)」

（6）（Jim Wallis, 1948〜）アメリカの牧師であり、作家、政治運動家。平和と社会正義を訴える活動を続けている。

さらに、彼の神学論が私の不安を和らげてくれました。

「今日、私たちの世界において二つの深刻な飢えが存在する。一つ目は精神性に対する飢えであり、二つ目は社会正義に対する飢えである。両者の結び付きこそ、世界、とくに若い世代が待ちわびているものである。そして、一つ目の飢えは二つ目の飢えに力を与えてくれることであろう」(原注17)

私たちの世界には、十分な食料、清潔な水、保健医療、わずかながらも正義をもたない人々が一〇億人も暮らしています。しかし、私たちの精神性《スピリチュアリティ》を、このような世界が必要としている正義や善行に結び付けることができないのであれば、二〇〇〇年前に言われたことと同じく、私たちは魂のない信仰心しかもっていないことになるでしょう。

今、私たちの目前で起きている潮流の変化について、そして正義と平等を希求する精神性のもつ可能性について、希望に満ちた展望をみなさまと分かち合いたいと願っています。今日、ここにいられることを光栄に思っております。ありがとうございました。

希望と歴史に韻《いん》を踏ませる
(プリンストン大学の卒業式・二〇〇八年六月一日)

スピーチの出だしの先制攻撃として聴衆に同情を求めるのは、法廷という場を除けば一般的ではないかもしれません。しかし、これはまじめな話であります。どうして、私をスティーブン・コルベア[1]と張り合わせる必要があったのでしょうか？　コルベアのほうはすべての学生が希望していましたが、私のほうは教職員や理事会から無理やり押し付けられたのではないかと思っています。

昨年は、シェイマス・ヒーニー[2]が一昨年のビル・クリントンに続いてスピーチをしなければなりませんでしたが、ヒーニーはノーベル文学賞を受賞した詩人です。両者とも、雄弁家ときているではありませんか。むろん、私が教鞭を執っているような地域密着型の小さな大学とは異なり、プリンストン大学ともなると、卒業式のスピーカーに芸能人ではなく学者が選ばれるのが当然な

(1)　(Stephen Colbert, 1964～) アメリカのコメディアン・俳優・作家。同年の卒業式典スピーカーの一人。
(2)　(Seamus Heaney, 1939～2013) 北アイルランドの詩人・作家。一九五五年、ノーベル文学賞受賞。

のかもしれませんが。

いずれにしろ、「フィッツ‐ランドルフ・ゲート」[3]からの門出の前に話を聞く最後の一人となることを考えると、恐縮のあまり上がってしまうのです。別の言い方をすれば、私はこの名誉を真摯に受け止めているということです。とはいえ、クイディッチ[4]やホグワーツ魔法魔術学校を発明したことで、生活保護を受けていたシングルマザーからイギリスでもっとも裕福な女性となったと言われているハーバード大学の卒業式スピーカー[5]も、同じようにそわそわしていたにちがいありません。

これでお分かりでしょう。つまり、あなた方全員を喜ばせるためには、ヒーニーのように詩才に富み、コルベアのようにユーモアに長け、クリントンのように人を引き付ける魅力を備え、さらにはＪ・Ｋ・ローリングのように創造力が豊かで、俳人のように簡潔にまとめる表現力がなくてはならないということです。ちなみに、あなた方の姿を見回していると、ホグワーツ魔法魔術学校はプリンストン大学をモデルにしたのではないかとすら思えてきます。

そのほかにも、あなた方に優しく接してもらいたい理由があります。実は、私は光栄にもプリンストン大学から名誉学位を授かっており、正式には、二〇〇六年より本校の秀でたプリンストン・ファミリーの一員に加えていただいております。したがって、私の部屋にオレンジ色のネクタイが用意されていないのが不思議なくらいです[6]。

それから、昨晩に引き続いて今晩のどんちゃん騒ぎによって私のメッセージが完全に忘れさられてしまわないように、スピーチは手短にいたします。今日、私がやつれた顔をしているのは、パーマーハウス(7)が地対空ミサイルというよりは花火と思われるもののために何時間も揺れ続けていたからです。(原注18)

それはともかく、プリンストン大学の栄誉を称えるために、ヒーニーによる高名かつ感動的な詩を引用することで、二〇〇六年のスピーカー［ビル・クリントン］に対する賛辞に代えさせていただきます。

歴史は語る
墓のこちら側で希望を抱くな
しかし、生涯で一度

(3) プリンストン大学の正門のこと。学生は、入学式と卒業式の日のみ、この門をくぐる。
(4) 魔法使いが空飛ぶ箒を使って行う架空の球技。
(5) 『ハリーポッター・シリーズ』の作者J・K・ローリングのこと。
(6) プリンストン大学のスクールカラーはオレンジと黒。スクールネクタイのデザインにも使用されている。
(7) プリンストン大学の来賓客のための宿泊施設。

待ち望んだ正義の津波が巻き起こり
希望と歴史が韻《いん》を踏むことがある(原注19)

親愛なる卒業生のみなさん、希望と歴史に韻《いん》を踏ませること、まさしくこれこそが、もろく、美しく、危機に瀕した世界を救うために、あなた方がなさねばならないことでしょう。そして、今活発化しつつある、より多くの人々を巻き込んだ社会運動の一環として、あなた方こそが、それを成し遂げることができると私は確信しています。

医師でありながら人類学者であるという立場から、私はこのユートピア的なビジョンの処方箋を描き出すことを期待されているかもしれません。しかし、私にはできないのです。今日、私ができることは、私たちが一致団結して、この国とこの世界をより良く、より思いやりにあふれたものにしようと思うならば、どのように見えているだろうかというビジョンを示すことです。それに加えて、親愛なる二〇〇八年の卒業生が、「もてる者」と「もたざる者」が存在する暴力的な世界を統治する羽目にならないように、いかなる努力をなすべきかを概説することです。

なぜなら、飢えた人々や病んだ人々、それは学生と同様に私の支持者層でもありますが、彼らとあなた方を隔てている壁を取り払ってほしいからです。そして、テレビをつけたときに、「先制戦争」、「コラテラル・ダメージ(8)」、「テロリズム」といった言葉を耳にすることがなくなってほしいからです。事実、私たちが向かっているのはこのような方向ですが、そのような流れを変えていく必要があるのです。

信じ難いことかもしれませんが、この考え、すなわちこのビジョンとやらを私はジョン・マケイン(9)から得ました。もちろんこれは、私が彼から着想を得た唯一の考えです。

先日、私はホテルの部屋に引きこもっていました。真っ白なパソコン画面に「プリンストン」とだけ書いてあるのを眺めていたのですが、そのときCNNのニュースが流れていました。原則的には、こんなふうにしてスピーチを書くものではないのですが、インスピレーションというものは思いもよらぬ方法でやって来ることがあります。

その尊敬すべき大統領候補が、確かオハイオ州で演説を行っていたとき、もし彼が政権に就いたら一期目の終わりにはアメリカはどのような国になっているであろうかというビジョンを謳っていたのです。蛇足となりますが、このような「ビジョン」を意味する医学用語は実際に存在しており、それを治療する薬まであるのですが、卒業スピーチで党派心《とうはしん》を露わにするのはルール違反なので、ここでは触れないでおきましょう。

---

(8)　戦闘による民間人の巻き添え被害。

(9)　(John McCain, 1936〜)　二〇〇八年の大統領選で共和党の候補となるも、民主党のバラク・オバマに敗北したアメリカの政治家。

というわけで、あなた方が卒業二〇周年記念の同窓会にプリンストン大学に戻ってきたところを想像していただきたいのです。そのとき、希望と歴史が韻《いん》を踏みはじめていたとしたら、世界はどんなふうに見えるでしょうか。

心配ご無用です。プリストン大学は全国で最高位の大学に毎年選ばれているため、〈USニューズ＆ワールド・レポート（U.S. News & World Report）〉誌の二〇二八年ランキングでは、「プリンストン大学以外の大学」を評価すれば事足りるようになっているでしょう。(10)

シャーリー・ティルマン学長は一五兆ドルの寄付金を集めることに成功し、学生総数に対する寄付総額の割合を、学生一人当たりなんと一億ドルにまで引き上げることができたので、ご自身は実験室に戻りたいと懇願していることでしょう。とはいえ、誰も彼女を試験管には戻らせてはくれないでしょうが。(11)

また、プリンストン大学の学費は早期入学と同じ運命を辿るでしょう。(12) そして、教員と学生の割合は、一見変わらぬように見えますが、実際は逆転していることでしょう。各学生には、数多くの主任教授のなかから少数の専任教員からなるチームが割り当てられ、自分のためだけにいつでも時間を割いてくれることでしょう。

そんな環境ゆえ、ほとんどの学部生は、三年生までに出版物を世の中に送り出していることでしょう。そのうち四五パーセントの学生は、ここで得られた発見に対して特許を取得し、必要としているすべての人々がその技術を利用することができるようになっているでしょう。また、ティーチング・フェロー［教職兼務の大学院生］ですら、学部生に講義するためには少なくとも二分野での博士号を必要としているはずです。

それから、私の水晶玉によると、「ニクソンの鼻」[13]［四八九ページの写真参照］は依然として「ニクソンの鼻」であり、プリンストン大学で語り継がれてきたアルティメット・フリスビー競技の一六番ホールであり続けるでしょう。そして、会員制の学生食堂である「イーティング・クラブ」[14]はもちろんまだ存在しているでしょうが、より開放的になっており、「ビクァー（biqueurs）」と呼ばれるフランス人シェフによる試食メニューが用意されていることでしょう。どうです、しっかりと下調べをしてきたでしょう。（原注20）

(10) 本紙が毎年発表している大学ランキングは、全米でもっとも有名なものの一つで、総合大学や医学校などの部門毎に全米の大学評価を行っている。

(11) (Shirley M. Tilghman, 1946〜) アメリカの分子生物学の研究者。二〇〇一〜二〇一三年にプリンストン大学の学長。

(12) 早期入学とは、アメリカの大学受験方式で、願書受付を通常より早めて入学者を早く確定させる制度である。経済的に裕福な学生が有利になるという問題が指摘されている。

(13) キャンパス内にあるヘンリー・ムーアの彫刻作品「Oval with Points」の愛称。

(14) 会員の選考を行うクラブでは、面接などを含む審査を「bicker（ビクァー）」と呼んでいる。

しかし、この祝福されたオアシスの向こう側の世界はどうなっているでしょうか。もし、希望と歴史が韻《いん》を踏みはじめていたとしたならば、もし待ち望んでいた正義の津波が押し寄せてきていたとしたら、世界は今とは異なるもっと良い場所になっていることでしょう。では、その世界はどのように見えるでしょうか。

「正義」という言葉は、さまざまな意味で、そしてしばしば矛盾する形で使われることがありますが、日々高まりを見せている正義を促進するための広範な社会運動のなかには、潜在的に相互補完的な二種類の運動が存在することを見て取る人がいるでしょう。その一つが環境保護運動であり、もう一つが社会正義運動なのです。

それぞれの運動には数千万人の支持者が存在するわけですが、お互いに対してはあまりにも関心を払うことがなさすぎるというのが現状です。もし、この二つの運動が真の意味で相互補完的な存在となり、私たちの国やその他の国々で根を下ろし、成長していったら、より良い世界へと変わっていくはずです。

親愛なる四年生のみなさん、変化はすぐそこまで来ています。しかし、世界は行き当たりばったりで姿を変えていくものではなく、今日卒業するあなた方の多くが望む方向へと変化させることができるのです。

では、環境正義についてはどうなっているでしょうか。二〇二八年までにどのような新しい技術進歩が実現しているかは想像に頼るしかありませんが、私たちが営む経済生活は、このユートピア的なビジョンではグリーン化を果たしていることでしょう。

具体的には、二〇一〇年に石油価格が一バレル二五〇ドルにまで値上がりすることで、とうとうクリーンな代替燃料に対して真剣なコミットメントをせざるを得なくなり、私たちは悪しき昔日と決別して、カーボンフットプリント(15)を最小限なものにしていることでしょう。そして、二〇二〇年までには、世界最大の経済規模となるインドや中国でも同様のことが起こるでしょう。

もちろん、地球の人口は増加しているでしょうが、今日とはまったく異なったペースで増えていることでしょう。つまり、人類は伝染病や戦争によって淘汰されるということはもはやなくなっているということです。

さらには、この一世紀で初めてアマゾンの熱帯雨林が縮小ではなく拡大しているでしょう。ハシジロキツツキがアメリカ南東部の全域で一般的に見られるようになり、その他の絶滅の恐れのある鳥類も再び姿を見せるようになっているでしょう。アフリカのコンゴ地域には平和が訪れ、数十万人の命が救われるとともに数千頭のマウンテンゴリラが、平和なルワンダで今日そうして

---

(15)（Carbon Footprint of Products）の略称。商品やサービスの原材料調達から廃棄・リサイクルに至るまでのライフサイクル全体を通して排出される温室効果ガスの排出量をCO_2に換算して、商品やサービスに分かりやすく表示する仕組み。

いるように、コンゴ側の国境沿いでも竹をムシャムシャと満足そうに頬張っていることでしょう。そしてハイチは、グリーン技術開発の最先端を走るようになっており、もはや貧しい人々が家族の食事を料理するために木を切り倒す必要がなくなり、ようやく国土の半分が森林に戻っていることでしょう。それだけではなく、ハイチでは土地の侵食のペースが緩やかになると同時に、アメリカとヨーロッパ諸国の農作物に対する補助金は不公平で非生産的であるとして撤廃され、食料安全保障が達成されていることでしょう。となると、ファーム・ビル(16)は博物館にだけ保管されることになります。

気候変動に関して言えば、グリーンランドが依然として氷河によって白銀のままであり、アイスランドが緑のままであるように、キリマンジャロの山頂にも氷雪が残っていることでしょう。もちろん、フロリダもバングラディシュも水没することはありません。

それでは、社会正義についてはどうなっているでしょうか？

まず、私たち自身の国が、現状では正義が万人に対して公平には適用されていないこと、そして過去においてもそうであったことを認め、二〇〇八年には国民一人当たり世界最多となっていた囚人数を縮小させるための対策に乗り出していることでしょう。

そして、二〇年後には収監に代わる手段が考案されており、人種差別は司法制度の枠内で裁かれているでしょう。これに伴い、刑務所の民営化によって莫大な利益をむさぼっていた運営会社はすべて廃業しているはずです。そして、かつて刑務所暮らしをしていた人々の多くは、経済産業の移行に伴ってグリーン・カラーのまともな職業に就いていることでしょう。

死刑制度は、ここだけでなく中国やその他の国でも廃止されており、私たちの国は京都議定書[17]に署名したように国際刑事裁判所[18]にも加盟しているでしょう。ハロルドとクマール［コメディ映画の主人公］はプリンストン大学に立ち寄ってからホワイト・キャッスル［ハンバーガーのチェーン店］に行きましたが、グアンタナモ収容所には、もはや観光客としてでなければ訪れることができなくなっているでしょう[19]。なぜなら、当地のアメリカ軍基地はすでに閉鎖されて植物園になっているからです。この島への渡航規制は、言うまでもなくすでに撤廃されていることでしょう。

さらに、地球上では拷問は完全に追放されているはずです。「水責め」という言葉は、肥満や糖尿病から解放された幸せな子どもたちが、ビーチサイドで夢中になって楽しめる娯楽を意味す

(16)　アメリカの農場の生産と価格を規制する法令で、農業補助金に関する政策も含まれる。アメリカでの手厚い農業補助金が、途上国の穀物生産に打撃を与えていることが指摘されている。
(17)　一九九七年に採択された気候変動枠組条約に関する議定書。
(18)　集団殺害犯罪や戦争犯罪など個人の国際犯罪を裁く常設の国際裁判所。
(19)　シリーズ二作目では、二人がテロリストと間違われてグアンタナモ収容所に送られる。

る言葉となっているでしょう。そもそも、肥満や糖尿病といった病気は子どもたち自身の責任ではまったくないにもかかわらず、二〇一〇年までは実に多くの子どもたちが罹っていたのです。『24（トゥエンティー・フォー）』というテレビ番組はまだ存在しているでしょうが、サイファイ・チャンネル[20]だけで『宇宙空母ギャラクティカ（Battlestar Galactica）』と並んで放映されており、二五シーズン目を迎えていることでしょう。

では、社会正義運動の全般はどうなっているでしょうか？

プリンストン大学に受け継がれているかの有名な倫理規定[21]は、あなた方がこの安全地帯から旅立つにあたって、どのような行動が倫理的であると教えてくれるでしょうか。地球と、そこに棲むすべての生き物たちを倫理的に扱うための規定が必要とされているのではないでしょうか。言うまでもなく、それは必要なものですが、ここでもう少し私たちのユートピア的な未来がいかなるものかを掘り下げてみましょう。

二〇二八年までにはイラク戦争はとっくに終息しており、アメリカの軍隊だけでなく基地も帰還しているでしょう。帰還兵の大多数は大学に入学しているでしょうし、そのうちグリーンカード［永住権］をもちながら戦地に行った者は、ほかの市民とまったく同じように保健医療が受けられる市民権が与えられていることでしょう。

最後まで名前は伏せておきますが、いつも不機嫌な表情なので最高の猟友とは言い難い私たちの国の指導者の一人は、アメリカ人の大多数がイラク戦争に反対しているという報告にもかかわらず、つい先日、この報告に「だから？」と一言返しただけでした。しかし、彼が去ったあとの政権は、外交政策を考えるにあたって国民の意見がより重視されるべきであることを認識しているでしょうし、難しいとは思いますが、イラクでの紛争を終わらせるために国連の監視のもとで行われる地域間交渉に従事していることでしょう。

国連本部ビルの上部二〇階は存在し続けているでしょうし、ハリバートン社〔二五七ページの註参照〕の株は終戦直後には暴落したものの、新興のアフリカ経済圏全域で女性協同組合の支援などの活動を主幹業務とするようになったため、二〇二〇年にはまた価値を上げていることでしょう。そのときには、ハリバートン社の最高経営責任者にはプリンストン大学を卒業したルワンダ人女性が就いており、キガリ、北京、アメリカの間を行ったり来たりし、テキサスに赴くときには英語とスペイン語を流暢に話していることでしょう。

ルワンダという国は、国内のマラリア、コレラ、エイズを撲滅し、貧困を克服しただけでなく、スーダンでの和平を仲介しているほか、当地域にある諸国のほか、ヨーロッパでは二件の事案に対して開発援助を提供しているでしょう。ルワンダのビジネスウーマンは、ヨーロッパの数々の

---

(20)　アメリカのＳＦ番組を中心に放映するケーブルテレビ・チャンネル。
(21)　同大学では学生が守るべき行動規範を定めており、試験での不正行為の禁止などが規定されている。

企業が環境対策を実施し、競争力を保ち、製品だけでなく生産者にも配慮できるように経営の再編成に一役買っているはずです。

国連平和維持軍の協力を得て、二〇〇九年には世界最後となったジェノサイドを終息させて生まれ変わったダルフール［スーダン。二七一ページ参照］は、夏季オリンピックの開催地となっているでしょう。そして、中国は現地の悪いヤツらへの支援を断ち切っているでしょう。[22] それはちょうど、中国と同様に石油や市場へのアクセス欲しさに中東諸国の旧態依然とした独裁政治に惜しみない援助を与え、同じような不穏な行為を働いていたことを私たちアメリカ人が認めたように、です。

サウジアラビアの女性は運転免許証を取得できるようになっていると同時に、フィリピンやヨルダンが安定的かつ裕福な国となったことで、これらの国から来ている使用人を雇い続けることはもはや難しいと感じていることでしょう。そして、この地域では男性も家事を手伝うようになっているはずです。

さらに、核兵器の拡散にも歯止めがかけられていることでしょう。アインシュタインが死後の世界を信じていたかどうかは別として、恐らく彼は、パーマーハウスに漂うエーテルのなかで、それまでには消滅しているはずの安全保障理事会の理事国を含めたすべての国家が、二〇一五年から核兵器の軍需工場を名実ともに解体しはじめている様子を眺めながら微笑んでいることでしょう。「クラスター爆弾」や「地雷」という言葉は、二一世紀の二〇年目が終わるころまでには死語となり、時に多彩な比喩として登場するだけとなっているでしょう。

二〇二八年までには何十年も続いてきた社会的不平等の拡大の流れは逆転しており、世界で急速な経済成長を記録した上位五か国のうち、四か国はアフリカの国々が占めるようになっているでしょう。その一つがルワンダであり、シンガポールのGDPを上回っているでしょう。ルワンダは、二〇二〇年にはアフリカ大陸の先端技術を先導する国家にまで成長し、フェアトレードのコーヒーや紅茶の生産業はIT産業へと移行していることでしょう。

医学と医療ケアの分野は、二一世紀の最初の四半期の間に隆盛を極めているでしょう。二〇〇九年にはアメリカで世界水準の国民健康保険制度が導入され、二〇一二年には国民皆保険へと発展しているでしょう。一般市民が、より長寿で、より健康に暮らすことができるに従って医療費は下がってきているはずです。「社会的セーフティーネット」という言葉は、もはやタブーではなくなるでしょう。

二〇二四年、ティルマン学長は風変わりなオレンジ色のスパンデックス［ポリウレタン弾性繊

---

(22)　中国はダルフール紛争に対して武器援助をしており、スーダン政府およびアラブ系民兵ジャンジャウィードが進める民族浄化を後押ししていると指摘されてきた。国連平和維持軍の派遣は、中国の拒否権によって妨害されている。

維」製のスポーツウェアを着てボストンマラソンのシニア部門を完走し、三時間以内という記録を残した最初のアイビー・リーグの学長となるでしょう。ハーバード大学で史上最長の学長歴を記録しているドリュー・ファウストが、ちょうど彼女のすぐ後ろを走っているはずです。同年、すべてのドーピングが禁止されたために、自転車競技選手でありデューク大学元学長のナン・コヘインはツール・ド・フランスのシニア部門で優勝を果たすでしょう。「ギャング三人組」と呼ばれるようになった彼女たちは、最先端の研究大学を、アメリカを含める全世界の貧困者に対する責任を果たしていくという方向に向かってさらに発展させていることでしょう。(23)

二〇〇八年の卒業生のみなさん、これこそがビジョンなのです。現役のお医者さまの方々、どうか私に精神安定剤を与える処方箋などはお書きにならないでください。これまでの素晴らしい進歩の数々は、いったいどのようにして地球に生まれてきたでしょうか。言うまでもなく、そうだったらいいのに、と思い描くだけではなかったでしょう。

だからと言って、このような未来への発展を思い描くことは狂気じみたことでしょうか？　二〇〇八年の卒業生が、これまでよりももっと良いものを思い描くことは狂気じみたことでしょうか？　希望と歴史が韻《いん》を踏むことは、狂気じみたことなのでしょうか？

一九世紀初頭、一人の卒業式スピーカーが奴隷制度は神に対する侮辱であるとして（間違いなくそうでしたし、今日でもそうですが）、廃止するようにとアメリカ人やイギリス人の若者に対して熱心に訴えているところを想像してみてください。二〇世紀初頭、人種や性別にかかわらず一人の成人であることには変わりないはずだと論じて、普通選挙権を唱えた演説家のスピーチを想像してみてください。さほど昔のことではない一九九三年、南アフリカのアパルトヘイトが人権の概念に対して違反しているだけでなく、近代性そのものへの侮辱であると論じられているところを想像してみてください。

私たちの国のような国家を二〇二八年から振り返ると、つい最近まで女性や黒人が国家のトップに選ばれることなどあり得ないだろうと思っていたこと自体が、むしろ奇妙に感じるようになっていることを想像してみてほしいのです。

私のやっているような活動がもっとスムーズにできるような地球規模のセーフティーネットが機能している世界を想像してみてください。そうすれば、自然災害が起きたとき、また不平等な貿易条約が貧困国の食料安全保障を崩壊させてしまったときに、私たちは物乞いをしたり、借金をしたり、医療品や供給品を盗んだりする必要がなくなるのです。

すべての子どもが学校に通う権利をもつ世界のことを、そして安全な飲み水が民間企業の商品としてボトルから飲むものではなく、むしろ大地の恵みの一つとして地球上の生きとし生けるも

---

(23)　アメリカ北東部にある世界屈指の名門私立大学八校からなる連盟。

のすべてが共有できるようになる世界を想像してみてほしいのです。

希望と歴史が韻《いん》を踏むためには、私たちは社会運動を巻き起こし、そして継続していく必要があります。権利についてのあらゆるアジェンダや、本当の意味での進歩を実現する計画を推進するためにも、まず私たち自身が運動に加わる必要があるのです。つまり、乗り込んでいかなければならないのです。もちろん、「乗り込んでいく」というのは比喩です。では、正確に言って何に乗り込むのでしょうか。

今日、ここにいるあなた方の多くと同じように、私はかつてバスの中で暮らしたことがあります。そうか、あなた方はバスの中で暮らしたことなんかないですよね。でも私は、家族七人と飼い犬一匹とで、かつてアラバマ州バーミングハム市が結核検査プログラムで使用していたバスの中で何年間も暮らした経験があるのです。

結核が公衆衛生の脅威でなくなったために、自治体などが移動式の検査設備を売却するために入札を行ったのです。これに目を光らせていた父が、そのバスを落札したというわけです。ちなみに、父はかつて、アメリカ陸軍からきっかり二八八ドルで迷彩柄《めいさいがら》の乗用車を買ったこともあります。父は、このバスを休暇のときに使うだけだと約束していたのですが、気が付くと私たち八人家族がみんな、二八フィートという狭さのバスに住んでいました。

今になって気付いたことなのですが、私はバスでの暮らしから多くのことを学びました。多種多様な大家族とどのようにうまくやっていくかを学びましたし、ついには、ほかの家族のように家やトレーラーハウスにさえ住んでいないことを恥ずかしく感じないようにするための術《すべ》さえ学びました。いかにも、バスは実に多くのことを私に教えてくれたのです。

むろん、今言ったことのすべては、二〇〇八年の卒業生のあなた方が巻き起こしてゆかなければならない環境保全や社会正義の運動のための比喩的な表現です。私たちはみな、バスに乗り込んで、少しの間そこに滞在する必要があるのです。私にとってはバスだったのですが、何でもいいのです。何であれ、もしあなた方とそこでご一緒できたなら、このうえなく喜ばしいことであります。そのとき私は後部座席に座っているでしょう。なぜなら、困難だけれどより良い時代を運転していくのはあなた方の世代だからです。

これが、今日あなた方に伝えたいと思っていたメッセージのすべてです。このバスを運転するのはあなた方の仕事であり、希望と歴史に韻《いん》を踏ませるのもあなた方の仕事なのです。それは重大な任務となりますが、あなた方であれば遂行できるはずです。

現に、プリンストン大学の卒業生がいかなる道を歩むかは周知の通りです。あなた方は、学者、科学者、医師、弁護士、大起業家になるでしょうし、政界のリーダーとなるかもしれません。この先二〇年間で何をすることになろうとも、あなた方は地球上の生きとし生ける命をより安全に、より持続可能に、より公平なものにする運動の一部になることができるはずです。

傷つきながらもなお素晴らしきこの世界に生きる住人たちは、二〇〇八年の卒業生であるあなた方を必要としています。この「待ち望んだ津波」に、世界の問題のいくつかを押し流してもらい、傷口を洗ってもらい、そして地球を肥沃にしてもらおうではありませんか。そうすれば、あなた方を待ち受けている輝かしい人生と同じような人生を送る機会を、地球上の住人すべてが得られることでしょう。

おめでとう！　そして、今日ここにお招きいただきありがとう。［スクールカラーの］オレンジ色のハートを込めて申し上げます。あなた方は、ご自身が思っているよりも多くのインスピレーションを私に与えてくださいました。

鼓手長《ドラムメジャー》の本能

（ボストン大学でのマルティン・ルーサー・キング・ジュニアの日式典・二〇〇九年一月一九日）

1　私には夢がある（I Have a Dream）

マルティン・ルーサー・キング博士［一六三ページ参照］の、かの有名な四語は誰もが知るところでありましょう。これは、彼が一九六三年にワシントンのナショナル・モールで行った演説で語られたものです。この演説は、その後まもなくしてワシントンで起きたもう一つの出来事が理由で、(1)今日、多くの人々の心に残るものとなりました。それと同時に、大多数のアメリカ人が何十年間も要求され、教育され、変わることで習得してきた、「肌の色ではなくて、人格の中身によって」相手を判断する能力を確認する演説でもあったと言ってよいでしょう。

しかし、今日私は、これとは別のキング博士の演説についてお話をするためにお招きいただい

（1）この演説の翌年に、アメリカで公民権法が制定されている。

ています。その演説は、「私には夢がある」よりは知られていないものの、そこにはこの国の歴史上、まさに今週のこの瞬間にふさわしいメッセージが込められています。世界中の人々が彼の名声を称える今日という日に、キング博士の母校である本校でこのスピーチをする機会をいただきましたことを光栄に思っています。

というわけで、本日のスピーチは、人類にとっての最大限の希望を実現するための世界的な闘争についてとなります。というのも、原則として人類には奪うことのできない絶対的な権利が備わっているはずなのに、いまだその獲得までには長い道のりがあるからです。しかしながら、バラク・オバマ大統領の就任式の前夜であるからこそ、キング牧師の残した言葉が、現在のアメリカ国民にとって何を意味するかを、歯に衣着せず申し上げたいと思っています。

今年のキング牧師の祝典が、新大統領の就任式と重なることは、いかにもふさわしいことだと言えます。明日の就任演説では、リンカーンだけでなく、キング牧師についても触れられることは間違いないでしょう。両者とも、私たちに多くのことを教えてくれただけでなく、たとえゆっくりであろうとも、正義に向かって描かれた歴史の弧の一部をなした人物でした。そして、物思いにふけったような表情のリンカーンの石像が事の成り行きを眺めながらそびえ立っているように、キング牧師が美しくも巧みに表現した夢もまた、今日も明日も、私たちの心を満たしてくれることでしょう。

一九六三年にナショナル・モールでキング牧師が語った夢は「平等」がテーマとなっていましたが、一九六八年にエベネザー・バプティスト教会[2]で彼が行った最後の説教は「リーダーシップ」がテーマとなっていました。この二つの演説は、正反対のことを言っているように聞こえませんか。つまり、平等は私たちすべてが享受すべきものである一方で、リーダーシップはわずかな人々しかもつことのできない特権なのです。

キング牧師の分析によると、彼が「鼓手長の本能[3]（Drum Major Instinct）《ドラムメジャー・インスティンクト》」と呼ぶものは、リーダーシップを手にすることで賞賛と承認を得たいという欲求のことであり、恐らくすべての人々が生まれつきもっている願望と言えるものです。

鼓手長であろうが、社会運動のリーダーであろうが、部署のトップであろうが、はたまた欠陥はあるものの期待はもてそうな民主政治の大統領であろうが、何らかの責任ある地位に就きたいという夢をもたない人がいるでしょうか。賞賛されたい、承認されたいという欲求は、このような地位に就くことによって満たされるわけですが、キング牧師はリーダーシップの負の側面を見落とすことがありませんでした。

（2）（Ebenezer Baptist Church）キング自身も幼少時に洗礼式を受け、その後牧師を務めた、ジョージア州アトランタにあるキング牧師の祖父の代からの教会。

（3）鼓笛隊などのマーチングバンドを先導する指揮者のこと。

彼はきっぱりと、かつ率直に「隣人たちと張り合うこと」、また他人より高価なモノを所持することで自らの優越性を印象づけるような行為に内在する危険性について語っています。とくに彼は、優越性や個人としての能力を追求することが、万人の平等や正義という、さらに大きな目標を犠牲にする危険性のあることに着目していました。

今でこそ、キング牧師はアメリカの偶像としてあがめられています。しかし当時、彼に対する評価には賛否両論が存在していたことを忘れてはいけません。支持者にとってすら、彼の思想がどこへ向かっているのか、彼の信念の断片の一つ一つがどのように組み合わさるのかといったことが必ずしも明確でなかったため、当時、彼は論争の絶えない人物だったのです。

一九六八年に生きていた方々のなかには、キング牧師の神学についての考察や、はるか遠くのベトナムの貧困者の苦闘についての考察は複雑すぎて理解できなかったと言う人もいるでしょう。けれども、一人の人間が最高位に就いてリーダーになろうとする傲慢な行為がより大きな利益にいかに損害を与え得るかを理解することは、誰にとってもさほど難しいことではないはずです。そして、誰しもが「鼓手長の本能」に侵された空虚な人間に自分自身もなり得ることに気付くはずです。

キング牧師の妻コレッタ・スコット・キング夫人が、この説教をキング牧師の葬儀で流すように依頼したのには確固たる理由がありました。というのも、この説教のなかで、ノーベル平和賞受賞者であり、何百万人の人々の英雄であったキング牧師は、自らの死を予見していたかのように自らの葬儀について言及し、数々の賞や勲章についてはいっさい触れないでほしいと頼んでいたからです。彼はただ、「飢える者には食べさせ」、「裸の者には着せ」、「(ベトナム)戦争問題に対しては正しくあり」、そして「人々を愛し、人々に奉仕する」ために闘ったとだけ言ってほしいと望んだのです。

飢える者には食べさせ、裸の者には着せ、平和のために立ち上がり、そして人々を愛し、奉仕する。これらの課題は、時空を超えた今日においてもなお、保健医療の権利について言えば、医師であれば誰もが抱くであろう理想の中核をなすものです。これらはまさに、経済が低迷する時代において、公共政策や民間活動の方向性を指し示す優先事項にほかなりません。

では、自分自身の栄光や賞賛の欲求を満たすことを目的とせずして、この理想を実現することはいかにして可能なのでしょうか。二〇〇九年一月一九日という今日、ここボストン大学に集まった私たちは、どのようにして自身よりも大きな計画の一部となり得るのでしょうか。誰でもリーダーになる可能性と支持者になる可能性を備えているわけですが、自分のなかの根深い「鼓手長《ドラムメジャー》の本能」を乗り越えてゆくためには何をすればいいのでしょうか。それも、成功への意欲を削ぐことなしに。

今日、私たちとともに、キング牧師の魂だけでなく彼の肉体も存在していたとしたら、明日この国の首都で起こる出来事を間違いなく歓迎することでしょう。しかし彼は、この記念すべき就任式を闘いの終わりではなく、むしろはじまりであり、チャンスであり、さらには、はるかに大きな社会正義のアジェンダを迎え入れるための空間であると考えたはずです。

この主張をするにあたって私は、バーミングハムに一時期住んでいたことはあるものの、キング牧師を個人的に知っているわけではないことをお断りしておきましょう。また、彼が暗殺された当時、私はまだ八歳でした。とはいえ、演説、説教、そして行動を通して、彼は正義に対する自らの信念をすべての人々に明確に残してくれました。そして、この国家とこの世界のためのより公平なビジョンを追及するために大統領の立場が活用されることがなければ、つまりバラク・オバマが大統領に就任しただけでは、その信念の正当性を立証することができないはずです。

同じように、虚偽に基づいて行われた戦争に対するキング牧師の見解についてもまた疑いの余地はないでしょう。つまり、たとえ権力ある立場の人物であっても、このような戦争への反対意見を表明するだけでは十分ではないのです。

もし、キング牧師が晩年に夢をもっていたとすれば、それはさらに踏み込んだ根本的な公正を実現することだったのではないでしょうか。正義の信念のために殉死した多くの高尚な人々とは異なり、彼が決して忘れ去られることがない理由はまさにそこにあります。人生最期の数か月間ではっきりと述べられたマルティン・ルーサー・キング牧師の成熟した夢の数々は、大きな困難に直面したこの時代に、私たちを奮い立たせるためにまさしく必要となるものです。

2　夢か悪夢か

むろん、昨今のような希望と危険を同時にはらんだ時代において、今日のような祝典の場で、私たちの前に依然として立ちはだかる困難な仕事について触れないでおくこともできたかもしれません。しかし、「バーミングハム監獄からの手紙」(4)のなかで、キング牧師はある有名な言葉を残しています。

「私たちは、ただ単に悪意ある人々の憎悪に満ちた言動だけでなく、善意ある人々の驚くべき沈黙についても、この時代のうちに悔い改めなければならないであろう」

そしてまた、ここ近年で見られた暴挙を容認したのも善意ある人々の沈黙でした。その暴挙とは、私にとってはイラクでの戦争だけではなく、繰り返しになりますが、ハイチでの民主政権の転覆や、この国の保健医療の権利に対する驚くべき沈黙を含みます。しかしながら、まったく同様に、それを正すことを約束してくれるのもまた、善意ある人々の団結した叫び声なのです。

あなた方の多くがこれに賛同してくれることでしょう。今日という日ですら、より良い行動へ

(4)　一九六三年に、徹底した人種差別政策を行っていたアラバマ州バーミングハムでのデモ行進に参加した際に逮捕されたキング牧師が獄中から発表した声明文。

のコミットメントを謳う、声高で希望に満ちあふれた合唱の声が驚くべき沈黙を打ち破ってくれているのです。確かに今、私には学生たちの大きな歓声が聞こえています！

もちろん、善良な意図だけではこの任務を達成するには不十分であり、不本意ながら、時代の流れに追従するものとなんら変わりません。キング牧師の暗殺直後に起きたアラバマ州での暴動をあとにしてフロリダの小さな町へと移った私は、五人の兄弟姉妹とともにスクールバスを待っていたときのことをいまだに覚えています。

ジム・クロウ法⑤は法的に廃止されていましたが、スクールバスの停車場として使用されていたガソリンスタンドには二つのトイレがありました。一つには「男性用」、もう一つには「女性用」と書かれていましたが、その標識の上には、別の使用基準を記した言葉が亡霊の影のように残っており、十分に読むことができたのです。それは、さほど昔に書かれたものではありません。この光景は、ワシントンで撮影されたキング牧師のぼやけた白黒写真と同じくらい鮮明に私の心の中に焼き付いています。

ジム・クロウ法そのものが奴隷制の遺産と言えるわけですが、この法律が残した汚点は、ネイティブ・アメリカンが辿った運命と同じように、いつまでも私たちに付きまとうことになるでしょう。

では、キング牧師が究極の犠牲を払って以降、私たちが経験してきた劇的な変化からどのようなメッセージを読み取ればよいのでしょうか。あるいは、神学者ジェームス・コーン[6]が『夢か悪夢か・キング牧師とマルコムX（Martin & Malcolm & America: A Dream or Nightmare?）』[7]と題する著書を出版した一九九二年以降の変化でもよいかもしれません。

著書のなかでコーンは、私たちがどこまで目標を達成できているかということではなく、むしろキング牧師とマルコムX[8]の両者のビジョンは終盤にかけてどのように重なっていったかという問いをテーマにしています。

両者とも、社会正義のビジョンのために独自のアプローチで闘っていたわけですが、キング牧師は、この闘争においてガンディー主義の展望を擁護していたために運動のなかで批判を受けることもありました。しかし、多くの点で彼の行動の正しさが証明されてきたと言えるでしょう。一方、マルコムXは、この闘争を非暴力の抵抗のみに限定する用意がキング牧師ほどはできていなかったため、彼の遺産に対しては賛否両論があったわけです。とはいえ、彼の存在が正義と社

（5）一八七六年～一九六四年の南部アメリカの州法で、黒人の公共施設の利用を禁止または制限した法律。
（6）（James Cone, 1938～）アメリカの神学者であり、黒人に対する人種差別制度撤廃の提唱者。一九六九年よりユニオン神学校の教授。
（7）梶原寿訳の同タイトルの邦訳書（日本基督救団出版局 一九九六年）が出版されている。
（8）（Malcolm X, 1925～1965）非暴力的で白人との融和を唱えたキング牧師とは対照的に、イスラム教に改宗し、急進的な黒人中心の運動を展開したアメリカの黒人運動指導者。

会変革のための推進力になっていたことは否定できません。

白人至上主義の亡霊は、今やあらゆる場所で消えかかっていると言えます。一九六〇年代にキング牧師をナショナル・モールへと導いた状況と、明日、バラク・オバマをナショナル・モールへと導く状況の間には歴然とした違いが存在しており、その事実は祝福に値するものです。そして私たちは、今日と明日の両方の記念日にそのことを祝福すべきです。しかし、真に包括的な社会正義のための闘いは、さまざまな意味でまだはじまったばかりと言えます。キング牧師は、とくに最期が迫るにつれて、誰よりもこのことを理解するようになっていたのです。

3　人権と社会正義

いくつかの点でキング牧師は、ほかの偶像化されたリーダーと同様、私たちが自らの希望や大志を映し出すスクリーンのような存在になっていました。私たちの新しい大統領についても同じことが言えるわけですが、このことは大きな重荷となります。ここで、キング牧師を偶像としてではなく、今まさに任務に取り組んでいる最中の一人の人間としてとらえてみましょう。

一九六三年から一九六八年までのキング牧師を想像してみてください。彼は、自らの理論上、道徳上、そして政治上の道を突き進んでいったわけですが、結局のところ、マルティン・ルーサー・キングという神学校の生徒がいて、マルティン・ルーサー・キングというボストン大学の博士課程の学生がいて、マルティン・ルーサー・キングという牧師がいて、マルティン・ルーサー・キングという国民的なリーダーがいて、マルティン・ルーサー・キングというノーベル賞受賞者がいて、マルティン・ルーサー・キングという貧困者のための運動家が存在していただけだったのです。

彼が、ずば抜けて秀でた人物であったことはよく知られています。「鼓手長《ドラムメジャー》の本能」に対して警告を発したときも、彼は自らが語っていることを十分に理解していました。変化し、成長し続けていた彼は、いつまでも学び続けていたのです。そして、手柄を取ろうとしたり、主導権を奪おうとしたり、社会運動を個人的なアクセサリーとして扱おうとしたりする衝動から自らを守ろうとしていました。

キング牧師を祝賀するにあたっては、結果としての名声、記念切手、銅像、歴史書の一章だけでなく、彼自身の軌跡と人間としての成長に対して敬意を払う必要があります。そのうえで、彼がある目標に向けて活動していたことを認識する必要があるのです。その目標とは、万人にとっての社会正義のための闘い、そして貧困に対する闘いでした。一九六七年、彼は次のように書いています。

——われわれの時代にあっては、貧困という災害は弁解をもたない……われわれ全部が直接に、

――そして直ちに貧困を全廃して、自分自身を文明の域に導くときは、すでに到来したのである。(原注21)
（猿谷要訳『黒人の進む道』明石書店、一九九九年、一七六ページより）

最後の説教でもそうでしたが、彼は飢える者、裸の者、ホームレス、渇ける者、弱い者について語っていました。そのほかにも彼は、いかなる医師も聞き逃すことができないような表現で医療の格差について語っています。

「すべての形の不平等のなかでも、医療ケアにおける不正義はもっとも衝撃的で、非人道的なものである」(原注22)

果たして、このような形の不平等は、私たちの生きている間に解消されるのでしょうか？
また彼は、大論争を巻き起こすような時事問題に対しても声を上げていますが、とくにベトナム戦争については次のように述べていました。

――ベトナムでの爆弾は、自分の国で爆発する。その爆弾は、立派な国になろうとするアメリカの、希望も可能性も破壊してしまうのである。(原注23)（前掲『黒人の進む道』九二ページより）

彼がベトナム戦争に反対していた理由はいくつかありましたが、恐らくもっとも重要な理由は、この戦争の大義が欺瞞《ぎまん》に満ちたものであると考えていたことでしょう。
「死のプロセスには、皮肉が付け加えられることになる。というのも、彼ら（ベトナムに派遣されたアメリカ軍）は現地に行けばすぐに、われわれがそのために闘うべきだと主張していたいかなる事由も、実際にはまったく関連がないことに気付くはずである。やがて彼らは、自分たちがアメリカ政府によってベトナム人が直面している苦闘のなかに放り込まれたのだという事実を知るはずである。さらに、より教養を備えた者であれば、われわれは豊かで安全な側にいる人間でありながら、自分たちこそが貧困者にとって地獄をつくり出しているということを認識するにちがいない(原注24)」

さらにキング牧師は、戦争に注ぎ込まれるリソースは貧困との闘いに費やされるべきであると信じていました。彼は次のように主張しています。

「社会を底上げするための事業よりも軍事防衛に対する出費を年々増大させていく国家は、精神的な死へと向かってゆく(原注25)」

むろん、この見解を公表する際に、キング牧師は人気投票で優勝しようなどとは考えていませんでした。実に多くの主要マスメディアが、つまり、それまでキング牧師を賞賛していた定期刊行物の数々が、彼に対する非難の声を一斉に上げ出したのです。たとえば〈ライフ（Life）〉誌は、キング牧師が語ったこのスピーチのことを、「ハノイ放送局(9)の台本のようにすら聞こえる扇動的な中傷である」と非難しました。(原注26) また〈ワシントンポスト（Washington Post）〉紙は、キング牧師は「彼の主義、彼の国家、彼の支持者に対する有効性を損ねた」などと書いています。(原注27)

それこそ、もしキング牧師が「鼓手長《ドラムメジャー》の本能」を抑制していなかったとすれば、それまで自分を賛美してくれていたメディア、新聞、雑誌、テレビ番組に迎合するような立場を受け入れてしまってもおかしくはなかったでしょう。

飢餓について、彼は次のように述べています。

「この国の余剰食料を保管するために一日数百万ドルも費やしているという事実について考えはじめたところ、私は自らにこう語った。

『この食料を無料で保管できる場所があるではないか。それは、アジア、アフリカ、南アメリカ、そして私たち自身の国の何百万人もの神の子らの、しわの寄った胃袋である。彼らは今夜、お腹を空かせて眠りに就くのだ』(原注28)」

これは、遠い昔の話などではありません。今なお私たちは、不正義に基づいた進行中の戦争を厳しく非難する必要があるのです。民間人に対する空爆も然りです。依然として、社会的正義について考える必要があるのではないでしょうか。地球上の各都市で起きている食料を求める暴動の原因である飢餓についても同じです。金融危機の真っただ中で、キング牧師の主張について思い出す必要があるのではないでしょうか。

真の同情というのは、乞食に貨幣をばらまくこと以上のものである。それは、乞食を生み出すような機構が、いま再建を必要としていることを意味しているのである。(原注29)（前掲『黒人の進む道』一九八ページより）

4　祝福したいというニーズにこたえる

このスピーチを、口うるさい説教もしくは否定的なトーンで終わらせることもできるでしょう。あるいは、キング牧師は、自らの信念のためには喜んで死を選ぶような人間であり、危険に怖気づくことなく、死に対しても勇敢かつ冷静に向き合ったということを改めて喚起することもできたでしょう。はたまた、私たちは依然として不公平な状態に直面しており、人種的な不公正という点においてさえ、ほとんど進歩が見られないということを主張することができたかもしれませんし、過ちばかりを強調して、何が正しく、将来性があり、新しいかということには触れずにいることもできたでしょう。

（9）（Radio Hanoi）ベトナム戦争中に北ベトナム軍が経営していたプロパガンダ用のラジオ放送局。

しかし、今日はそうしないでおきたいのです。今日は、キング牧師の生涯と遺産を祝福しようではありませんか。今日は彼の勇気を称え、「鼓手長《ドラム・メジャー》の本能」との逆説的な関係について祝福しようではありませんか。

そもそも鼓手長の本能が存在しなければ、彼は自分のキャリアも使命も追求することがなかったかもしれないのです。この本能を欠いていれば、彼は監獄に入れられることもなかったでしょうし、数百万人の人々に勇気をもって直接語り掛けることもなかったでしょう。

しかし、キング牧師は他者の上に立とうとする際のリスクをしっかりと認識していました。この国や世界各地の貧困者のための闘いに彼自身の基礎を置こうとしたのは、何よりそのためであったのです。それゆえ彼は、今日の言葉で言うところの「ブランド」には決してなることはありませんでした。

仮に幾人かの支持者や多くのご都合主義の友人の機嫌を損ねることになろうとも、今日は、ノーベル賞の受賞から何年経っても常に学び続け、成長しようとした人物から、そして社会通念に対して果敢に挑戦していった人物からインスピレーションを得ようではありませんか。そのうえで、キング牧師の楽観主義を祝福しようではありませんか。

彼は、人類には明るい展望が待っているはずであるという信念を片時も失うことはありませんでした。彼にとっては、誤りからは免れられない人間もまた、神とまったく同様にインスピレーションを与えてくれる存在だったのです。罪の償いはいつでもできるのです。彼は、次のように注意を喚起しています。

「われわれはかぎられた失望を受け入れなければならない。しかし、決してかぎりのない希望を失ってはならない(原注30)」

最後になりますが、誰かのようになりたい、成功したいといったすべての人々に内在する「鼓手長《ドラム・メジャー》の本能」を認めて、活かしていくこともまた私たちは学ばなくてはいけないでしょう。もし、このような衝動がなければ、私たちのなかでいったい誰が、この国のトップ大学の一つである本校で今日こうしていられたでしょうか。私もまた、医師そして教師としてここにいることはなかったはずですし、バラク・オバマもこの国の第四四代大統領になることはなかったでしょう。

キング牧師の償いのためのビジョンの偉大な点は、私たちがみな、いかなるときも他者の幸福を自分の幸福より優先させるという選択肢を選ぶことができるということです。私たちはみな、思いやり、正義、利他主義のために励むことができるのです。慎ましくも必要不可欠なこの任務を成し遂げるために、私たちがキング牧師ほどのビジョン、才能、英雄的な資質を供えている必要はありません。キング牧師は、いみじくも次のように述べています。

「みんなが偉大になれる。なぜなら、誰でも奉仕することはできるのだから(原注31)」

この国とこの世界が、金融危機、環境破壊、戦争、拡大する不平等に直面している現在こそ、奉仕のときなのです。抑圧されている人々、恵まれない人々に対して関心を寄せるときが来たのです。多くのボストン大学の学生がすでに成し遂げてきたことをやるべきときが来たのです。つまり、同情と連帯感の膨大な蓄積を活用すること、とりわけ世界をより安全でより公正で、より人道的なものへと変えていく運動に従事するときなのです。もし、このような行いに「鼓手長《ドラムメジャー》の本能」が使われるのであれば、もはや私たちはそれによって煩わされることはないでしょう。

みんなが偉大になることができる。なぜなら、誰でも奉仕することはできるのだから。

みなさん、ありがとうございました。

政策としての「付き添い《アカンパニー》」
（ハーバード大学ケネディ行政大学院の卒業式・二〇一一年五月二五日）

公衆衛生の英雄の一人、ルドルフ・ウィルヒョー［一三三ページの註参照］は、「医学は社会科学である。そして、政治とは医学の規模を大きくしたものにすぎない」と主張しました。[原注32] それは一八四八年のことでしたが、ウィルヒョーの論点が認められてきたことを考えるにつれ、このうえない喜びを覚えます。

それはさておき、政治と政策を中心に学ぶケネディ・スクール［ハーバード大学ケネディ行政大学院］の卒業スピーカーとしてお招きいただいたことを深く感謝いたします。私は一人の医師にすぎませんが、ここ最近の二年間は、規模の拡大がいかに困難かについて実践をもって学ぶことになりました。その規模の拡大とは、具体的には個々の患者の診療から、窮乏や混乱といった状況下での医療制度構築のための活動に移行することであります。

実は二〜三年前、医療制度の構築こそがもっとも精通している分野であると自ら確信していました。ところが、ハイチ人の多くの命を奪い去り、ポルトープランスの大部分を壊滅させた二〇一〇年の大震災が起きたとき、善意やリソースを自然災害や非自然災害に対応する強健な支援活動へと変換させる能力を十分に備えていなかったことを痛感した次第です。

本日は、主にハイチで得た教訓について話したいと思っていますが、この教訓は、この都市やこの国といった、ハイチのような著しい混乱状態とはかけ離れた場所においても、なお当てはまることだと信じています。あなた方とともに、これまで慈善事業あるいは海外援助と呼ばれてきた活動の現状、すなわちその限界と可能性を考えていきたいと思います。

今朝は、援助から付き添いへの移行が求められていることを、あなた方すべてに納得していただければ幸いです。

1　「付き添う《アカンパニー》」とは

「付き添う（accompany）」とは、幅広い意味をもつ言葉であります。そもそもこの言葉には、日常的に使用される基本的な意味があります。たとえば、誰かに付き添うと言えば、誰かと一緒にどこかに行ったり、食事をともにしたり、旅の最初から最後までついていくことなどを意味します。また、付き添うという行為には、先が見えない、心を開いている、そして信頼しきっているといった要素が含まれています。連れ、つまり「付き添い人（accompagnateur）」は次のように言うでしょう。

「どこへ行こうと、あなたの旅にお供し、あなたの支えになります。しばらくの間、あなたと運命をともにします」

ちなみに、「しばらくの間」というのは、「少しの間」という意味ではありません。付き添うということは、任務が完了したことを、付き添う人ではなく、付き添われる人が納得するまで、しっかりと取り組むことなのです。

私はここハーバードで教務を執ると同時に、二五年以上前に設立に協力した組織パートナーズ・イン・ヘルス（ＰＩＨ）でボランティアをしています。ハイチの農村からシベリアの刑務所、そしてボストンの生活苦にあえぐ近隣地域まで、私たちは付き添うことを活動の基盤とするように努めてきました。言うまでもなく、これまで活動してきたどの場所にも、付き添いを必要とする人々が存在していました。

そのような人々は、たとえば慢性病に苦しむ患者であったり、死別の悲しみや、不十分な食料や住居といった貧困に由来する慢性的な問題に直面している家族です。さらには、医療従事者としての「商売道具」をすぐに入手できない医師、看護師、医療スタッフであることもあります。言い換えれば、かつての付き添い人たちですら、付き添いを必要とすることがあるのです。「呼吸していれば、誰もが人生のある段階で付き添いを必要とするときが来る」と言いきっても、この概念の価値が薄れてしまうことはないでしょう。ただし、より多くの付き添いを必要とする人々が存在することを忘れないかぎりにおいてです。

付き添うことには、すべてのケースに当てはまるアプローチが存在するわけではありませんが、ある種の基本原則が存在することだけは確かです。私が初めて「accompagnateur」という言葉を聞いたのは一九八二年のことでしたが、これはハイチの言葉で「付き添ってくれる誰か」という意味になります。

大学を卒業した翌年、私は中央ハイチにあるカンジュという貧民街にいました。私はこの話を、自分の学生にはもちろんのこと、話を聞いてくれる人なら誰にでも何度となくしてきましたが、今日また繰り返すだけの価値があればと願っています。

どうしてカンジュの人々は、わざわざ埃っぽい丘の頂上なんかにボロボロの草ぶき屋根の小屋を建てて、密集して暮らしているのでしょうか。実は、彼らは「開発」プロジェクトによって移住させられた人々なのです。そのプロジェクトというのは、下流地域のアグリビジネスを改善するため、またはるか遠くのポルトープランスに電力を送るために水力発電ダムを建設するといった事業でした。この事業によって、肥沃だった谷は水没させられました。ちなみに、このダムは、のちにハリバートン［二五七ページの註参照］という、とても小さな会社に吸収されることとなる企業によって建設されています。

灌漑や電化というものが、価値ある目標であることは間違いありません。しかし、私が一緒に生活していた当地域の住民たちは、このインフラ事業のせいで不幸な境遇にあると考えていました。このダムは、完成すれば世界最大級のバットレスダム(1)となるわけですが、これは世界でもっとも貧しい国の一つに建設されたのです。

一九八四年、医学生一年目の私はハイチに足しげく通い、コミュニティー・ヘルスワーカーとともに活動していました。当時は、カンジュで私たちが建設していた診療所が完成していなかったので、医師や看護師を採用することはできませんでした。やがて、村で急患が発生した場合には、コミュニティー・ヘルスワーカーが開業したばかりの診療所を紹介するようになりました。そして、一〇年後にはその診療所が小さな病院となり、さらにのちには医療センターへと発展しています。

しかし私たちは、早い段階から、結核から糖尿病といった慢性病の患者は、診療所で一時的な医療ケアを受けるよりもはるかに多くのケアを必要としているということを知ったのです。彼らは、長期的な社会的支援を必要としていたのです。

私たちが活動の対象としていた多くの家族は、みな極貧状態で生活をしていました。食料、清潔な水、きちんとした住居がなければ、彼らは医療ケアの効果を十分に得ることはできません。

---

(1)　水を堰き止める止水壁が水圧に耐えられるよう、複数の支え壁を用いたダムの形式。

そこで私たちは、たとえば結核治療計画では経済面と栄養面での支援を中心とすること、また問題を抱えている近隣の患者に対しては、出向いて医療ケアが提供できるようにコミュニティー・ヘルスワーカーをトレーニングするなど、現地の現状に合わせたアプローチへと切り換えていったのです。このような修正によって、治癒率が改善されるだけでなく、患者の治療に対する意欲を高めることに成功しました。

交通費や託児などの支援を必要とする患者にとっては、単に住んでいる村落から診療所まで通うことすら困難となります。あなた方は「呼吸器感染症セミナー」と題した二〇年前の私たちの研究論文に目を通す機会がなかったかもしれませんが、この論文は「ロバのレンタル料」という用語を医学文献において初めて紹介したものです。(原注33)

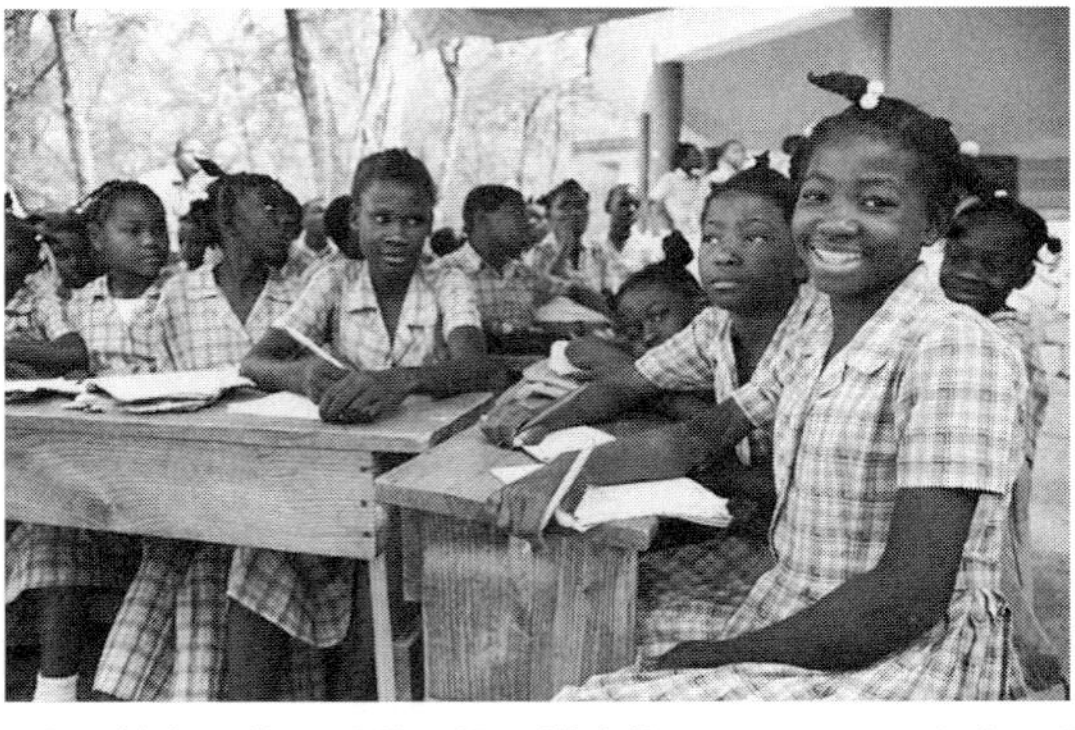

保健医療と教育の普及活動は相互補完的であることはすぐに分かった。現在パートナーズ・イン・ヘルスは、保健サービスの提供を患者と家族の社会経済的権利を保護するためのプログラムと結び付ける試みを行っている（写真：Martha Adams）

このような複合的で包括的なサービスのことを、私たちは「付き添い」《アカンパニー》と呼ぶことにしました。かくして、コミュニティー・ヘルスワーカーは、薬剤の配給係や記録係といった役割を超える存在、つまり患者の「付き添い人」となったのです。すると、適切な臨床ケア、すなわち正しい診断と治療計画が周到な付き添いとセットになって提供された場合には、結核であれば治癒率が約五〇パーセントから一〇〇パーセント近くにまで引き上げられることが期待できるようになりました。(原注34)

そして、一九八〇年代の終わり、ＨＩＶがこの村落に到達するころには、私たちはエイズとともに生きる人々に付き添うことになったのです。

これと同じ戦略を、ロクスベリー、ドーチェスター、マッタパンといったボストン市内もしくは周辺の貧困地区でも実践しました。ハーバードの巨大な教育病院の影で暮らす人々は、慢性的でありながら治療不可能な病気で苦しんでいるうえに、慢性的でありながら時として治療可能な貧困によって苦しめられていました。彼らは、診療予約や投薬をスケジュール通りにこなすためには、自宅や地域において医療面での付き添いを必要としていたのです。

そのほかにも、ベビーシッターの手配や毎月の家賃の支払いにも苦労しており、これらの障害を取り除くための付き添いを提供することによって臨床予後《よご》は改善していきました。(原注35)

2　感染症に対する世界的な政策

これまでは、私の活動地域に偶然にも暮らしていた人々に現代医療ケアをもち込むための小規模なプログラムについて、いくつかの事例を説明してきました。ところが、長年にわたる懸命な活動にもかかわらず、世界を見わたしてみると、治療可能な感染症で命を落とす人々がいまだ何百万人もいるという現状を目にしたのです。医療や包括的なサービスを提供するだけでは、かぎられたわずかなことしかできなかったのです。

結局のところ、世界の最貧地域でエイズ・結核などの慢性病の診断や治療に対して新しいリソースを注ぎ込むことができるのは、一連の政策決定でしかないのです。このような考えをここケネディ・スクールで最初に議論したのは、経済学者のジェフリー・サックスでした(2)。一九九〇年後半、彼は授業のなかで私に講義してほしいと招いてくれたのですが、そのお返しに私は、ハイチでの主な活動地域であるスラム街に彼を招待しました。かくして、サックスと彼の妻で小児科医のソニアは、私たちの「物議を醸している」エイズ・プログラムを見に来てくれました。

では、なぜ「リソースが乏しい環境」でエイズ治療を行うことが物議を醸したりするのでしょうか。その答えは、「想像力の欠如」にほかなりません。つまり、治療薬が貧困者には高すぎるという思い込みがあるのです。現に〈ニューズウィーク（Newsweek）〉誌が、エイズで死にかけている若者の写真に「貧しすぎて治療できない」という見出しを付けて掲載したにもかかわらず、私の知るかぎり、大衆の怒りが爆発することはありませんでした(原注36)。

このように、世論は無関心だったのですが、経済学者としてモノの値段について精通しているジェフリー・サックスがわざわざカンジュまで足を運んで、自分の目で確かめてくれることになりました。もちろん、二〇〇〇年のカンジュは、一九八三年からはずいぶんと変化していました。埃っぽい地面には木々や緑が生い茂っていましたし、学校や病院も建設され、家屋は差し掛け小屋(3)からブリキ屋根の家屋へと姿を変えていました。完璧からはほど遠いとはいえ、二〇年前に比べると比較にならないほど改善されていました。

この滞在中、サックスはあまり体調がすぐれなかったので、私は責任ある医師として、二時間ほど離れた村までのウォーキングが効くのではないかと彼にすすめました。ところが、もう少しでサックスを死亡させるところでした。五時間にも上る炎天下での徒歩は、サックス教授の臨床状態を少しも改善させることがなかったのです。

それでもなお彼は、コミュニティー・ヘルスワーカー、すなわち付き添い人がエイズ患者の家

---

(2)　(Jeffrey Sachs, 1954〜)アメリカの著名な経済学者で、現在はコロンビア大学教授。貧困撲滅や開発問題を専門とし、国連をはじめとする国際機関を通して貧困対策、債務削減、エイズ対策などの活動を行う。
(3)　屋根と壁が片側にしかない粗末な住家のこと。

を訪問する様子を見学しました。現代医療の恩恵を手に入れることができるようになった今、患者たちは普段通り元気に暮らしていました。(原注37) このことは、ハイチ特有の諸問題を乗り越えることができたという意味で、意義ある成果だったと言えるでしょう。というのも、このときすでに全世界では、エイズが若年成人層における感染症死亡原因の第一位となっていたのです。

しかし当時は、HIV感染症に関しては、予防対策を適切な治療法へと大々的に結び付けるための財源は存在していませんでした。過去一〇年間の資金供与額の増加経緯についてはすべてが記されたわけではありませんが、サックスが提案して二〇〇二年に具体化された資金調達メカニズム「世界エイズ・結核・マラリア対策基金」［通称グローバル・ファンド］は、不必要な苦痛や死に立ち向かう道のりの標石の一つとなりました。さらには、その翌年に発令された「大統領エイズ救済緊急計画（PEPFAR）」［viページ参照］もその一つとして加わりました。これらの努力によって、過去数年間で何百万人もの命、とくに若者の命を救うことになったのです。

グローバル・ファンドとPEPFARは、貧困のなかで暮らし、完治できないものの治療によって管理可能な病気を抱える人々を生涯にわたって付き添うという先例をつくり出すことになりました。そのため、これらの基金によって、グローバル・ヘルスの水準が引き上げられたと言ってもよいでしょう。

このイニシアティブは両方ともエイズ・結核・マラリアを対象としたものでしたが、糖尿病・

精神病・がんといった、貧困下における過酷かつ慢性的な苦痛を強いられる病気のことも考えてみてください。このような病気と闘うために、同様の基金を創設することはできないものでしょうか。また、「顧みられない熱帯病」[4]についてはどうでしょうか。これらの病気は、地球レベルで致死率と罹病率の大きな要因となっているにもかかわらず、ほとんど注目されることがないためこのように呼ばれるようになりました。

　リストは延々と続きます。私たちは、ここ一〇年間でスタートしたグローバル・ファンドやPEPFAR、またその他のイニシアティブが、グローバル・ヘルス史においてさらに野心的な時代を切り開くものになってくれることを願っています。また同時に、この国の医療制度改革が、慢性病患者に対して在宅介護を基本とする付き添いを重視する方向へ、そしてコミュニティー・ヘルスワーカーへの支援を増強する方向へと向かってくれることを期待しています。

3　「付き添い《アカンパニー》」の意味について

「付き添う」という言葉は広い意味をもちますが、決して広すぎるということはありません。たとえば、一時的に雇われたコンサルタントや一度かぎりのプロジェクトによって、そのときだけ

（4）　エイズ、マラリア、結核のいわゆる三大感染症には含まれない、熱帯地域で貧困層を中心に蔓延している寄生虫・細菌感染症のことで、世界保健機関（WHO）が一七の疾患を指定している。

特定の機関や個人を支援するということとは異なります。また、先述の通り、付き添うという行為の始まりは、終わりよりもはっきりしていることが多いと言えます。

実は、「付き添い」について神学上の文献が存在するのですが、もしあえてその文献を掘り下げてみようというのであれば、この言葉のラテン語の語源にたどり着くことでしょう。それは「ad+cum+panis」でありますが、これは「食事をともにする」という意味です。（原注38）

とくにこの用語は、解放の神学［三二七ページ参照］に関する文献によく登場するのですが、解放の神学はパートナーズ・イン・ヘルス（ＰＩＨ）とも深いつながりのあるラテンアメリカを起源としています。ＰＩＨは宗教的には中立な団体ですが、私たちの多くは、「貧困者を優先的に扱

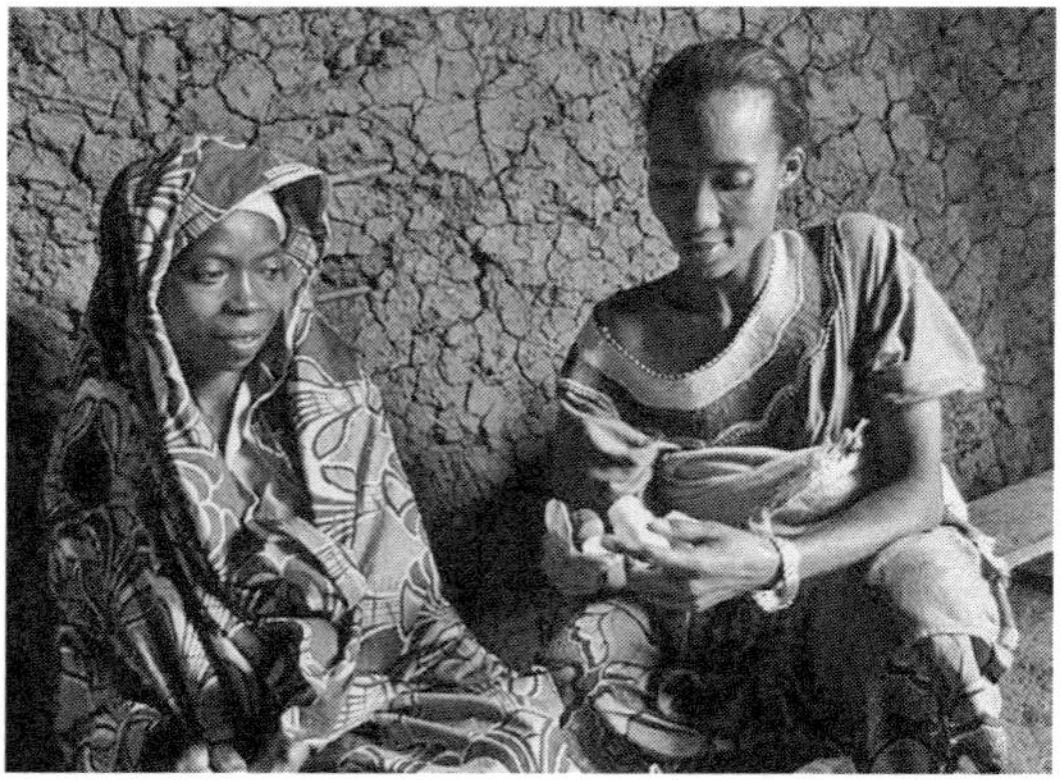

写真家のローリー・ウェン（Laurie Wen）は、ルワンダにて患者と「付き添い人」の間で交わされた親密で欠かせないやり取りを、おそらく誰よりも上手にとらえている（写真：Laurie Wen）

う選択」について説得力をもって論じたペルー人司祭のグスタボ・グティエレス［三二八ページ参照］のような人々が記した書物から多くのインスピレーションを得て活動に活かしています（原注39）。

かくして、この貧困者の優先的選択は私たちの活動を導く原則となりました。つまり、万人が適切な医療ケアを受けるに値するわけですが、そのなかでも貧困生活を送る人々に活動の焦点を置いたのです。どの疫学者も口をそろえて言うことですが、病気は真っ先に貧困者を狙うというものなのです。それゆえ、私たちのライフワークは、極貧の病人が早過ぎる苦痛や死から逃れるための旅路に付き添うことであると言えます。

むろん、「貧困者の選択」と「付き添う」という二つの概念には関連性があります。付き添うという概念を神学的に論じているロベルト・ゴイズエタ(5)は、著書のなかで「『貧困者を選ぶ』ということは、貧困者の人生、死、生きる闘いに付き添うために、私たち自身の身をそこに置くことである」と言っています（原注40）。

グティエレス神父の思想に深く共感しているゴイズエタ教授は、アメリカ国内のラテンアメリカ人に付き添うことに焦点を当てて論じていますが、彼は付き添うためには、物理的に貧困者の近くにいることが重要であると論じているわけです。

（5）（Roberto Goizueta, 1954〜）解放の神学、アメリカ在住ラテンアメリカ人の神学を専門とする、キューバ出身のアメリカの神学者でボストン・カレッジの教授。

社会全体として、私たちは喜んで貧困者に対して支援を行い、奉仕するであろうが、それは彼らの歩いている場所を貧困者たちとともに歩く必要がないかぎりにおいてでしかない。つまり、自分たちの安全地帯から助けることができるかぎりにおいて、でしかないのである。すると、貧困者は私たちの行為を一方的に受けるだけの存在でしかなくなり、双方向に交流をもつ友人（compañeros/compañeras）とはなり得ない。私たちが「貧困者」を助けようとするのは、……彼らと生活をともにする必要がないかぎり、したがって個人同士のかかわりをもたずにすむ場合でしかない――しかし、それもまた管理可能であり、地理的にも離れている場所からのみであろう。(原注41)

4　援助から「付き添い《アカンパニー》」のアプローチへ

では、付き添いや貧困者の優先的選択といった概念が、ガバナンスや優れた政策とどのように関係するのでしょうか。従来型の「援助」と付き添いのアプローチと言えるものがどのように異なるかを比較するために、ハイチの首都のほぼ全域を壊滅させた一年半前の震災において私たちが行った活動を例として挙げたいと思います。

震災後、多くの国々や団体が人道的支援を申し出たわけですが、クリントン元大統領が務めた国連ハイチ担当特別大使の任務の一つは、この救済と復興のために約束された援助金の履行状況を追跡することでした。

もし、あなた方が公衆衛生や学校教育の強化にご興味がありましたら、驚くべき数値をお示しします。震災後一六か月で二四億ドルの支援金が約束されたり実際に支払われたりしましたが、そのうち三四パーセントが援助国自身の民間団体または軍事機関に、三〇パーセントが国連機関や国際NGOに、二九パーセントがその他のNGOや民間の請負業者に対する支援に充てられました。また、六パーセントが受取人を特定しない物資による支援であり、実にハイチ政府に提供されたのはわずか一パーセントにすぎなかったのです（原注42）。

これには、いくつかの但し書きがあります。まず初めに、この金額は人道援助のためのものであって復興支援は含まれていないということです。第二に、瓦礫《がれき》と化した政府を通してリソースを動かすのは困難であるということです。実に、二九棟あった連邦政府の建物のうち二八棟が損壊または全壊したうえ、連邦政府の職員の恐らく二〇パーセントが震災によって死傷するという状況にあったわけです（原注43）。さらに、震災八日目にハイチ海域に到着したアメリカ海軍の病院船「コンフォート号（6）」のような、物流面および医療面での装備を一式丸ごと支援してもらう必要があったことも確かです。

とはいえ、救済や復興の分野で協力を求めていた現地の政府機関に付き添うために、もっと多くのことができたことは間違いありません。付き添いの観点から見ると、海外援助は新たな交通ルールを必要としていると言えるでしょう。

もし、直接的な救済に当てられる援助金がハイチの現地政府機関にほとんど一銭も行きわたることがなく、復興事業の契約をハイチの現地企業がほとんど受けることができないのであれば、この援助金はいったいどこへ消えてしまうのでしょうか[原注44]。それらのほとんどは海外の請負業者や国際ＮＧＯの手にわたるわけですが、往々にしてこのような機関は高い運営経費を必要としています。

今日、卒業するあなた方のなかにも、間もなくこのような機関の上層部に就く人がいることでしょう。もし、すでに就いていなければですが。その際には、開発パートナーとなる相手の機関により良く付き添う方法を見つけられるよう、手助けをしてほしいのです。たとえば、地元の雇用創出は、付き添いへのアプローチの代表例と言えます。また、時として、公衆衛生や教育といった苦戦している行政部門に対する直接的な財政支援、地元企業に対する支援、そして地元での物資調達などを増強することも効果的な手法と言えるでしょう。

雇用や利益性の高い契約といったリソースをめぐる競争が、意見の不一致を生み出す可能性があることは言うまでもありません。しかし一方で、最貧困者に対する医療ケアや青少年に対する教育といった特定の事業は、幅広い世論の合意によって支持されるべきものなのです。

その一例として、十分な食事をとっていない患者に対しては、治療しても効果を上げるのは難しく、時として不可能なことすらあるということを私たちは過去の教訓から学んできました。ハイチの就学年齢にある子どもたちの半数、そして診療所や病院にやって来る子どもたちのほぼ全員が、今どきの専門用語を使えば、慢性的な「食料不安（food insecurity）」の状態で生活しているのです。

急性栄養失調に対する治療法の一つに、「そのまま食べられる栄養治療食（Ready-to Use Therapeutic Food）」、略語で「ＲＵＴＦ」と呼ばれるものが知られています。ニジェールでのことですが、「国境なき医師団」から来ていた同僚が、美味しくできた奇跡のようなピーナッツ・ペーストが中等度の急性栄養失調状態の子どもたちの命を救えることを証明してくれたのです。（原注45）

そこで私たちも、中央ハイチにて、同じレシピを使用して「ニューリマンバ（Nourimanba」と呼ぶものを何年間にもわたって製造してきました。「マンバ」とは、ハイチの言葉でピーナッツバターを意味します。私たちは海外からこのペーストを輸入する代わりに、主に地元で調達した

（6）石油タンカーを改造したもので、一〇〇〇床のベッドと一二の手術室を備え、高度な緊急医療を提供できる海上病院。

原材料をもとに独自の代替品をつくったのです。ハイチのように農業が主要産業である国においては、当然とも言える選択でした。

この試みはカンジュにある薬品倉庫からスタートしたのですが、すぐに私たちは小さな生産工場を建設しました。ニジェールで見たように、私たちは中程度から重度の栄養失調の治療に高い効果をもつ奇跡のようなペーストの開発に成功したのです。さらに、この試みによって安定したピーナッツ市場が生み出されることで、地元農家の食料不安の緩和にも貢献することになりました。

私たちは目下、食品加工の容量を拡大できるように、より大規模な工場の操業を計画しているところです。この取り組みは、私たちのチームが提供する医学研修の範疇を超えるスキルを必要としますが、幸いにもハイチ人の農学者やアメリカの製薬会社から来た専門家を含む多くのパートナーを見つけることができました。

この試みは、診療所で急性栄養失調と診断されたすべての子どもを救えるだけでなく、多くの雇用を創出するほか、可能なかぎり地元産の原材料を使う機会も提供してくれるものでした。したがって、栄養失調にある子どもやその家族に付き添うだけでなく、地元農家やハイチの農村で食品加工能力を向上させたいと思っている人々すべてに付き添うことができる事業だと言えるでしょう。

もちろん、国際市場でRUTFを購入することで、手っ取り早く済ますことができたかもしれません。また、多くのワクチンのように、現地での原材料の入手や準備が難しければ、海外から取り寄せる以外に方法はなかったでしょう。しかし、RUTFは地元で生産できるものであり、また実際に生産すべきもののよい事例であると私たちは考えたのです。（原注46）

もう一つは、ポルトープランスの総合病院の例です。総合病院は市内でもっとも多くの患者を受け入れている一方で、常にリソースや医療スタッフが極端に不足した状態に置かれています。震災前ですら医療スタッフは不足しており、報酬も十分なものではありませんでした。一月一二日以来、数週間、数か月と経ったあと、多くの国際チームが総合病院の敷地に仮設小屋を設置して、外科手術や緊急治療の受け入れ容量を増強したり、患者の経過観察を行ったりする支援にあたりました。

当然のことながら、調整作業が課題となりました。時には、異なる救援団体がスペースを奪い合ったり、病院設備の使用権について競い合ったりすることもありました。とはいえ、震災直後、このような救出・救援チームが多くの人々の命を救い、苦痛を緩和するために極めて重要な役割を果たしたことは間違いありません。

しかし、多くの災害救援チームが現地を去る準備をしている間にも、病院はいまだに医療処置を必要とする患者であふれかえっていましたし、スタッフには十分な給与が支払われていないという状態だったのです。そこで私たちのチームは、復旧・復興のためのより長期的でより困難な道のりをともに歩むことに関心をもってくれる国際的なパートナーをたくさん集めることにしました。具体的には、総合病院の再建支援についてです。そこで、アメリカ赤十字が、窮地に立たされている病院スタッフのために、いわゆる「能力給」の支払を支援するとして三八〇万ドルの寄付に合意してくれたのです。

ところが、この作業は困難を極めることとなり、なかなか前進しませんでした。というのも、ハイチの関係機関は、そもそも透明性を確保するためのインフラと事業評価のための基盤、具体的には電気設備、現代的な簿記方式、会計システム、コンピュータといったものをほとんど所持していなかったのです。そして、これらはまさに、大多数のドナー［援助国や援助機関］が設けている会計基準の要件となっていました。

そのような状況下では、「付き添い」というアプローチによってのみ、必要な基盤を整え、それを被援助団体自らが管理してゆくことができるように手助けすることが可能なのです。今ようやく、赤十字との協力関係は成果を生みつつあり、スタッフの報酬は上がりはじめ、説明責任のための基盤も定着しつつあります。

かくして私たちは、ハイチが「より良く復興する」際に妨げとなっている構造的欠陥を解消するため、このようなタイプの付き添いのアプローチ、つまりいかなる障害が立ちはだかろうともハイチの現地機関とパートナーシップを組んで、ともに乗り越えていくことがもっとも効果的な方法だと確信するに至ったのです。（原注47）

5　鉄の檻《おり》に注意せよ

ここまで、「付き添い」というものが、任務の最初に設定すべき目標であると同時に、最後まで徹底して貫くべき姿勢であるということをお話ししてきました。ここで、私からあなた方に伝えたい教訓を端的に申し上げましょう。政策やガバナンスの重大な失敗は、通常、実践段階における失敗に起因したものであるわけです。しかし、付き添いというアプローチは、そのような失敗に対する効果的な保険としての役割を担ってくれるのです。

もちろん、もともと悪い政策というものは数多く存在しており、そのような政策がさまざまな方法で世界を傷つけてきたことも、とくに脆弱な立場の人々に対して損害を与えてきたことも事実です。しかし、ケネディ・スクールのような場所で考え出された政策が初めから悪い政策であるということはまずありませんし、国連機関や各国の保健省などで策定された政策も同様です。あるいは、めったにないことですが、ＮＧＯがわざわざ政策を策定しなければならないケースでも、悪い政策といったものがそう出てくることはありません。問題は、そのような政策の実践にあるのです。

たとえば、ポルトープランスの北に位置する吹きさらしの平原であるコレイル・セッセレッセ（Corail-Cesselesse）が震災後の再定住地の候補として特定されたとき、大勢の建築家や都市計画家が多くの開発計画案の策定に着手しました。ところが、何か月経っても着工する者は誰一人としていなかったのです。実際のところ、そもそも提案された候補地が再定住地に適しているかどうかを調査した者すらいませんでした。

先のゴイズエタ教授の言葉を借りると、現場からではなく「安全地帯から助ける」という風潮がゆえに、計画者たちはコレイル・セッセレッセが氾濫原のまさにど真ん中に位置しているという事実を見落としていたのです。そこに建設されたものはすべて、雨季には水に浸かってしまうことでしょう。

言うまでもなく、想像力の欠如は高くつく失敗となります。マルコム・グラッドウェル(7)は、あるエンジニアが自分のかつての職場について語っている言葉を引用しています。

「ゼロックス社には、メトリクス［測定基準もしくは数値化できる尺度］に基づけばあらゆるプロジェクトの意思決定が可能であると思い込んでいるスプレッドシート［表計算ソフト］の専門家が多くはびこっていた。ところが、残念なことに、創造性というものはメトリクスでは表すことができなかった(原注48)」

誠実さ、品位、社会正義、付き添いといった特性もまた、メトリクスでは表せないのです。だからと言って、このような特性が、公共政策の実践や共通益の提供において必要ないというわけではありません。付き添うということの価値を現時点で測定できないからというだけで、それが基本理念として役立たないということを意味するわけではないのです。

別の観点から見ると、「鉄の檻に注意せよ」ということでしょう。約二五年前、私が本校で医学と人類学という二つの異なる分野を専攻する大学院生であったとき、社会学者マックス・ウェーバー(8)の分厚い書籍を買うために大学生協に足を運びました。あの巨大な本を一目見ただけで腰痛と頭痛に襲われたことを記憶していますが、彼のテーマ、すなわち合理性という「鉄の檻」が、いかにして個人の主体性や革新を抑圧する働きに転じるかということは、今日にも通じる問題であると言えます。

現代社会においては、権力が合理化された官僚制度へと次第に以降していくプロセスである「日常化（routinization）」によってこの問題が起こります。このこと自体は、たいていの場合好ましいことです。つまり、手続きが合理化されれば、効率性と公平性も向上するからです。この

---

(7)　(Malcolm Gladwell, 1963～）カナダのジャーナリスト。一九九六年より〈ザ・ニューヨーカー〉誌の記者。

(8)　(Max Weber, 1864～1920) ドイツの社会学者・経済学者。合理的な近代化プロセスによって経済活動は資本主義化し、行政をはじめとする大組織は官僚制化することで生産性は飛躍的に高まる一方で、個人は組織・機械・生産体制に従属させられることになると考えた。

点については、アトゥール・ガワンデ[9]が著書『チェックリスト・マニフェスト』のなかで中心的に論じています。[原注49]

一つの事例として、世界保健機関が結核の標準的な治療プロトコル[10]として「直接服薬確認療法（ＤＯＴＳ）[11]」を導入した当時、ペルーのような国の多くにとっては何百年にもわたって人々を苦しめてきた結核を封じ込める大きな一歩となりました。実際のところ、先述した通り、直接服薬確認療法というのはある意味で付き添いの延長上にあるものなのです。

ところが、この種の効率性は例外的な出来事、いわゆる「ブラック・スワン[12]」が起きたときには限界にぶち当たることがあります。ＤＯＴＳのガイドラインは、たとえ患者が薬剤耐性結核へと悪化した場合でも、既存のプロトコルと同じ第一選択薬［最初に投与する治療薬］で治療することをすすめていたのです。

結核菌が耐性を獲得した薬剤を患者に投与し続けることは、結核の治療に失敗するだけでなく、耐性菌を無防備な人々にも拡大させることになります。この場合、とくに患者の家族や、もしその患者が仕事に就いていたならば同僚が最初に感染することになるでしょう。[原注50]

この事例は、日常化がもろ刃の剣であることを示しています。この場合は、合理化を促進するためのＤＯＴＳのガイドラインは、初めは医療提供者が治療の効率性を向上させ、より多くの患者に治療を行きわたらせるために役に立ったのですが、のちには薬剤耐性菌の拡大防止のために必要な行動をとる判断を見失わせてしまうこととなったのです。つまり、官僚主義的に効率性を向上させるためには、主体としての人間がもつはずの柔軟性、そして問題に創造的かつ迅速に対応する能力を低下させてしまうという代償を支払わなければならないということです。

言い換えると、制度が合理化されればされるほど、また説明責任の基盤が整備されればされるほど、付き添いのアプローチがもつ可能性がより狭められてしまう恐れがあるということです。なぜならば、先述の通り付き添うという行為は、終着点を設けず、平等主義に従い、臨機応変に対応し、機敏に動くことを意味しているからです。そして、合理性という鉄の檻が想像力の貧困を招いた場合には、皮肉な思考あるいは責任放棄といったものにつながることになります（原注51）。

技術的な専門知識があらゆる問題を解決してくれると考えられるまで高度に発達した世界では、付き添うということに否定的になることは実に簡単です。しかし、専門知識だけでは難解な問題を解決することはできないでしょう。このことは、震災後に時間をかけて身をもって学んだ厳しい教訓でした。つまり、私たちはみな専門知識による救済を待ちわびていたわけですが、結局、

（9）（Atul Gawande, 1965年〜）アメリカの外科医、ジャーナリスト。ハーバード医学校教授。
（10）治療における診断手順、治療手順、治療計画。
（11）結核患者の服薬を医療従事者などが直接確認して完了させる治療法。
（12）誰もが予想しなかった驚くべき事象。

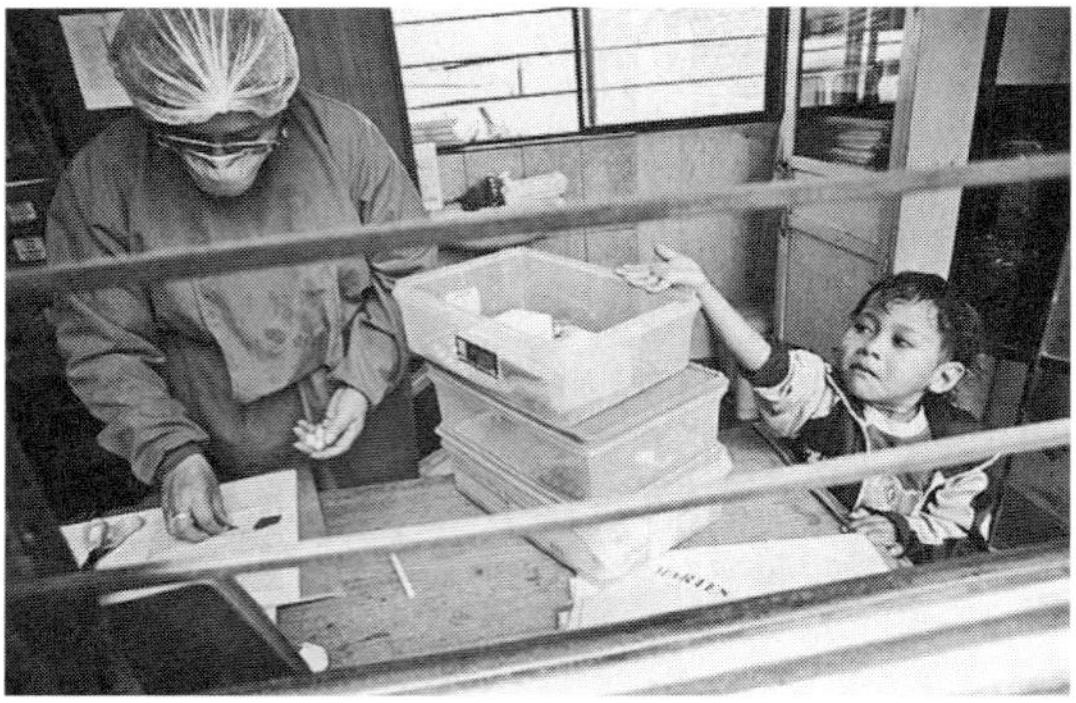

ペルーにおけるパートナーズ・イン・ヘルスの姉妹団体「Socios En Salud」は、薬剤耐性結核の患者を抱える家族や地域が病気を管理するための基盤づくりを支援してきた。臨床的見識だけでなく、地域にサービスを行き届かせることが求められる（写真：Enrique Castro-Mendivil）

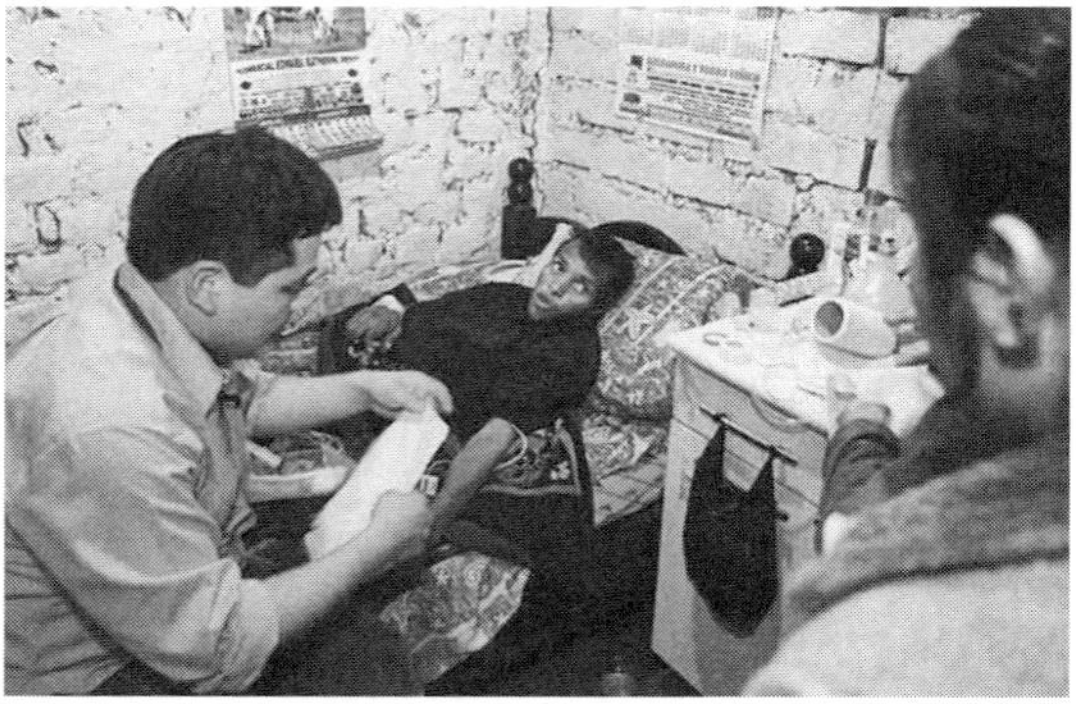

重度の薬剤耐性結核患者には若年層が多いが、今ではほとんどの場合で治療を受けられる。パートナーズ・イン・ヘルスは、姉妹団体である「Socios En Salud」とペルー保健省のパートナー団体がもっとも深刻な患者を治療するために必要な診断器具や薬品を常備できるよう支援してきた。（写真：Socios En Salud）

それは最後まで現れなかったということです。

付き添うという行為においては、団結力、思いやり、対処不可能に見えるような難題に挑もうとする意欲よりも技術力を優先させることはまずありません。むしろ、あなた方の実に多くが大切に思っている、協力、寛容さ、チームワークといったことを求めるものなのです。

よいアイデアであれば、誰にも無償で提供する（open-source《オープンソース》）という世界観に立てば、より多くのことが成し遂げられるであろうし、実際にそうなることを心待ちにしているところです。いかなる団体であれ、行政機関であれ、企業であれ、グッドガバナンスを実現するためのアイデアであれば共有されるべきなのです。それも、「広範にわたって」共有されるべきです。このことは、公共セクターにも民間セクターにも当てはまるでしょう（原注52）。

あなた方はケネディ・スクールに入学することができたわけですが、それはあなた方がすでにリーダーとしての資質を備え、十分な経験を積んでおり、本校に蓄積された技能・知識・思想といったものを駆使すれば、さらに大きな変化をもたらせるであろうと期待されているからです。そのようなあなた方が、思慮深いリーダーとして前へ突き進むであろうことに疑いの余地もありません。そして、あなた方のこれからの旅路がどこへ向かおうと、「付き添い《アカンパニー》」という思想をいつまでも旅のお供としてくださることを願っています。

みなさまの幸運を祈願するとともに感謝の意を捧げます。

謝辞

（ジョナサン・ウェイゲル）

これまで出版された著書のなかでポールは、一九八三年に中央ハイチで小規模ながらスタートしたパートナーズ・イン・ヘルスの成長にご協力くださった無数の方々に対して、一人でも多くの方々に謝辞を述べようと努めてきました。重複を避けるために本書の謝辞はできるだけ手短にさせていただきたいと思いますが、本書および本書内のスピーチのために数多くの方々のご協力をいただきましたことをここで述べておきたいと思います。

まず、本書の出版の意義をはじめから信じてくださったナオミ・シュナイダーをはじめとする、カリフォルニア大学出版のみなさまに感謝いたします。並びに、ポールの生涯にわたる編集長であり、長年にわたってほぼすべてのスピーチに丁寧に手を入れてくださったハウン・スーシーに感謝いたします。さらに、本書の原稿に貴重な貢献をいただいたチェルシー・クリントンには大変お世話になったことを申し上げておきたいと思います。

二つ目に、ポールをスピーカーとして招待してくださった方々とポールの付き添い人すべてのみなさまに感謝いたします。彼らの存在なくして、ポールがこれほどまで遠くに来ることはできなかったでしょう。ましてや、演壇に時間通りに到着することなどはなかったでしょう。とくに、付き添いの最高責任者であるマコーマック家のご家族のみなさま、またローリー・ヌエルと、この本が捧げられた彼女の妹に対して感謝の意を捧げます。いつのときも彼らは、顔を出すことを思い出させてくれました。

最後に、私たちからの最大の感謝の意を、ジェニファー・プシェッティの言葉を借りると「電車を走らせ続けてくれた」パートナーズ・イン・ヘルス、ハーバード医学校、そしてブリガム・アンド・ウィメンズ病院の並外れたチームに捧げます。とくに、デヴィッド・ウォルトン、シンシア・ローズ、メリッサ・ジローリー、ナオミ・ローゼンバーグ、アリス・ヤン、カッシア・ファン・デア・フーフ・ホルスタイン、マット・バジリコ、ルーク・メサック、ゾーイ・アグース、エミリー・バーンセン、ジョン・ニコンチャック、グレッチェン・ウィリアムス、メアリー・ブロック、ケビン・サーベイジ、そしてヴィッキー・コスキー－カレルに対して、本書そのものと本書内の各スピーチが日の目を見るために数年間にわたるご支援をいただきましたことに感謝申し上げます。

上記の方々は、大げさとも言えるタイトルの通り、「世界を治療する」ために惜しみない努力をされたことに対してご紹介すべき方々のうち、ほんの数人でしかでしかありません。本書の実現に尽力してくださったすべての方々にここに深い感謝の気持ちを捧げたいと思います。

訳者あとがき

ハーバード大学教授にして世界的に著名な社会活動家ポール・ファーマーは、近年重要性の高まるグローバル・ヘルスと社会正義の分野において世界でもっとも注目を集めている人物の一人であろう。彼の活動は、一九八七年にハイチで医療支援のために立ち上げたパートナーズ・イン・ヘルスの範囲を超えて、世界保健機関（ＷＨＯ）の政策にも大きな影響を与えてきた。また、二〇一〇年のハイチ大地震からは援助政策の提言を行うなど、国際的なリーダーとしての存在感がますます大きくなっている。その並外れた行動力・情熱・知性は「カリスマ的」とも呼ばれており、ノーベル平和賞の受賞も近いと言われている。

本書は、二〇〇一年から二〇一二年の間にファーマーが行った一九のスピーチを収めたものだが、その多くが全米トップクラスの医学校を中心とする卒業式で行われたものであり、これから社会に出て活躍するエリート層の若者たちに向けられたものである。しかしながら、スピーチの内容は医療の話題にとどまらず、社会人としての心得、地球市民としての責任、開発援助のあり方など多岐にわたり、医療関係者はもちろんのこと、一般の大学生や若者、開発援助や災害復興に携わる人々、そして地球の問題に関心を寄せるすべての人々に向けられたものとなっている。

ファーマーのスピーチ内容をより理解するために、その舞台であるアメリカの医療事情について少しだけ説明をしておこう。

まず、医療教育。日本では高校卒業後に大学で六年間の医学部教育が行われるのに対して、アメリカでは一般的な四年生制大学を卒業（所定の理系科目の履修が条件）してから、四年間の医学校、つまり医師養成のための専門職大学院によって行われている。

医学校では、最初の二年間は基礎医学を中心に学び、次の二年間を臨床医学や病院実習に費やし、卒業と同時に医学博士を取得する。その後、研修医の受け入れを担う教育病院にて「レジデント研修」と呼ばれる臨床研修を行う。その一年目を「インターンシップ」と呼び、主要診療科を一通り回る。二年目以降を「レジデンシー」と呼び、各科ごとに分かれて三〜六年間の研修を行う。医学校から臨床研修までの間に段階的な医師国家試験に合格し、さらに各州の医師免許取得の審査を経て、初めて医師としての活動が認可されることになっている。

このレジデント時代は、精神的にも肉体的にもとくに過酷な日々となり、長期のストレスに耐えなくてはならない。この時期を通過してこそ一人前の医師として認められるというのが、アメリカにおける医師のイメージと言える。

またアメリカでは、医学校の入学審査で人格や適性が重視されるほか、ボランティア活動の有無が問われるため、医学校に進学希望の学生のほとんどが地域や病院などで奉仕活動を行っているという。ファーマー自身、医学校入学前からハイチで医療ボランティアをはじめているし、進学してからもそれを継続し、学業と両立させてきた。それができたのも、彼の卓越した優秀さのみならず、奉仕精神を重視する医学校側の理解があったからかもしれない。

ちなみに、アメリカの各大学の卒業式は注目の行事の一つとなっている。開会宣言と学位授与式の間に行われる来賓によるスピーチは、あらゆる業界のリーダーたちが招待されて行われることもあって、わが子の晴れ着姿を一目見ようと、あらゆる州から誇らしげに集まってくる家族や親戚で大学内は盛大な祝賀ムードに包まれる。

アメリカではいわゆる入試がない代わりに入学後の学業が厳しいうえに、自らローンを組んで学資をやりくりするという学生が多く、卒業するのが大変なことから卒業式のほうに重きが置かれているのだろう。

黒いガウンに角帽という服装は日本でも知られるところだが、アメリカでは卒業式が屋外で行われることも多く、その場合はキャンパスの中庭にステージが設営されることになる。さらに、卒業式の前夜や当日の夜には、卒業を祝うダンスパーティーなどのイベントで盛り上がる。ファーマーがどのような状況でスピーチを行っていたか、多少なりとも想像いただけるのではないだろうか。

さて、話を医療制度に戻そう。オバマ大統領による医療保険制度改革法（通称オバマケア）が二〇一四年からスタートして、国民に民間医療保険への加入義務が課されるようになるまで、先進国では珍しく国民皆保険をもたない国であった。医療費と保険料が高額化するなかで、民間医療保険にも加入できず、低所得者などを対象とする公的医療保障制度にもカバーされない無保険者が膨れ上がり、医療費による破産も続出して、大きな社会問題となっていた。

オバマケアが施行されたとはいえ、オバマ大統領が本来目指していた公的医療保険制度の創設は見送られることになり、政治的・財政的な課題が多く残されたままであるのに加えて、国内の貧困問題や根強く残る人種問題のことを考えれば、日本よりもはるかに複雑な医療事情を抱えていることが分かる。とはいえ、日本においても経済格差が深刻化し、超高齢化社会を迎えていることをふまえると、ファーマーの「医療ケアをいかに行き届かせるか」というメッセージは、もはや対岸の火事とは言えないかもしれない。

ところで、本書に登場するアメリカの元大統領ビル・クリントンはポール・ファーマーのよき理解者であり、活動のパートナーでもある。クリントンは、大統領任期中にヒラリー夫人とともに抜本的な医療改革を推し進めようとしたものの挫折し、大きな後悔を残しながらホワイトハウスを去った。そのため、退位後に設立した「クリントン財団」では、アフリカ諸国に対するエイズ治療のイニシアティブを立ち上げた。そのとき相談役となったのが、当時ハイチで地道な活動を続けていたポール・ファーマーであった。

高価な薬であっても、十分な市場規模が安定的に見込まれるのであれば単価は下がるという「規模の経済」に目をつけたクリントン財団は、エイズ問題に悩むアフリカ諸国の需要を束ねたうえで製薬会社に価格交渉を行った。その結果、一人当たり年間約一〇〇〇ドルであった抗レトロウィルス薬の価格を数年間で一〇〇～二〇〇ドルまでに下げることに成功し、途上国でのエイズ治療普及の道を切り開くことになった。もっともニーズのある所に薬と医療を届けたいという共通の思いから、クリントンの政治手腕とファーマーの「付き添い」の医療が結び付き、「想像力の欠如」という大きな壁を突き破ったと言える。

近年、ファーマーは、西アフリカでのエボラ出血熱の感染拡大に対する取り組みでも活躍している。パートナーズ・イン・ヘルスは、リベリアやシエラレオネといった「持たざる国」の人々のために、現地政府やWHOと連携して大規模な活動を展開し、二〇一四年の史上最悪とも言われる感染爆発の鎮火に貢献した。また、地域医療・ハイチの教訓担当国連事務総長特別顧問として、「付き添い」のアプローチを国連の政策として実践する試みを行っている。

ファーマーの人物像についてより詳しく知りたいという読者には、全米ベストセラーとなった、ピュリッツァー賞受賞作家のトレーシー・キダーによるファーマーの半生記『国境を超えた医師』（竹迫仁子訳、小学館プロダクション、二〇〇四年）をおすすめしたい。

ファーマーは、一人の医師の立場から、人権論者の立場から、そして「解放の神学」に通じる理念から、世界規模での医療倫理を私たちに問いかけている。持てる者と持たざる者の格差があまりにも広がっているなかで、地球上すべての人々、とくに貧困者の生きる権利を守らずして、平和で持続可能な社会の構築はあり得ない。

より良い世界への変革のために身近なことから実践してほしいという、ファーマーの切実な思いが込められた本書が、真の意味での持続可能な未来を担いゆく日本の若者たちにも大いなる勇気を与えてくれることを願っている。

最後に、本書のために多くの方々のご協力をいただいたことに感謝いたします。なかでも、医療の知識のアドバイスをいただいた産婦人科医の岡部葉子氏、温かいお励ましをいただいた恩師の国際基督教大学社会科学研究所顧問の功刀達朗先生に深い感謝の念を捧げるとともに、編集・出版にあたってお世話になった株式会社新評論の武市一幸氏に心より御礼を申し上げます。

二〇一六年　夏

光橋　翠

とができるということは多くの事例が実証してきた通りである。ところが、政府の質の如何にかかわらず、多くの地域において、個人として活動する市民によって、ビジネス界によって、そして非政府組織や非営利組織によって、実に大きな変化がもたらされているのである」ビル・クリントン著『*Giving: How Each of Us Can Change the World*（ギヴィング：世界を変えるために私たち一人ひとりができること）』（New York: Random House, 2007）4ページ。

(48) マルコム・グラッドウェル（Malcom Gladwell）著「Creation Myth（創造神話）」『*New Yorker*（ニューヨーカー）』2011年5月16日、50ページ。[http://www.newyorker.com/magazine/2011/05/16/creation-myth]

(49) アトゥール・ガワンデ（Atul Gawande）著『*The Checklist Manifesto: How to Get Things Right*』(New York: Metropolitan Books, 2009)。[邦訳『アナタはなぜチェックリストを使わないのか？』吉田竜訳、晋遊舎、2011年]

(50) メルセデス・ベッセラ（Mercedes Becerra）他著「Using Treatment Failure under Effective Directly Observed Short-Course Chemotherapy Programs to Identify Patients with Multidrug-resistant Tuberculosis（多剤耐性結核患者の特定を目的とする効果的短期直接服薬確認化学療法プログラム下での治療不成功事例の活用」『*International Journal of Tuberculosis and Lung Disease* 4（結核・肺疾患国際ジャーナル）』no.2 (2000)、108〜114ページ。[論文の抄訳は次のサイトを参照のこと http://www.ncbi.nlm.nih.gov/pubmed/10694087]

(51) 歴史家のマイケル・ロート氏は次のように指摘している。「皮肉な態度に甘んじてしまうのは、重大な政治的変化に対する期待の念を維持できなかった結果であることが多い」(148ページ）彼の「記憶・トラウマ・歴史の建設」に関する著書は、マックス・ウェーバーの「鉄（アイロン）の檻（the iron cage）」をもじって、『皮肉屋（アイロニスト）の檻（*The Ironist's Cage*）』というタイトルが付けられている。

(52) ビル・クリントンは次のように述べている。「現代世界において富める国と貧しい国の両方を苦しめている多くの問題は、より賢明な政策、より有能で誠実な行政、そしてより多くの税金の投資なしには十分に解決することはできない。実際に、より有能な政府は、より高い所得、より良い生活条件、より広範の社会正義、そしてよりクリーンな環境を国家全体にもたらすこの相反する数値とその出所の概説については次の著書を参照されたい。ポール・ファーマー著『*Haiti After the Earthquake*』(New York: PublicAffairs Books, 2011) 118〜120ページ。[邦訳『復興するハイチ』]

(44) マーサ・メンドーサ (Martha Mendoza) 著「Would-be Haitian Contractors Miss Out on Aid (ハイチの現地請負業者、志願するも復興事業受注の機会を得られず」AP通信、2010年12月12日。www.yahoo.com/news/haitian-contractors-miss-aid-2010.12.12.html

(45) Isabelle Defourny 他著「Management of Moderate Acute Malnutrition with RUTF in Niger (ニジェールにおける「そのまま食べられる栄養治療食 (RUTF)」による中等度急性栄養失調の管理)」『*MSF Report* (国境なき医師団レポート)』2007年。http://www.msf.org.au/uploads/media/mod_acc_mal_Niger.pdf

(46) むろん、この件に関しては手厳しい反論も存在する。その反論には、栄養失調に驚異的な治療効果をもつ本食品「RUTF」が国際特許法の対象になるべきか否かという問題も含まれる。例えば、次を参照のこと。Andrew Rice 氏による記事「The Peanut Solution (ピーナッツ解決法)」『*New York Times Magazine* (ニューヨーク・タイムズ・マガジン)』2010年9月2日。http://www.nytimes.com/2010/09/05/magazine/05plumpy-t.html?pagewanted=all

治療法によっては知的所有権制度の適用が妥当なものがある一方で、馴染まないものが存在するわけだが、「付き添いのアプローチ」を採用することで、馴染まないものでありながらも初めから黙従してしまうという状態から、数多くのパートナーが脱却できるであろうことを確信している。

(47) この事例の詳細に関しては、ファーマーの著書『*Haiti After the Earthquake*』[邦訳『復興するハイチ』] で論じている。

ウィリアム・ジェームズ（William James）［アメリカを代表する哲学者・心理学者］流に「人間の苦痛の種々」と名づけたコースを企画して教えたのだが、そのなかでクロード・ランズマン（Claude Lanzmann）の監督映画『*Shoah*（ショア）』を上映した。彼が本作品の監督として制作から得た経験のなかでもっとも「深遠で」「理解の及ばない」部分は、「孤独のなかで死んでいったすべての人々に」付き添うという感覚であったということを最近改めて思い出した。歴史家のマイケル・ロート（Michael Roth）は「*Shoah* as Shivah（シヴァとしてのショア）」［シヴァとは、ユダヤ教で近親者の死後七日間の服喪のこと］のなかでこの点について次のように指摘している。「これらの人々と一緒に過去をたどりながら付き添うという行為を通して、ランズマンはユダヤ法が呼ぶところの『極めて価値の高い行い』を実践していると言えよう。彼は失意に苦しむ人々とともに、また苦痛のなかで亡くなっていった人々とともにじっくりと考えを巡らせるようにしている。死者を思い出させ、死者に語らせるための儀式を行うことによって、会葬者一同のために亡き者も同席できるようになっているのである」マイケル・ロート著「シヴァとしてのショア（*Shoah* as Shivah）」、『*The Ironist*'s *Cage: Memory, Trauma, and the Construction of History*（皮肉屋の檻：記憶、トラウマ、歴史の建設）』（New York: Columbia University Press, 1995）225〜226ページ。

（42）国連ハイチ特使事務所（United Nations Office of the Special Envoy for Haiti）著「Has Aid Changed? Channeling Assistance to Haiti before and after the Earthquake（震災前後で援助は変わったか？　ハイチへの支援をどう届けるか）」http://www.lessonsfromhaiti.org/download/Report_Center/has_aid_changed_en.pdf

（43）むろん、この数値に対する見解は一致していない。この二つ

Directly Observed Therapy to *Accompagnateurs*: Enhancing Aids Treatment Outcomes in Haiti and in Boston（直接服薬確認療法から付き添いへ：ハイチおよびボストンのエイズ治療効果の向上）」『*Clinical Infectious Disease*（臨床感染症）38』、Suppl 5（2004 年）S429～436 ページ。

(36) Eric Larsen、Daniel Pederson 著「Too Poor to Treat（貧しすぎて治療できない）」『*Newsweek*（ニューズウィーク）』2007 年 7 月 27 日。

(37) ポール・ファーマー他著「Community-based Approaches to HIV Treatment in Resource-poor Settings（資源が乏しい環境における HIV 治療のためのコミュニティー・ベース・アプローチ）」『*Lancet* 358』no. 9279、2001 年、404～409 ページ。

(38)「Accompaniment（付き添い）」の語源については次を参照されたい。ロベルト・ゴイズエタ（Roberto Goizueta）著『*Caminemos con Jesus: Toward a Hispanic/Latino Theology of Accompaniment*（イエスとともに歩む：ヒスパニック／ラテンアメリカの付き添いの神学に向けて）』（Maryknoll, NY: Orbis Books, 2003）。

(39) 例えば、次を参照されたい。グスタボ・グティエレス（Gustavo Gutiérrez）著『*The Power of the Poor in History: Selected Writings*（歴史における貧困者の力：選集）』（Maryknoll, NY: Orbis Books, 1973）。

(40) ロベルト・ゴイズエタ著『*Caminemos*』192 ページ。

(41) ロベルト・ゴイズエタ著『*Caminemos*』199 ページ。ここで述べる距離とは、空間的なものだけでなく、時間的なものでもある。すでに苦痛のうちに他界した人々に付き添うことも可能であろう。私がハーバード大学で授業を最初に受けもったのは、指導教官であるアーサー・クラインマン（Arthur Kleinman）のもとで、ティーチング・フェロー［教職兼務の大学院生］に就いていたときのことであった。クラインマンと私は、共同で

Tragedy（悲劇）」（1967年4月、A20ページ）。

(28) マルティン・ルーサー・キング・ジュニアによるオーバリン大学（Oberlin College）卒業式でのスピーチ「Remaining Awake Through a Great Revolution（大変革を目覚めたままで）」（1965年6月14日）。

(29) マルティン・ルーサー・キング・ジュニアによるスピーチ「Beyond Vietnam（ベトナムを越えて）」（ニューヨーク、リバーサイド教会、1967年4月4日）。

(30) マルティン・ルーサー・キング・ジュニア著『*Where Do We Go from Here*』［邦訳『黒人の進む道』前掲］。

(31) マルティン・ルーサー・キング・ジュニアによる説教「The Drum Major Instinct（鼓手長の本能）」。ジョージア州アトランタ、エベネザー・バプティスト教会（Ebenezer Baptist Church）1968年2月4日。

(32) ルドルフ・ウィルヒョー（Rudolf Virchow）著「Der Armenarzt（慈善医師）」からの言葉。出典はアーウィン・H・アッカークネヒト著『*Rudolf Virchow: Doctor, Statesman, Anthropologist*』（Madison: University of Wisconsin Press, 1953）46ページより。［邦訳『ウィルヒョウの生涯——19世紀の巨人＝医師・政治家・人類学者』］

(33) ポール・ファーマー他著「Tuberculosis, Poverty, and 'Compliance': Lessons from Rural Haiti（結核・貧困・「コンプライアンス」：ハイチ農村からの教訓）」『*Seminars in Respiratory Infections*（呼吸器感染症セミナー）6』no. 4、1991年、254～260ページ。

(34) Carole Mitnick他著「Community-based Therapy for Multidrug-resistant Tuberculosis in Lima, Peru（ペルーのリマにおける多剤耐性結核のコミュニティー・ベース療法）」『*New England Journal of Medicine* 348』no. 2、2003年。

(35) H. L. Behforouz、Paul Farmer, J. S. Mukherjee「From

with Points)』の愛称。本作品は、プリンストン大学キャンパスのウェスト・カレッジ（West College）に展示されている。『*Daily Princeton*（デイリー・プリンストン）』1999年10月6日、8ページを参照のこと。また、プリンストン大学には、伝統的な会員制のイーティング・クラブ［食堂］が11棟あり、キャンパスライフにおける社交上、栄養上の重要な役割を担っている。http://www.princeton.edu/main/campuslife/housingdining/eatingclubs/

(21) マルティン・ルーサー・キング・ジュニア著『*Where Do We Go from Here: Chaos or Community?*』（New York: Harper & Row, 1967）［邦訳『黒人の進む道』猿谷要訳、サイマル出版会、1981年］

(22) マルティン・ルーサー・キング・ジュニアによる「人権のための医学委員会（Medical Committee for Human Rights）」の第2回全国大会でのスピーチ（イリノイ州シカゴ、1966年3月25日）。

(23) マルティン・ルーサー・キング・ジュニア「The Casualties of the War in Vietnam（ベトナム戦争の犠牲者）」The Nation Institute（ネイション・インスティチュート）カリフォルニア州ロサンゼルス（1967年2月25日）。

(24) マルティン・ルーサー・キング・ジュニア著『*Where Do We Go from Here*』［邦訳『黒人の進む道』前掲］。

(25) マルティン・ルーサー・キング・ジュニア「Beyond Vietnam: A Time to Break Silence（ベトナムを越えて：沈黙を破るとき）」ニューヨークのリバーサイド教会にて行われた「Clergy and Laity Concerned About Vietnam（ベトナムを懸念する聖職者・平信徒）」の集会でのスピーチ（1967年4月4日）。

(26)『*Life*（ライフ）』の論説（1967年4月21日）。

(27)『*Washington Post*（ワシントン・ポスト）』の記事「The

(12) スーザン・ソンタグ（Susan Sontag）著『*Regarding the Pain of Others*』（New York: Farrar, Strauss, and Giroux, 2003）114ページ。［邦訳『他者の苦痛へのまなざし』北條文緒訳、みすず書房、2003年］

(13)「Harper's Index（ハーパーズ・インデックス）」『*Harper's Magazine*（ハーパーズ・マガジン』2007年5月、13ページ。

(14) リチャード・ドーキンス（Richard Dawkins）著『*The God Delusion*』（London: Bantam Press, 2006）15ページ。［邦訳『神は妄想である——宗教との決別』垂水雄二訳、早川書房、2007年］

(15) 同書。

(16) ジム・ウォリス（Jim Wallis）著『*The Great Awakening: Reviving Faith and Politics in Post-Religious Right America*（偉大なる目覚め：ポスト宗教右派時代のアメリカにおける信仰と政治の復活』（New York: HarperOne, 2008）25ページ。

(17) ウォリス、12ページ。

(18) 毎年、プリンストン大学の卒業式・同窓会が催される週末には、2万人近くの卒業生とその家族が関連行事に参加する。人気を誇る同校オーケストラ部による恒例の野外イヴニング・コンサートのあとには花火が打ち上げられる。「Nassau Notes（ナッソー・ノート）」『*Princeton Weekly Bulletin*』2008年5月19日、27ページを参照のこと。http://www.princeton.edu/pr/pwb/08/0519/nn/

(19) シェイマス・ヒーニー（Seamus Heaney）著『*The Cure at Troy: A Version of Sophocles' Philoctetes*』（New York: Farrar, Straus and Giroux, 1991）77ページ。［邦訳『トロイの癒し—ソポクレス「ピロクテテス」の一変奏』小沢茂訳、国文社、2008年］

(20)「ニクソンの鼻（Nixon's Nose）」は、ヘンリー・ムーアの代表的な彫刻作品である『オーバル・ウィズ・ポイント（Oval

(Berkeley: University of California Press, 2003)』51～90ページを参照のこと。[邦訳『権力の病理 誰が行使し誰が苦しむのか——医療・人権・貧困』豊田英子訳、みすず書房、2012年]

(6) A.シェーンホルツ(A. Schoenholtz)著「Aiding and Abetting Persecutors: The Seizure and Return of Haitian Refugees in Violation of U.N. Refugee Convention and Protocol(迫害者に対する支援とほう助:国連難民の地位に関する条約・議定書に違反したハイチ難民の拘留と送還)」『*Georgetown Immigration Law Journal* 7(ジョージタウン大学移民法ジャーナル)』no.1(1993年)67～85ページ。

(7) G・J・アナス(G. J. Annas)著「Detention of HIV-positive Haitians at Gantánamo: Human Rights and Medical Care(HIV陽性ハイチ難民のグアンタナモ収容所への拘留:人権と医療ケア」『*New England Journal of Medicine* 329』no.8(1993):589～592ページに引用されている。

(8) ポール・ファーマー著「疫病と拘束」を参照のこと。

(9) ジム・マイケルズ(Jim Michaels)著「Behind Success in Ramadi: An Army Colonel's Gamble(ラマーディーでの勝利の舞台裏:陸軍大佐の賭け)」『*USA Today*(USAトゥデイ)』(2007年5月1日)1～2ページ。

(10) ジョナサン・ハンセン(Jonathan Hansen)によるハーバード大学での講義「Gantánamo：An American Story(グアンタナモ:アメリカの物語)」(2007年4月26日)。また、彼の新刊も参照されたい。『*Gantánamo：An American History*(グアンタナモ:アメリカの歴史)』(New York: Hill and Wang, 2011)。

(11) マルクス・トゥッリウス・キケロ(Marcus Tullius Cicero)著、ジョン・エドウィン・サンズ卿(Sir John Edwin Sandys)訳『*M. Tulli Ciceronis ad. M. Brutum Orator*』(London: Cambridge University Press, 1885)。

第4部　奉仕・連帯・社会正義

(1) ユニオンメダルはパートナーズ・イン・ヘルスの創立メンバー5人のうち2人であるポール・ファーマーとオフェーリア・ダール（Ophelia Dahl）に共同で授与された。

(2) ディートリッヒ・ボンヘッファー（Dietrich Bonhoeffer）著「After Ten Years: A Reckoning Made at New Year 1943（10年後——1943年に向かう年末に書いた報告）」。出典はエーベルハルト・ベートゲ（Eberhard Bethge）編『*Letters and Papers from Prison*（New York: Macmillan, 1967）』17ページ。[邦訳は『ボンヘッファー獄中書簡集』村上伸訳、新教出版社、1988年]。同書の1970年版では「After Ten Years」の最後に新たな段落が追加されている。ボンヘッファーの友人であり、同書の編集者であり、自身もユニオンメダル受賞歴をもつエーベルハルト・ベートゲは、この段落は未完成ではあるものの、ボンヘッファーの推察の結論として書かれたものであるという考えを示している。もしそうであれば、この結論はごく簡潔であり、不十分な意思表示とすらとらえられる。しかし、ボンヘッファー自身と彼と親交の深い人々にとっては重要な個所であったと言える。

(3) ラジオ番組「ナショナル・パブリック・ラジオ（National Public Radio）」にてホアン・ウィリアムズ（Juan Williams）氏によるインタビュー「Secretary Colin L. Powell（コリン・L・パウエル国務長官）」（ワシントンDC、2004年3月8日）より。http://2001-2009.state.gov/secretary/former/powell/remarks/30245.htm

(4) ボンヘッファー前掲書、4ページ。

(5) ポール・ファーマー著「Pestilence and Restraint: Guantánamo, AIDS, and the Logic of Quarantine（疫病と拘束——グアンタナモ、エイズ、そして隔離の論理）」『*Pathologies of Power: Health, Human Rights, and the New War on the Poor*

alumni.georgetown.edu/ccg/ccg_17.html

(20) スティーブン・ジョンソン（Steven Johnson）著『*Where Good Ideas Come From: A Natural History of Innovation*（New York: Riverhead, 2010)』31 ページ。［邦訳『イノベーションのアイデアを生み出す七つの法則』（松浦俊輔訳、日経BP社、2013年)］

(21) アダム・ゴプニク（Adam Gopnik）著「How the Internet Gets Inside Us（インターネットはいかにして私たちの生活に入り込むのか)」『*New Yorker*（ニューヨーカー)』2011年2月14日。［http://www.newyorker.com/magazine/2011/02/14/the-information］

(22) マルティン・ルーサー・キング・ジュニアによるスピーチ「Beyond Vietnam（ベトナムを越えて)」（ニューヨーク、リバーサイド教会、1967年4月4日）［本文中の引用は、キング・ジュニア著『*Where Do We Go from Here: Chaos or Community?*』（New York: Harper & Row, 1967）の邦訳『黒人の進む道』（サイマル出版会、猿谷要訳、1981年）198ページより］

(23) 本書の「政策としての『付き添い』」ハーバード大学ケネディ行政大学院、2011年卒業式スピーチを参照されたい。［本書427ページ収録］

(24) ビル・クリントン（Bill Clinton）著『*Giving: How Each of Us Can Change the World*（ギヴィング：私たち一人ひとりが世界を変えるためにできること)』（New York: Knopf, 2007年）207ページ。

(25) 同書、x ページ。

(26) 同書、3ページ。

(27) 本書の「想像力の欠如との闘い」（ノースウェスタン大学、2012年卒業式スピーチ）を参照されたい。

www.nytimes.com/2006/05/05/opinion/05krugman.html?_r=0]

(14) R. D. ムーア（R. D. Moore）他著「Racial Differences in the Use of Drug Therapy for HIV Disease in an Urban Community（都市コミュニティーにおけるHIV感染症に対する薬物療法の実施状況の人種間比較」『*New England Journal of Medicine* 330』（1994年）763〜768ページ。

(15) S・B・ルーカス（S. B. Lucas）他著「The Mortality and Pathology of HIV Infection in a West African City（西アフリカ都市におけるHIV感染による死亡率と病理学」『*AIDS*（エイズ）』（1993年）1569〜1579ページ。

(16) R. E. Chaisson、J. C. Keruly、R. D. Moore著「Race, Sex, Drug Use, and Progression of Human Immunodeficiency Virus Disease（人種、セックス、薬物使用とHIV感染症の進行）」『*New England Journal of Medicine* 333』（1995年）751〜756ページ。

(17) リチャード・ローズ（Richard Rhodes）著『*The Making of the Atomic Bomb*（New York: Touchstone, 1986）』490ページ。[邦訳『原子爆弾の誕生（下）』神沼二真、渋谷泰一 共訳、紀伊國屋書店、1995年]

(18) ベンジャミン・サックス（Benjamin Sachs）は、産科医・医療事故削減の専門家であり、2007年から［2014年まで］テューレーン医学校の学長を務めた。

(19)「Hoya Saxa（ホヤ・サクサ」とは、ジョージタウン大学の公式な声援の言葉である。「Hoya」は古代ギリシャ語で「かような」や「何たる」を意味する「hoios」に由来しており、「saxa」はラテン語で「石」を意味する。つなげると、しばしば「何て石たち！（what rocks!」と翻訳される。このあいまいな起源にもかかわらず、20世紀を通じて「Hoya」はジョージタウンのスポーツ・チームと学生を指す、誇り高きニックネームであり続けきた。詳細はこちらを参照されたい。http://

Johansen）他著『*Cholera, Chloroform, and the Science of Medicine: A Life of John Snow*（コレラ・クロロホルム・医学：ジョン・スノウの生涯）』（New York, Oxford University Press、2003）7ページ。

(8) ピーター・ヴィンテン・ジョハンセン他著、7ページ。

(9) アーウィン・H・アッカークネヒト（Erwin Ackerknecht）著『*Rudolph Virchow: Doctor, Statesmen, Anthropologist* 』（Madison: University of Wisconshin,1953）。［邦訳『ウィルヒョウの生涯――19世紀の巨人＝医師・政治家・人類学者』舘野 之男他訳、サイエンス出版、1984年］

(10) ベルトルト・ブレヒト（Bertolt Brecht）作「A Worker's Speech to a Doctor（労働者の医者への語りかけ）」（「Rede eines Arbeiters an einen Arzt」『*Spätere Gedichte und Satiren aus Svendborg* 1936–38（スヴェンボルからの詩と風刺　1936～1938年）』）。出典は、イアン・バンフォース（Iain Bamforth）編『*The Body in the Library: A Literary Anthology of Modern Medicine*（図書室の中の人体―近代医学図書選集）』（London, Verso, 2003）167～168ページ。

(11) ハワード・ハイアット（Howard Hiatt）著『*Medical Lifeboat: Will There Be Room for You in the Health Care System?*』（New York: Harper & Row, 1987）ixページ。［邦訳『医療〈救命ボート〉に乗り遅れるな』遠藤明訳、日本医事新報社、1989年］

(12) セーブ・ザ・チルドレン（Save the Children）著『*State of the World's Mother Report 2006: Saving the Lives of Mothers and Newborns*（母の日レポート2006年：母親と新生児の命を救う）』（Westport, CT: Save the Children、2006年）

(13) ポール・クルーグマン（Paul Krugman）著「Our Sick Society（私たちの病める社会」『*New York Times*（ニューヨークタイムズ）』（2006年5月5日）A26ページ。［http://

Medical Scientist, Social Reformer, Role Model（ルドルフ・カール・ウィルヒョー：医学研究者、社会改革者、模範）」『*American Journal of Public Health*』（2006年12月）96号、2104ページからの引用。

(2)「看護師健康調査（Nurses' Health Study）」は、1976年に看護師の経口避妊薬服用の長期的影響を調査するために開始された。このコホート研究は、1989年、2010年にそれぞれ更新されたが、ライフスタイルの様々な要因がいかに健康に影響をもたらすかということについて、23万8,000人以上の調査参加者のデータを集めている。「医師健康調査（Physicians' Health Study）」は、1982年に医師の心血管疾患およびガン予防に対するアスピリンの有効性を調査する無作為化試験を実施するために開始された。第2回目の調査が1997年にはじめられたが、これはビタミンC・ビタミンE・総合ビタミン剤のリスクと効能についての調査である。

(3) バリー・ブルーム（Barry R. Bloom）は感染症研究者。1998年から2008年までハーバード公衆衛生大学院学長を務めた。

(4) ジェームス・K・ガルブレイス（James K. Galbraith）著「A Perfect Crime: Inequality in the Age of Globalization（完全犯罪：グローバル時代の不平等」『*Daedalus*（ダイダロス）』2002年冬、22ページ。

(5) NICU（Neonatal Intensive Care Unit）とは、新生児集中治療室の医学略語。

(6) スティーブン・L・ゴートマーカー（Steven L. Gortmarker）、ポール・H・ワイズ（Paul H. Wise）共著「The First Injustice: Socioeconomic Disparities, Health Services Technology, and Infant Mortality（最初の不公平：社会経済格差、医療サービス技術、乳児死亡率）」『*Annual Review of Sociology*（社会学年鑑）』（23号）1997年、147～170ページ。

(7) ピーター・ヴィンテン・ジョハンセン（Peter Vinten-

れもボストンにあるハーバード医学校の提携病院。

(22) P・ローレンス（P. Lawrence）他著「The Water Poverty Index: An International Comparison（水貧困指数：国際比較）」『*Keele Economic Research Papers*（キール大学経済研究論文集』（2002年）。そのほか、次の著書を参照されたい。人権・グローバル・ジャスティス・センター（Center for Human Rights and Global Justice）、ニューヨーク大学ロー・スクール付属のグローバル・ジャスティス・クリニック（Global Justice Clinic）、パートナーズ・イン・ヘルス（PIH）、ザンミ・ラサンテ（Zanmi Lasante）、正義と人権のためのロバート・F・ケネディ・センター（Robert F. Kennedy Center for Justice and Human Rights）が共同で発行した2008年報告書『Wòc nan Soley: The Denial of Right to Water in Haiti（炎天下の石：拒絶されたハイチにおける水の権利』http://parthealth.3cdn.net/0badc680352663967e_v6m6b1ayx.pdf

(23) 2010年の大震災による公式の推定死亡者数は、22万人から31万6,000人である。このような推定値の算出にかかわる難しさについては、ポール・ファーマー著『*Haiti After the Earthquake*』［邦訳『復興するハイチ』岩田健太郎、みすず書房、2014年］の119ページを参照されたい。

(24) IRBは治験審査委員会（institutional review boards）の略称。実施の提案がなされた臨床試験の倫理性を審査する規制機関。

(25) バスカム―パーマー・アイ・インスティテュート（Bascom-Palmer Eye Institute）とは、マイアミ大学レオナード・M・ミラー医学校（University of Miami Leonard M. Miller School of Medicine）に付属する眼科医療センターのこと。

第3部：健康、人権、そして“非”自然災害

(1) セオドア・M・ブラウン（Theodore M. Brown）、エリザベス・フィー（Elizabeth Fee）共著「Rudolf Carl Virchow:

第2回全国大会でのスピーチ（イリノイ州シカゴ、1966年3月25日）。

(12)「The Economics of Empire: Notes on the Washington Consensus（帝国の経済学：ワシントン・コンセンサスに寄せて」『*Harper's Magazine*（ハーパーズ・マガジン）』2003年5月。

(13)「セカンド・イヤー・ショー（Second-year Show）」は、ハーバード医学校の2学年生によって上演される毎年恒例の喜劇。

(14) カール・ハイアセン（Carl Hiaasen）著『Skin Tight（New York: Berkley Books, 1989）』11ページ。[邦訳『顔を返せ』汀一弘訳、角川書店、1992年]

(15) 同書、第30章。

(16) AP通信「Calusas May Have Fled to Cuba（カルーサ族はキューバに逃げていたのか）」『*Miami Herald*（マイアミ・ヘラルド）』2004年3月15日。

(17) イヴ・カー（Eve Kerr）他著「Profiling the Quality of Care in Twelve Communities: Results from the CQI Study（12のコミュニティーにおけるケアの質に関する分析調査：継続的品質改善活動の研究結果）」『*Health Affairs*（ヘルス・アフェア）23』no. 3、2004年5月。

(18) ドナ・シャレーラ（Donna Shalala）は政治学・教育学の教授であり、ビル・クリントン政権下で保健福祉省長官を務めた。2001年から［2015年まで］、マイアミ大学学長を務めた。

(19) ボストンにあるブリガム・アンド・ウィメンズ病院（Brigham and Women's Hospital）。ポール・ファーマーは、同病院にてグローバル・ヘルス平等科長を務める。

(20) ハイチの歴史については次を参照されたい。ポール・ファーマー著『*The Uses of Haiti*（ハイチの使い道）』（Monroe, ME: Common Courage Press, 1994）。

(21) ボストン小児病院（Boston Children's Hospital）とマサチューセッツ総合病院（Massachusetts General Hospital）はいず

バード大学グローバル・ヘルス・デリバリー・プロジェクト報告書)」『*Global Public Health 5*』no.2 (2010年) 181〜188ページ。

(5) MVAとは、医学用語で「交通事故 (Motor Vehicle Accident の頭文字)」を意味する。

(6) カウントウェイ図書館 (Countway Library) は、ハーバード医学校に付属する主要な図書館。

(7) 労働安全衛生庁 (Occupational Safety and Health Administration) は、アメリカで安全や衛生に関する法律の実施責任を有する連邦政府機関。当局刊行の報告書は簡潔さでは知られていない。

(8) ジョセフ・マーティン (Joseph Martin) 博士は、1997〜2007年までハーバード医学校学長を務めた。

(9) HSTとは「ヘルス・サイエンス・アンド・テクノロジー・プログラム (Health Science and Technology Program)」のことであり、ハーバード大学とマサチューセッツ工科大学が共同で開講している医学校コースである。本コースは、生体医学研究に興味をもつ学生や物理学もしくは生物学の学歴をもつ学生を対象としている。

(10) ジョナス・ソーク [Jonas Salk,1914〜1995] はアメリカ人の医学者であり、1955年にポリオのワクチンを世界で初めて発見・開発したことで知られている。その後すぐに、アルバート・セービン [Albert Sabin,1906〜1993] が何百万人もの人々が摂取することとなる弱毒化した経口ポリオワクチンを開発。ルイ・パスツール [Louis Pasteur, 1822〜1895] はフランス人の微生物学者で、彼の実験により病気の原因は微生物であるとする細菌説が確立されることとなった。パスツールはまた、1885年に初めての狂犬病ワクチンを開発するほか、感染症予防のために牛乳の処理法 (低温殺菌法) を考案した。

(11) マルティン・ルーサー・キング・ジュニアによる「人権のための医学委員会 (Medical Committee for Human Rights)」の

Dismay of Images: Cultural Appropriations of Suffering in Our Times」。[邦訳『他者の苦しみへの責任――ソーシャル・サファリングを知る』(坂川雅子訳、みすず書房、2011年)より、「遠くの苦しみへの接近とメディア：衝撃的な映像――現代における苦しみの文化的流用」]アーサー・クラインマン著『*What Really Matters: Living a Moral Life amidst Uncertainty and Danger*(オックスフォード大学出版、2006年)』[邦訳『八つの人生の物語――不確かで危険に満ちた時代を道徳的に生きるということ』皆藤章監修・訳、高橋洋訳、誠信書房、2011年]

(2) クラインマンは、現在、このテーマについての著書を執筆中である。このテーマは、彼の妻とともに医師である彼自身の身にのしかかることになった。彼は長期間の苦痛を伴う進行性疾患を患う妻を看病した経験をもつ。以前に出版された彼の二つの論文を参照のこと。「Caregiving: The Odyssey of Becoming More Human(ケアをすること――より人間らしくなるための旅)」『*The Lancet* 373』no. 9660(2009年)：292〜293ページ。「Catastrophe and Caregiving; The Failure of Medicine as an Art(カタストロフそしてケアをすること――アート(テクネー)としての医の失敗)」『*The Lancet* 371』no.9606(2008年)：22〜23ページ。[邦訳『ケアをすることの意味』(皆藤章編・監訳、誠信書房、2015年)に同タイトルにて収録]

(3) 例として、次の文献を参照されたい。ポール・ファーマー他編集『*Women, Poverty, and AIDS: Sex, Drugs, and Structural Violence*(女性・貧困・エイズ：セックス、麻薬、構造的暴力』(Monroe, Maine: Common Courage Press, 1996)。

(4) ジム・ヨン・キム(Jim Yong Kim)他著「From a Declaration of Values to the Creation of Value in Global Health: A Report from Harvard University's Global Health Delivery Project(グローバル・ヘルスにおける価値の宣言から価値の創出へ：ハー

ィリアム・D・ニクス（William D. Nix）スタンフォード大学工学名誉教授であり、材料の機械的特性の分野における先駆的な研究者。ジョアン・ガンツ・クーニー（Joan Ganz Cooney）Children's Television Workshop（代表的なプログラムであるセサミストリートでもっともよく知られている）の創立者。

(34) モートン・シャピロ（Morton Shapiro）氏は高等教育に関する経済学者であり、2009年よりノースウェスタン大学学長に就任。

(35)「The Rock（岩）」とはノースウェスタン大学のキャンパス内にある名所のことで、「ロックに色を塗る」とは、学生が様々な主張や出来事に対して注目を引くために岩に絵やスローガンを描く伝統のこと。「Dillo Day」は、ノースウェスタン大学で最大の学内パーティーのこと。1972年にある学生グループがアルマジロに敬意を表してささやかなパーティーを企画したことを起源とし、のちにキャンパス内のレイクフィルという場所で終日行われる毎年恒例の音楽フェスティバルへと発展していった。

第2部：医療の未来と大きな展望《ビッグ・ピクチャー》

(1) 人類学・社会学・歴史学・疫学の分野で教育を受けた実践者や学者は、この批判を繰り返し指摘している。しかし、これらの分野のいずれも、今日の世界における健康や病気の問題の生物社会学的な複雑さを単独では理解しきれていないだけでなく、患者やその家族にとっての「現場の道徳的な世界」とアーサー・クラインマン（Arthur Kleinman）が呼んでいるものを捉えているわけでもない。次の文献を参照されたい。アーサー・クラインマン他編集『*Social Suffering*（社会的な苦しみ）』（バークレー、カリフォルニア大学出版、1997年）1〜24ページに掲載のアーサー・クラインマン、ジョアン・クライマン（Joan Kleinman）共著「The Appeal of Experiences; The

(25) ジョンの治療前と治療後の写真に関しては、85ページの写真参照。

(26) ベルトルト・ブレヒト（Bertolt Brecht）『*Poems 1913–1956*（詩集1913年〜1956年）』（London: Eyre Methuen, 1976）328ページに記載されている「The World's One Hope（世界の一つの夢」。

(27) ポール・ホーケン（Paul Hawken）著、『*Blessed Unrest: How the Largest Social Movement in History is Restoring Grace, Justice, and Beauty to the World*』（London, UK: Penguin, 2008）190ページ。[邦訳『祝福を受けた不安 - サステナビリティ革命の可能性』阪本啓一訳、バジリコ、2009年]

(28) ミカエル・マクファーランド（Michael McFarland）神父はコンピュータ科学者・エンジニアであり、2000〜2012年にホリー・クロス大学の学長を務めた。

(29) この二つがホリー・クロス大学のモットーとなっている。

(30) ニコラス・レマン（Nicholas Lemann）「Evening the Odds: Is There a Politics of Inequality?（公平をもたらすために：不平等を是正するための政治は存在しないのか？」『*New Yorker*（ニューヨーカー）』2012年4月23日。

(31) クレディ・スイス・リサーチ・インスティチュート（Credit Suisse Research Institute）『*Global Wealth Report*（グローバル・ウェルス・レポート）』（2010年10月）。

(32) ジョン・メイナード・ケインズ（John Maynard Keynes）著「The Economic Possibilities of Our Grandchildren（孫の世代の経済的可能性）」『*Essays in Persuasion*（New York: Norton, 1963』358〜373ページ。[邦訳『ケインズ説得論集』山岡洋一訳、日本経済新聞出版社、2010年]

(33) ノースウェスタン大学2012年度の名誉学位受賞者には、次のメンバーが含まれる。マーサ・ミノウ（Martha Minow）は、ハバード・ロー・スクール学長であり高名な人権法律学者。ウ

の戦争経済――イラク戦費3兆ドルの衝撃』楡井浩一訳、徳間書店、2008年]

(21) 本スピーチは、社会的起業家の毎年恒例の集会である「スコール世界フォーラム」の2008年大会で行われたものである。スコール財団のミッション・ステートメントには、次のように記されている。「世界でもっとも緊急を要する問題を解決しようとしている社会的起業家と社会的起業家に協力するイノベーターに対して投資すること、彼らを結び付けること、そして彼らを賞賛することによって大規模な変革を巻き起こすこと」http://www.skollfoundation.org/about

(22) スコール財団はジェフ・スコールによって1999年に設立され、2001年よりサリー・オズバーグが代表を務める。

(23) International Campaign to Ban Landmines（地雷禁止国際キャンペーン）発行『*Landmine Monitor Report 1999: Toward a Mine-Free World*（1999）（『ランドマイン・モニター報告書1999年版：地雷のない世界に向けて（1999年）』。ヒューマン・ライツ・ウォッチ発行「Exposing the Source: U.S. Companies and the Production of Antipersonnel Mines（製造元を暴き出す：アメリカ企業と対人地雷製造）」『*Human Rights Watch Arms Project* 9, no.2（1997）（ヒューマン・ライツ・ウォッチ武器プロジェクト9、第2号（1997年）』。ユニセフ発行「Saving Children from the Tragedy of Landmines（地雷の悲劇から子どもたちを救う）」2006年4月4日付プレスリリース。

(24) この話の詳細はB. Rylko-Bauer、L. Whiteford、ポール・ファーマー編集『*Global Health in Times of Violence*（暴力時代のグローバル・ヘルス』（Santa Fe, NM: SAR Press, 2009）41～62ページに収録されている次の論文を参照されたい。ポール・ファーマー著「Landmine Boy's and the Tomorrow of Violence（地雷を踏んだ少年と暴力の未来）」

2005/05/12/for_sendoff_grads_prefer_big_names/?page=full

(12) ウィリアム・P・リーヒ（William P. Leahy）神父は、アメリカの宗教史・教育史学者であり、1996年以来、ボストン・カレッジの学長。

(13)「特異な制度（peculiar institution）」とは、アメリカにおける奴隷制度の婉曲表現として使用されていた。例として、ジョン・カルフーン（John C. Calhoun）による「Speech on the Reception of Abolition Petitions（奴隷制度廃止を求める請願書の受理に関するスピーチ）」（1837年2月6日）http://users.wfu.edu/zulick/340/calhoun2.html を参照。

(14) アダム・ホックシールド（Adam Hochschild）著『*Bury the Chains; Prophets and Rebels in the Fight to Free an Empire*'s *Slaves*（鎖を葬りて：大英帝国の奴隷解放闘争における提唱者と反抗者）』（New York, Houghton Mifflin, 2005）89ページ。

(15) ホックシールド前掲書、89ページ。

(16) ホックシールド前掲書、90ページ。

(17) Pedro Arrupe, S.J. 著「Men for Others（他者のための人間）」Tenth International Congress of Jesuit Alumni of Europe（欧州イエズス会同窓会第10回国際会議）における講演。バレンシア、スペイン（1973年7月31日）。

(18) ロメオ・ダレール（Roméo Dallaire）著『*Shake Hands with the Devil: The Failure of Humanity in Rwanda*』（New York, Carroll & Graf Publishers, 2003）。[邦訳『なぜ、世界はルワンダを救えなかったのか——PKO司令官の手記』金田耕一訳、風行社、2012年]

(19) ダレール、322ページ。

(20) ジョセフ・スティグリッツ（Joseph Stiglitz）、リンダ・ビルムズ（Linda Bilmes）共著『*The Three Trillion Dollar War: The True Cost of the Iraq Conflict*』（New York: W. W. Norton & Company, 2008）[邦訳『世界を不幸にするアメリカ

学と政治学の和解)」(『*American Journal of Preventive Medicine* 9, no.6 (1993) : 9』を参照されたい。

(5) 「メッドライン (MEDLINE)」とは、世界の主要な学会誌に掲載された生物医学分野の論文や抄録のためのオンライン・データベースのこと。

(6) P. G. ウッドハウス (P.G. Wodehouse) 著『*Right Ho, Jeeves*』(Rockville, Maryland: Arc Manor Books)、145 ページ。[邦訳『よしきた、ジーヴス』森村たまき訳、国書刊行会、2005 年]

(7) プラトン『国家』第 1 巻 341C。

(8) ジョセフ・カーン (Joseph Kahn) 著「Rich Nations Consider Fund of Billions to Fight AIDS (富裕国がエイズ対策に数十億ドルのファンドを検討)」『*New York Times* (ニューヨークタイムズ)』2001 年 4 月 29 日。http://www.nytimes.com/2001/04/29/world/rich-nations-consider-fund-of-billions-to-fight-aids.html

(9) クレブス回路はクエン酸回路としても知られているが、細胞代謝の基礎部分である一連の化学反応のこと。

(10) D.V. エクスナー (D.V. Exner) 他 著「Lesser Response to Angiotensin-Converting-Enzyme Inhibitor Therapy in Black as Compared with White Patients with Left Ventricular Dysfunction (左室機能不全の白人と比較した際のアンギオテンシン変換酵素阻害剤療法の同疾患の黒人に対する劣性反応)」『*New England Journal of Medicine* 344 』(2001 年) 1351〜1357 ページ。R.S. シュワルツ (R.S. Schwarz)「Racial Profiling in Medical Research (医学研究における人種的分析」『*New England Journal of Medicine* 344 』no. 18 (2001 年) 1392〜1393 ページ。

(11) ピーター・シュウォーム (Peter Schworm) 著「For Sendoff, Grads Prefer Big Name (卒業生は門出には有名人を好む)」『*Boston Globe* (ボストン・グローブ)』2005 年 5 月 12 日。http://www.boston.com/news/education/higher/articles/

（13）ポール・ファーマー「想像力の欠如との闘い」、ノースウェスタン大学、2012年卒業式スピーチ。［本書120ページ収録］

第1部　平等を「再・想像」する

（1）この点については、新鋭の哲学者リチャード・ローティ（Richard Rorty）のスピーチ「The Communitarian Impulse（共同体主義的な衝動）」を参照されたい。本スピーチは「Colorado College's 125th Anniversary Symposium, Cultures in the 21st Century: Conflicts and Convergences（コロラド・カレッジ125周年記念シンポジウム、21世紀の文化：紛争と収束）」（コロラド・スプリングス、コロラド州、1999年2月5日）にて行われた。

（2）ドリュー・ファウスト（Drew Faust）著『*This Republic of Suffering: Death and the American Civil War*』（New York: Vintage Book, 2008）。［邦訳『戦死とアメリカ：南北戦争62万人の死の意味』黒沢眞里子訳、彩流社、2010年］

（3）このことは、少なくとも本書の姉妹編とも言える教科書『*Reimagining Global Health: An Introduction*（グローバル・ヘルスを再想像する：入門編）』（バークレー、カリフォルニア大学出版）において命題の一つとして扱われている。

（4）この点について、ポール・ワイズは次のように述べている。「（健康上の）社会的決定要因の役割を重視する人々は、実に多くの場合で臨床技術を誤った戦略であると非難している。しかし、臨床的介入を過小評価することは、必要としているすべての人々に、平等に臨床ケアが提供されるべきであるという基本的な目標を見失しなわせてしまう危険性がある。臨床ケアを軽視すれば、平等な臨床ケアの提供という満たすべきはずの政策責任が免除されるようなことになりかねない」「Confronting Racial Disparities in Infant Mortality: Reconciling Science and Politics（乳児死亡率における人種間の格差に立ち向かう：科

based Therapy for Multidrug-resistant Tuberculosis in Lima, Peru（ペルーのリマにおける多剤耐性結核のコミュニティー・ベース療法）」『*New England Journal of Medicine* 348』no.2、2003年、119〜122ページ。ポール・ファーマー他著「Community-based Approaches to HIV Treatment in Resource-poor Settings（資源が乏しい環境におけるHIV治療のためのコミュニティ・ベース・アプローチ）」『*The Lancet* 358』2001年、404〜409ページ。Giuseppe Raviola他著「Mental Health Response in Haiti in the Aftermath of the 2010 Earthquake: A Case Study for Building Long-term Solutions（2010年ハイチ大震災後のメンタルヘルス対策：長期的解決を構築するためのケーススタディ）」『*Harvard Review of Psychiatry* 20』no. 201（2012年）68〜77ページ。

(11) ポール・ファーマー「政策としての『付き添い』」ハーバード大学ケネディ行政大学院、2011年卒業式スピーチ。[本書428〜453ページ収録]

(12) 例えば、多くの援助団体は、特定の病気を対象としたいわゆる「縦割りプログラム」を好む傾向がある。このような試みは、死亡や罹患の主要原因への直接的な対策とはなるものの、ワシントンやジュネーブの会議室で練られた優先順位しか考慮していないため、貧困者の優先順位を必ずしも反映したものとはかぎらない。付き添いのアプローチを採用することで、パートナーズ・イン・ヘルスは、エイズや結核などの主要な高死亡率の病気と闘うためには、対策に基礎的な医療ケアだけでなく、食料援助や住居改善などといった包括的な社会経済的サービスを含めることによって効果が高められることを学んできた。医療制度を強化するという目標は、ある特定の病気を撲滅しようとする任務よりも高いものであるが、死亡や障害の予防という点では、長期的には投資に対してより大きな見返りを確実にもたらすだけでなく、地元経済を利する副次的効果をもたらす。

Report - Results（2012年世界エイズデー報告書「成果」)」（2012年)。http://www.unaids.org/en/resources/documents/2012/

(7) ヘンリー・デイヴィッド・ソロー（Henry David Thoreau）著『*Walden*』（New York: Thomas Y. Crowell and Co., 1910）47ページ。[邦訳『ウォールデン―森の生活』今泉吉晴訳、小学館、2004年]

(8) ワクチンは不完全な手段であるため、ワクチン接種を拡大する努力をするとしても、患者の治療、清潔な水の提供、近代衛生環境の整備を怠ってはならない。公共部門における確実な上下水道システムは、多くの貧困者、なかでも子どもたちの命を奪うコレラ、腸チフス、A型肝炎、その他の水を媒体として伝染する病原菌の感染を食い止めることができるであろう。私はポールとともに、『*Americas Quarterly*』（http://www.americasquarterly.org/cholera-and-the-road-to-modernity　）にて、ハイチやその他の地域におけるコレラ対策との因果関係の主張のいくつかを考察した長編記事を執筆している。

(9) アーサー・クラインマン（Arthur Kleinman）が介護の道徳的な側面について記した論文、例えば「Caregiving: The Odyssey of Becoming More Human（ケアをすること――より人間らしくなるための旅)」(『*The Lancet* 373』no. 9660、2009年、292～293ページ）を参照されたい。[邦訳『ケアをすることの意味』（皆藤章編・監訳、誠信書房、2015年）に、同タイトルにて収録されている。]

(10) 例として次に挙げる論文を参照されたい。J.W.Carlson他著「Partners in Pathology: A Collaborative Model to Bring Pathology to Resource Poor Settings（病理学におけるパートナー：病理学を資源の乏しい環境に導入するための協力モデル)」『*American Journal of Surgery and Pathology* 34』no.1（2010年）118～123ページ。Carole Mitnick他著「Community-

原註一覧

（［　］内は訳者補記）

序章

（1）彼の学術論文の多くは、『*Partner to the Poor: A Paul Farmer Reader*（貧困者のパートナー：ポール・ファーマー選集）』（バークレー、カリフォルニア大学出版、2010年）に収められている。

（2）当講座は現時点で5年目を迎え、毎年、数百名の学生が受講するほどの人気を維持している。当講座をモデルとして編纂されたグローバル・ヘルス入門の教科書が近日刊行予定。『*Reimagining Global Health: An Introduction*（グローバル・ヘルスを再想像する：入門編）』（バークレー、カリフォルニア大学出版、印刷中）。［2013年に刊行され、http://www.ucpress.edu/book.php?isbn=9780520271999　にて入手可能］

（3）このテーマに関しての詳細は、ポールの著書『*Infections and Inequalities: The Modern Plagues*（感染症と不平等：現代の疫病）』（カリフォルニア大学出版、1999年）を参照のこと。

（4）E. Marseille、P. Hofmann、J. Kahn著「HIV Prevention before HAART in Sub-Saharan Africa（多剤併用療法以前のサブサハラ・アフリカにおけるHIV感染予防」『*The Lancet* 359（ランセット）』no. 9320（2002年5月25日）1851〜1856ページ。

（5）Myron Cohen他著「Prevention of HIV-1 Infection with Early Antiretroviral Therapy（早期抗レトロウイルス療法によるHIV—1感染予防」『*The New England Journal of Medicine II*（ニュー・イングランド・ジャーナル・オブ・メディシン）』no. 365（2011年8月）493〜505ページ。

（6）国連合同エイズ計画（UNAIDS）著「2012 World AIDS Day

プリンストン大学(Princeton University) ——プリンストンにある1746年創立の名門私立大学で、アイビーリーグの一つ。〈USニューズ＆ワールド・レポート〉誌では、毎年全米大学で1~2位に位置し、主にハーバード大学と首位の座を競う。特に、物理・数学の分野で世界トップレベルを誇る研究大学。

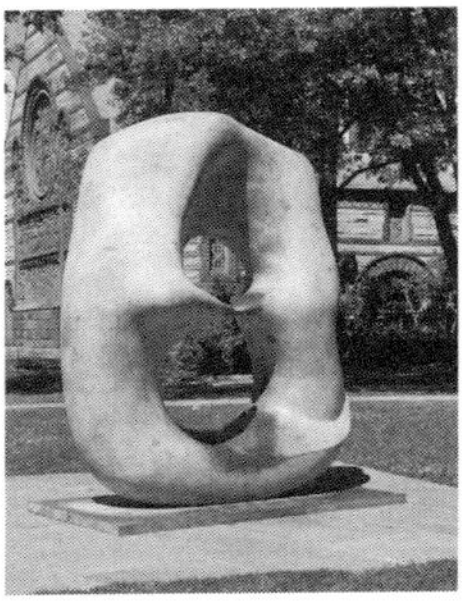

キャンパスにあるヘンリー・ムーアの彫刻作品「Oval with Points」は「ニクソンの鼻」と呼ばれている。395ページ参照

ボストン大学(Boston University) ——ボストンにある1839年創立の私立大学。全米で4番目の規模を誇り、古くから有色人種、女性や留学生の受け入れを積極的に行っていることで知られる。マルティン・ルーサー・キング牧師は、1955年に本学神学部で博士号を取得した。

ハーバード大学ケネディ行政大学院（Harvard Kennedy School of Government） ——ハーバード大学に1936年に設立された公共政策大学院で、通称「ケネディ・スクール」。公共政策・国際開発分野で世界最高レベル。リーダーシップの育成を主眼としており、政界およびビジネス界に多くのリーダーを輩出している。

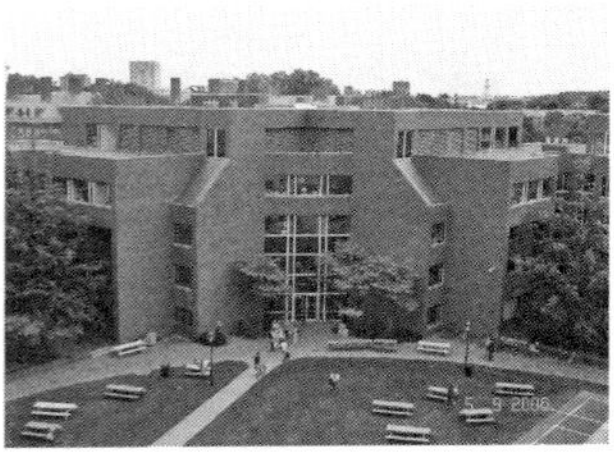

ケネディ・スクールのメインビルディング「Littauer Building」（提供者：KAKM on en.wikipedia、2006年）

ジョージタウン大学(Georgetown University)——ワシントン D.C. にある、1789年にイエズス会により創立された全米最古にして最大のカトリック系大学である名門私立大学。政治や国際関係などの分野では世界屈指の大学であり、各国首脳およびビル・クリントン大統領などが卒業している。

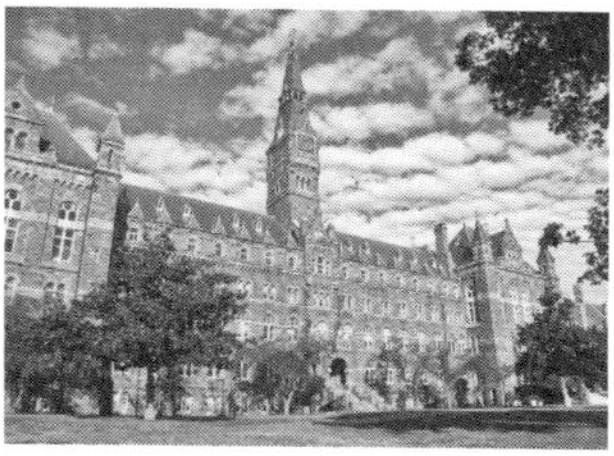

ジョージタウン大学のメインホール「Healy Hall」

ユニオン神学校（Union Theological Seminary）——ニューヨーク市マンハッタン区にある、1836年創立の全米最古の神学校。20世紀の自由主義神学と新正統主義神学の中心地、また黒人解放神学やウーマニスト神学などの発祥の地として世界的に名高い。ユニオンメダルは本学が授与する最高位の勲章。

エモリー大学(Emory University)——アトランタにある、1836年創立のメソジスト系の名門私立総合大学。アトランタ発祥のコカ・コーラ社創業家からの寄付により発展する。医学大学院や付属の病院・研究機関が大学の主要な部分を占めており、世界で有数の医療ケアシステムを誇る。

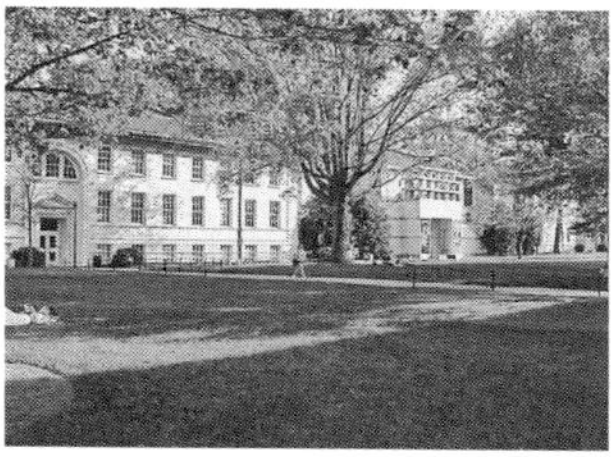

エモリー大学の美しいキャンパス

オール・セイント・パリッシュ（All Saint Parish）——マサチューセッツ州ブルックリンにある1894年に創立されたキリスト教監督派の教会。毎年、宗教は問わず、深い精神性に基づく信念により正義の促進に大きな貢献をした人に「精神性と正義賞」を授与している。

ハーバード公衆衛生大学院（Harvard School of Public Health）——1913年にハーバード大学とマサチューセッツ工科大学（MIT）の共同で始められた米国最古の公衆衛生大学院の一つ。1946年、ハーバード大学の専門大学院の一つとして独立。2014年、「Harvard T.H. Chan School of Public Health」に名称が変更される。

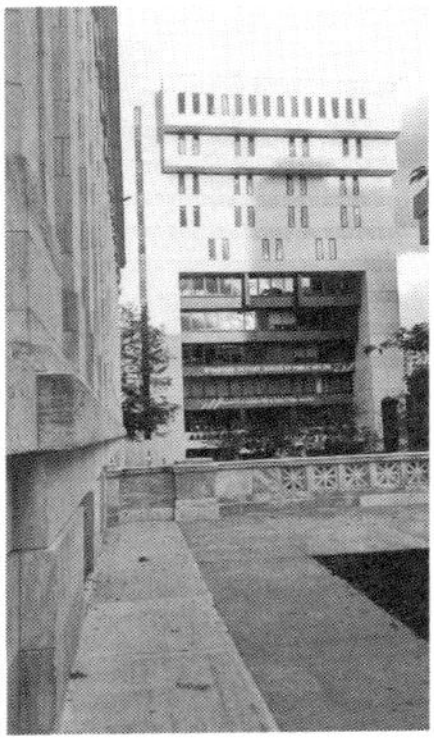

ハーバード医学校の校舎から見たハーバード公衆衛生大学院のエントランス（提供者：MaynardClark、2015年）

ジョンズ・ホプキンス大学ブルームバーグ公衆衛生大学院（Johns Hopkins Bloomberg School of Public Health）——ボルチモアにある1916年創立のジョンズ・ホプキンス大学の公衆衛生大学院。全米最古にして最大の独立した公衆衛生を専門とする研究・教育機関の一つ。〈USニューズ＆ワールド・レポート〉誌の公衆衛生部門で1994年以来、第1位を保持している。

テューレーン医学校（Tulane School of Medicine）——ニューオーリンズにある名門私立総合大学テューレーン大学の医学大学院で、1834年に創立。ハリケーン・カトリーナ直後には、本校の医学生たちはテキサス州ベイラー医科大学（Baylor College of Medicine）へと避難し、医学の勉学を継続した。

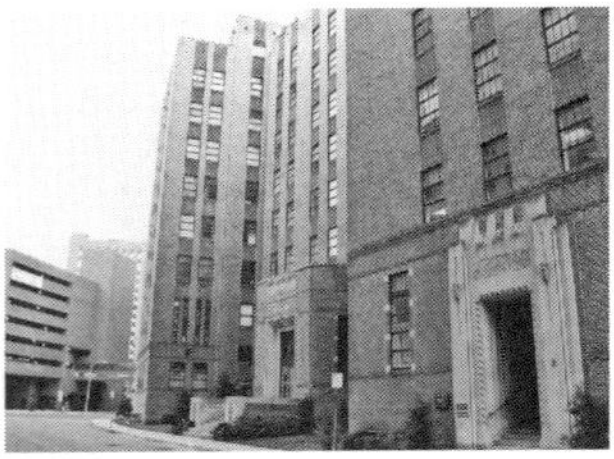

ニューオーリンズのテューレーン医学校

ホーリー・クロス大学（College of the Holly Cross）——1843年創立のローマ・カトリック系の私立大学で、イエズス会のキリスト教理念を教育に反映している。ボストン郊外の閑静な街に位置し、赤レンガ造りの伝統的なキャンパスをもつリベラルアーツ名門校。

ノースウェスタン大学（Northwestern University）——シカゴ郊外にある、1851年創立の私立名門総合大学。ミシガン湖に面した広大なキャンパスには約2万人の学生が在籍している。専門職大学院の評価も高く、ケロッグ経営大学院、ロースクール、教育学大学院などは全米トップクラス。

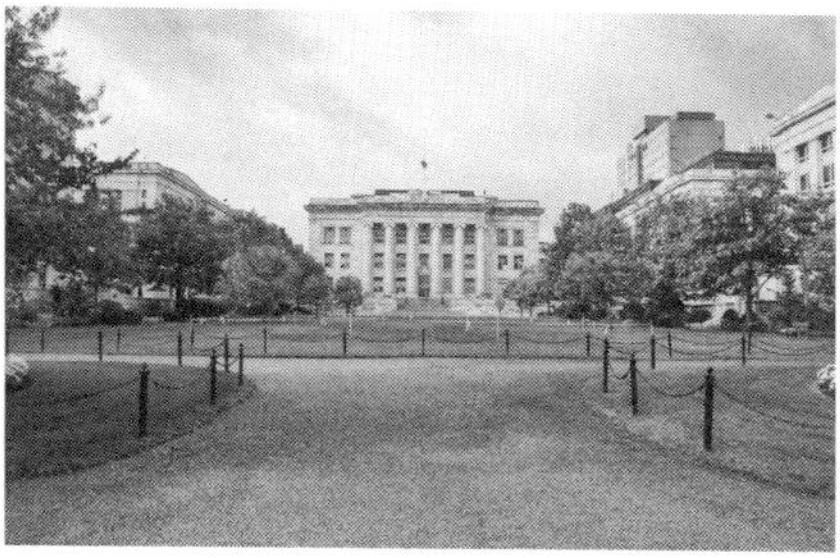
ハーバード医学校の中庭（提供者：SBAmin、2010年）

ハーバード医学校（Harvard Medical School）——ハーバード大学に付属する、1782年に創業した全米最古の医学大学院の一つで、ボストン市内にある。2016年の〈USニューズ＆ワールド・レポート〉誌が発表した全米医学校ランキングでは、研究部門第1位で、世界でもトップレベルの医学研究が行われている。

マイアミ大学ミラー医学校（University of Miami Miller School of Medicine）——マイアミ大学の医学大学院で、1952年創立のフロリダ州で最古の医学校。眼科専門の「バスカム・パーカー・アイ・インスティチュート（Bascom Palmer Eye Institute）」は、USニューズ＆ワールド・レポート誌の眼科部門で12年連続第1位(2015年)。

ポール・ファーマーがスピーチを行った大学および会場の説明（本書掲載順）

ブラウン医学校（Brown Medical School）——ロードアイランド州プロヴィデンスにあるアイビーリーグ（Ivy League）の一つ、ブラウン大学の医学大学院。1811年に設置された全米最古の医学校の一つ（1827～1972年は閉鎖）で、現在の名称は「Warren Alpert Medical School of Brown University」となっている。

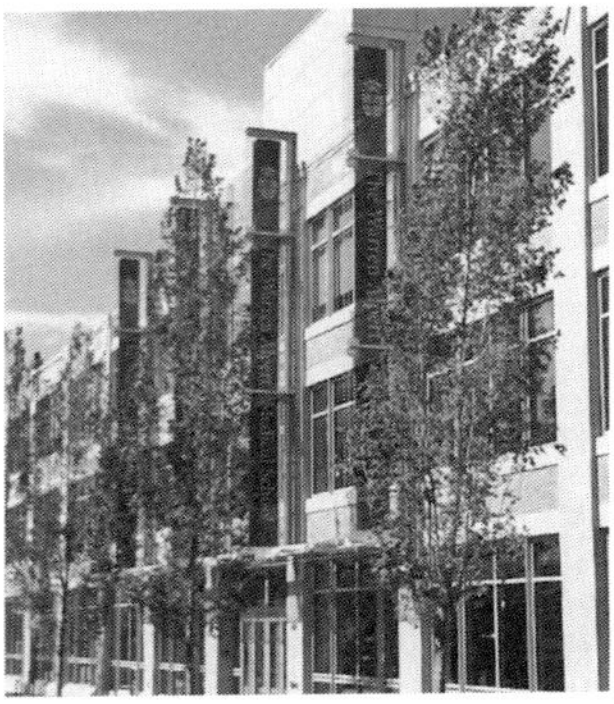

ブラウン医学校の新しい校舎のエントランス（提供者：Biscotti999、2012年）

ボストン・カレッジ（Boston College）——1863年創立のイエズス会の名門私立総合大学。アメリカで最も古い一般教育の歴史をもち、リベラルアーツ教育に力を入れている。カトリックの理念を掲げる宗教色の強い大学のなかではトップレベル。

スコール世界フォーラム——オックスフォード大学内のシェルドニアン劇場（Sheldonian Theatre）。米オークションサイト最大手イーベイ（eBAY）の共同創業者であるジェフリー・スコール（Jeffrey Skoll）が創設したスコール財団は、毎年オックスフォード大学にて世界中から社会的起業家たちが集う「スコール世界フォーラム」を主催している。

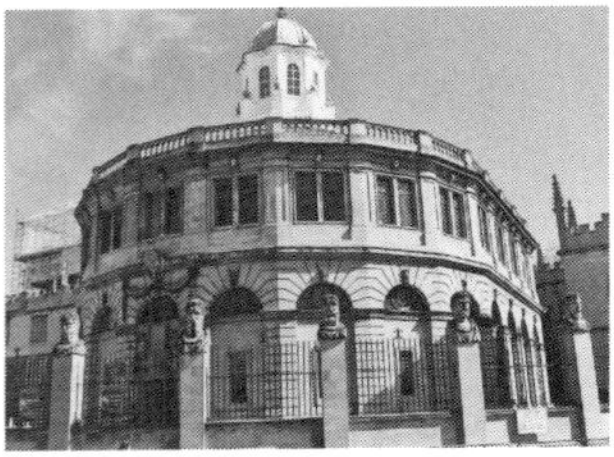

英オックスフォードにあるシェルドニアン劇場

訳者紹介

光橋　翠（みつはし・みどり）

1977年、東京に生まれる。

1996年、国際基督教大学（国際関係学科）に入学し、在籍中に米国ジョージタウン大学へ留学。

2002年、東京大学大学院新領域創成科学研究科にて国際環境協力を専攻し、修士号を取得。

スカンジナビア政府観光局、米国ウィリアム・J・クリントン財団を経て、現在は、サステナブル・アカデミー・ジャパン共同代表として持続可能な社会のための人材育成事業に従事。

編著著として、『幼児のための環境教育——スウェーデンからの贈りもの「森のムッレ教室」』（新評論、2007年）がある。

訳書として、『世界平和への冒険旅行——ダグ・ハマーショルドと国連の未来』（新評論、2013年）がある。

世界を治療する——ファーマーから次世代へのメッセージ

2016年9月25日　初版第1刷発行

訳　者　光　橋　　　翠

発行者　武　市　一　幸

発行所　株式会社　新　評　論

〒169-0051 東京都新宿区西早稲田3-16-28
http://www.shinhyoron.co.jp

TEL　03（3202）7391
FAX　03（3202）5832
振　替　00160-1-113487

定価はカバーに表示してあります
落丁・乱丁本はお取り替えします

装　幀　山田英春
印　刷　理　想　社
製　本　中永製本所

ISBN978-4-7948-1049-6

Printed in Japan